lebe leichter®

FÜR VIELBESCHÄFTIGTE

SCM
Hänssler

SCM

Stiftung Christliche Medien

SCM Hänssler ist ein Imprint der SCM Verlagsgruppe, die zur Stiftung Christliche Medien gehört, einer gemeinnützigen Stiftung, die sich für die Förderung und Verbreitung christlicher Bücher, Zeitschriften, Filme und Musik einsetzt.

Dieser Titel erschien zuletzt unter der ISBN 978-3-7751-5417-8.

1. überarbeitete und aktualisierte Auflage 2020 (5. Gesamtauflage)

Internet: www.scm-haenssler.de · E-Mail: info@scm-haenssler.de

Umschlaggestaltung: Stephan Schulze, Stuttgart
Titelbild: iStock: ©Caziopeia (Essen); unsplash: Louis Hansel @shotsoflouis (Restaurant)
Innengestaltung: Martina Regel, Agentur 3Kreativ
Druck und Bindung: Finidr s.r.o.
Gedruckt in Tschechien
ISBN 978-3-7751-6062-9
Bestell-Nr. 396.062

INHALT

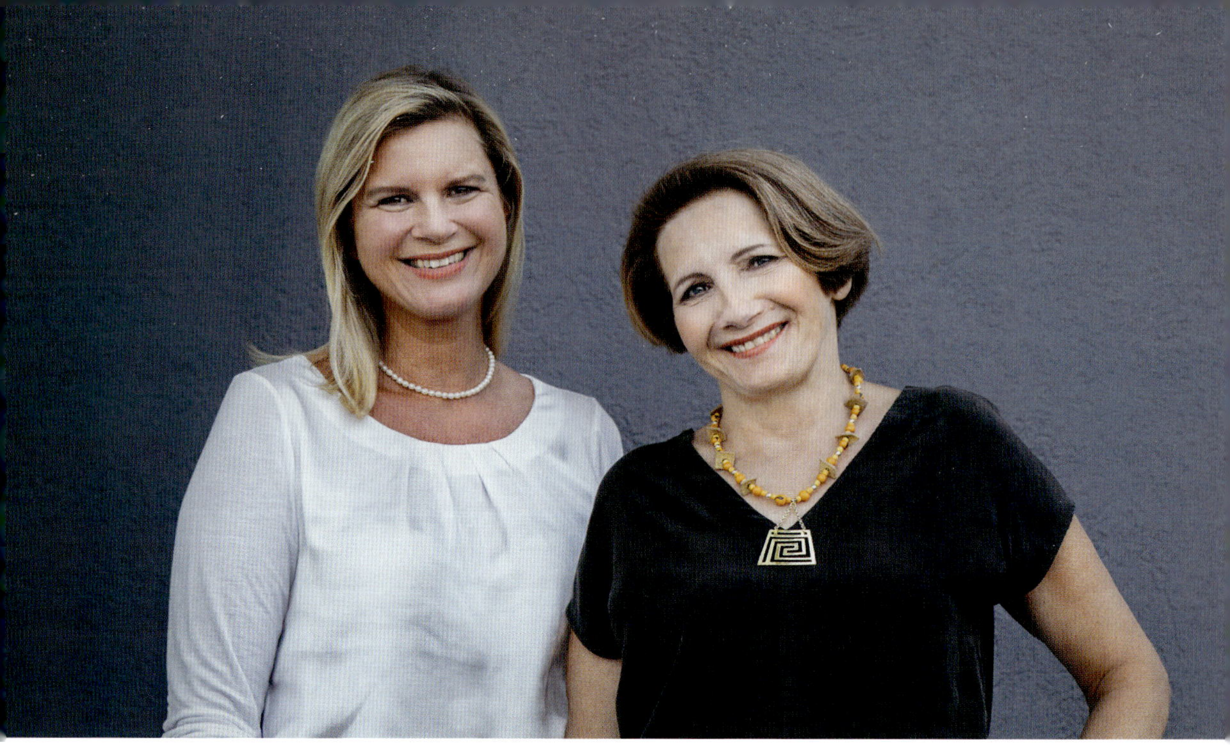

VORWORT VON HEIKE UND BEATE

Kennst du das? Den schnellen Griff zu irgendetwas Essbarem, weil du gerade so gestresst bist.

Zu kaputt, um etwas zu kochen. Nichts im Kühlschrank, was sich auf die Schnelle in eine anständige Mahlzeit verwandeln ließe. Keine Zeit für Bewegung an der frischen Luft, geschweige denn fürs Fitnessstudio.

Wir Autorinnen Beate Nordstrand und Heike Malisic kennen die Tage, an denen es einfach schnell gehen muss. Wo wir unsere Fähigkeit als (Über-) Lebenskünstler unter Beweis stellen müssen, so vielfältig sind die Aufgaben und Herausforderungen, die an uns gestellt werden.

Der Beruf, der Partner, die Familie, Ehrenamt und Hobbys: Alle zehren an unserem Zeitbudget und erfordern unser Talent als Allrounder.

Wo bleibt da noch die Energie für einen gesunden Lebensstil? Kann man auch mit weniger Zeit- und Kraftaufwand schlank werden oder bleiben?

Aber ja! Davon sind wir fest überzeugt. Auch als Vielbeschäftigte kannst du mit dem genial normalen Konzept von *Lebe leichter* Pfunde verlieren. Ganz nebenbei.

Das *Lebe-leichter*-Konzept hilft dir, das gesunde Maß beim Essen wiederzufinden. Kein Kalorienzählen. Keine aufwendige oder komplizierte Diät. Kein doppeltes Kochen.

Du darfst alles essen, was du willst, aber nicht wann und auch nicht so viel wie du willst.

Wir, Beate Nordstrand, Diätassistentin, und Heike Malisic, Ernährungsberaterin, arbeiten seit vielen Jahren im Bereich des Ernährungscoachings.

Als Urheberinnen des *Lebe-leichter*-Konzepts wissen wir, wovon wir reden und über was wir schreiben. Beide hatten wir phasenweise selbst mit Gewichtsproblemen zu kämpfen und wissen, wie sehr überflüssige Pfunde den Alltag vermiesen können.

Auch mit Zeit- und hohem Belastungsdruck kennen wir uns beide bestens aus. Trotz Management unserer Mehrpersonenhaushalte stehen wir seit vielen Jahren im Berufsleben.

Lange haben wir für eine große Firma gearbeitet, in der Nervenstärke, Pünktlichkeit und hoher Einsatz gefragt waren. Wo die Wochenenden durch Buchhaltung, Seminare und Arbeitstreffen verkürzt wurden.

Heute jonglieren wir zwischen der Arbeit im Homeoffice, mehreren *Lebe-leichter*-Kursen, Seminaren, Vorträgen, Coach-Ausbildungen, Ehrenamt und unserem Familienleben hin und her.

Und beide schreiben wir Blog.

Ein paar Auszüge haben wir dir in die verschiedenen Kapitel mit eingestreut.

Wenn du Lust auf mehr Lesestoff hast, besuch uns im Internet: **www.lebe-leichter.org** (Beates Blog) und **www.lebeleichter.com** (Heikes Blog).

Mit diesem Buch möchten wir dir ein flexibles Konzept vorstellen, das sich dir und deinen Bedürfnissen anpasst, nicht umgekehrt.

Wir haben die besten Ideen für uns selber gesammelt und hoffen, dass du als Leser davon profitieren wirst.

Ob du dich als Selbstständiger vor Aufträgen kaum retten kannst, ob du einen langen Anfahrtsweg zur Arbeit hast, mit der Pflege von Angehörigen an deine Grenzen kommst, im Schichtdienst arbeitest oder wenig Zeit hast, weil du mit deiner Rasselbande beschäftigt bist: In diesem Buch möchten wir dir Alternativen vorstellen. Bewegungstipps für Vielbeschäftigte. Sättigende Mahlzeiten, die ruck, zuck fertig sind. Ideen zum Mitnehmen, die nur wenig Vorbereitung erfordern. Schlanke Wahlmöglichkeiten im Supermarkt und beim Bäcker.

Und natürlich alternative Entspannungstipps, die mit Essen gar nichts zu tun haben. Damit du es leicht hast, leichter zu werden.

DEINE BEATE NORDSTRAND
UND HEIKE MALISIC

1 DAS *LEBE-LEICHTER*-PROGRAMM AUF EINEN BLICK

Das *Lebe-leichter*-6x1

1. Genieße täglich drei Mahlzeiten nach deinem Geschmack, einen Teller voll.
2. Gönne dem Magen zwischen den Mahlzeiten eine Pause.
3. Trinke täglich zwei bis drei Liter.
4. Zweimal in der Woche ist ein Maxi gestattet.
5. Bewege dich täglich eine halbe Stunde.
6. Nimm einmal wöchentlich an einem *Lebe-leichter*-Kurs teil oder buche unser Online-Angebot.

Der *Lebe-leichter*-Teller

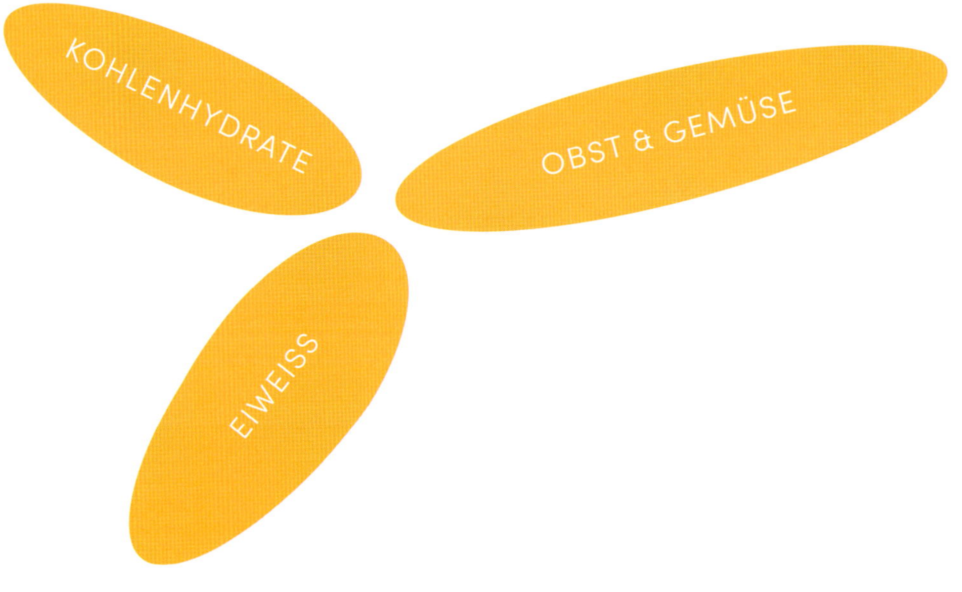

Dreimal am Tag ein Teller voll

Lebe leichter hat ein einfaches Konzept. Genieße täglich drei Mahlzeiten nach deinem Geschmack, einen Teller voll. Dazwischen ist Esspause. Wichtig ist die Portion Obst oder Gemüse, die ein Drittel jedes Tellers ausmachen sollte, sowohl morgens als auch mittags und abends. Wenn du bei deiner Mahlzeit nicht satt geworden bist, darfst du vom Gemüse nachnehmen, bis du satt bist.

Lebe leichter empfiehlt eine abwechslungsreiche Mischkost. Nichts ist verboten, doch du solltest darauf achten, dass sich alle wichtigen Nährstoffe, Eiweiß, Fett und Kohlenhydrate auf deinem Teller befinden. Auch die von der Deutschen Gesellschaft für Ernährung empfohlenen fünf Portionen Obst und Gemüse sollten in die drei Mahlzeiten integriert werden. Eine Portion entspricht in etwa einer Handvoll.

Nach BMI gestaffelt

Die Zahl der Teller, die dir für deine drei Mahlzeiten zur Verfügung stehen, ist nach deinem aktuellen BMI gestaffelt.

Liegt er über 30, hast du bei einer der Mahlzeiten einen zweiten kleinen Teller zur Verfügung. Bei welcher Mahlzeit du den Extrateller zu dir nimmst, bestimmst du.

Liegt dein BMI über 40, hast du für deine drei Mahlzeiten insgesamt fünf Teller zur Verfügung. Wir empfehlen, nicht mehr als zwei Teller zum Abendessen zu dir zu nehmen.

Der Body-Mass-Index

Der Body-Mass-Index, kurz BMI, gilt als international anerkannte Bewertungsmethode für das Körpergewicht. Mit ihm kannst du feststellen, ob du unter-, normal- oder übergewichtig bist.

$$\text{BMI} = \frac{\text{Körpergewicht (kg)}}{\text{Körpergröße (m)} \times \text{Körpergröße (m)}}$$

Der gesunde BMI hängt vom Alter ab. Folgende Tabelle zeigt BMI-Werte für verschiedene Altersgruppen:

Alter	BMI
19–24 Jahre	19–24
25–34	20–25
35–44	21–26
45–54	22–27
55–64	23–28
>64	24–29

Sind die drei Mahlzeiten an bestimmte Uhrzeiten und Zeitabstände gebunden?

Ob du das Frühstück schon um 6.00 Uhr einnimmst oder erst um 9.00 Uhr, liegt an dir. Erfahrungsgemäß reagiert der Körper positiv auf Regelmäßigkeit. Zwischen den Mahlzeiten sollte ein zeitlicher Abstand von mindestens vier bis fünf Stunden eingehalten werden.

Zwischen dem Abendessen und dem Frühstück sollte eine längere Esspause von mindestens zehn Stunden liegen. Während der Blutzuckerspiegel durch viele kleine Mahlzeiten ständig in

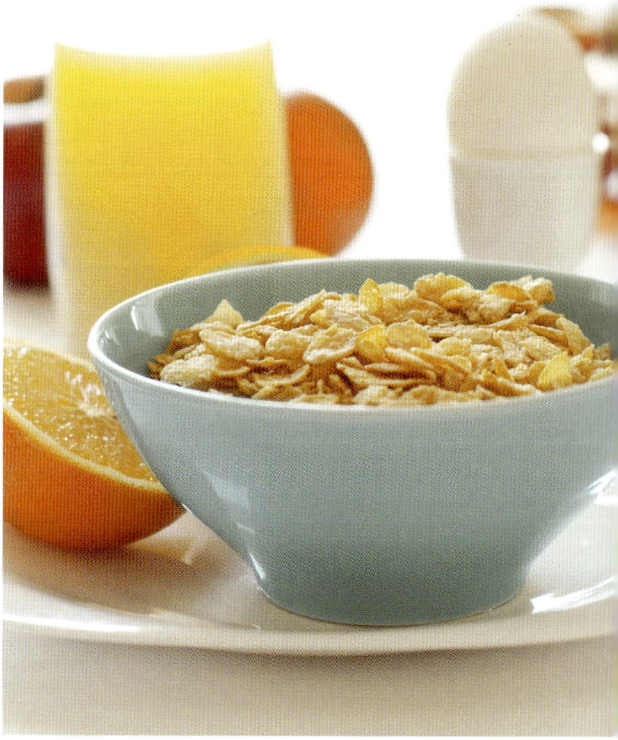

Bewegung ist, kann der Körper in der insulinfreien Zeit Fett abbauen.

Die optimale Zeit für das Abendessen liegt zwischen 17 und 19 Uhr. Je früher du zu Abend essen kannst, desto besser. Das entspricht dem biologischen Rhythmus des Körpers, der seine Verdauungstätigkeit am Abend verlangsamt. Du nimmst leichter ab.

Wenn das Abendessen erst am späteren Abend stattfindet und du dich an die empfohlene Portionsgröße hältst, nimmst du natürlich trotzdem gut ab.

GUT ZU WISSEN:
Die Biochemikerin Linda Morgan von der University of Surrey (England) belegt in zahlreichen Studien die Auswirkung später, gehaltvoller Abendmahlzeiten auf das Gewicht. Morgan stellte fest, dass dieselbe Mahlzeit abends einen deutlich stärkeren Anstieg des Blutzucker- und Insulinspiegels zur Folge hat als morgens. Ein hoher Insulinspiegel fördert die Fetteinlagerung. In vier- bis fünfstündigen Essenspausen kann der Insulinspiegel absinken, sodass Fett verbrannt wird. Laut Morgan ist es bei Abnahmewunsch von Vorteil, morgens und mittags mehr und abends etwas weniger Kalorien aufzunehmen.[1]

Physiologie des Abnehmens

Beim Abnehmen kommt es grundsätzlich auf eine negative Energiebilanz an. Weder das Wissen um die Zusammenhänge zwischen Insulinausschüttung und Blutzuckerspiegel auf die Abnahme noch das Beachten der Pausen zwischen den Mahlzeiten noch der optimale Fettverbrennungsbereich beim Sport entlässt Menschen, die Gewicht reduzieren wollen, langfristig aus der Verantwortung, eine negative Energiebilanz zu erzielen. Für eine erfolgreiche Abnahme muss die Gesamtkalorienaufnahme unter dem tatsächlichen Verbrauch liegen.

Gibt es für Männer andere Portionen?

Die Anzahl der Teller wird auch für Männer über den BMI definiert. Viele Männer beladen ihren Teller üblicherweise voller als Frauen. Das darfst du als Mann auch bei *Lebe leichter* tun. Wenn du mit deiner Portion nicht satt wirst, darfst du Gemüse nachnehmen.

Und natürlich kann man sich den Teller so oder so beladen. Und natürlich gibt es manchmal auch Mahlzeiten, die nicht so viel Eiweiß oder Kohlenhydrate enthalten. Das macht ja nichts. Hauptsache, die Bilanz stimmt hinterher wieder.

Was ist ein Teller voll?

DIE FRAGE NACH DEM TELLER
Heikes Blog | 01.03.2012

Die große Frage, die sich immer wieder unseren Teilnehmern stellt: »Was passt alles auf einen Teller?« Den Teller dritteln, lautet die Antwort von Lebe leichter.

- 1/3 Kohlenhydrate
- 1/3 Eiweiß
- 1/3 Obst und/oder Gemüse

Und wer dann noch WIRKLICH HUNGER hat, ich meine nicht
LUST,
GIER,
APPETIT,
WEILSSOGUTSCHMECKT,
DIERESTEVONDENKINDERN,
DENRESTAUSDEMTOPF,
der darf vom Obst/Gemüse/Salat nochmals nachnehmen.
Ist nicht so schwer, oder?

Beim Frühstück

Beim Frühstück bezieht sich die Maßeinheit »Teller« auf die übliche Größe eines Kaffeegedecks oder die Schale mit Müsli. Auch beim Frühstück sollte ein »Platzhalter Obst oder Gemüse« auf den Teller oder mit ins Müsli passen. Für den guten Start in den Tag empfehlen wir sättigende Vollkornprodukte. Ideen für den Tagesanfang findest du ab Seite 54.

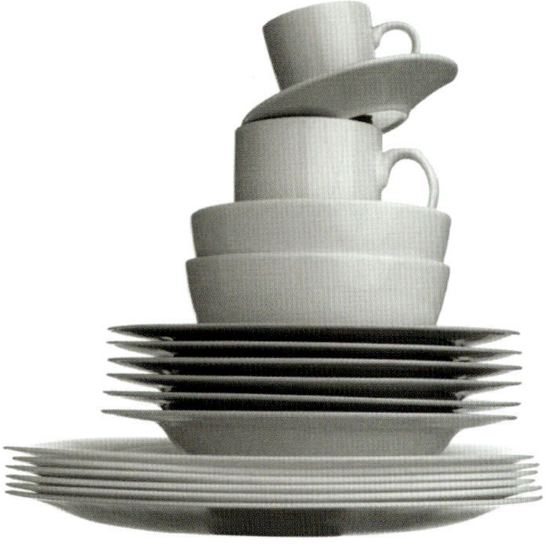

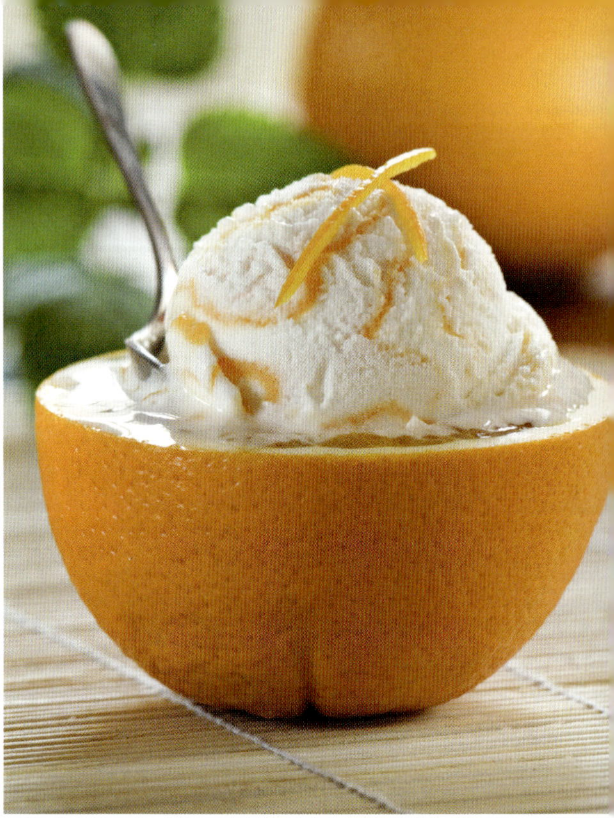

Beim Mittagessen

Nimmst du mittags deine Hauptmahlzeit zu dir? Dann bezieht sich die Maßeinheit »Teller« auf einen Essteller. Ein Drittel Gemüse, zwei Drittel mit dem Essen, das dir schmeckt. Bist du noch hungrig, darfst du dir Gemüse oder Salat nachnehmen oder du kannst noch ein Stück Obst essen.

Der Nachtisch

Vielleicht hast du das Bedürfnis nach einem süßen Abschluss? Dann gönn dir ruhig noch ein Dessert. Bei *Lebe leichter* ist das ein »Mini«. Dieser einmal am Tag erlaubte Nachtisch sollte direkt im Anschluss an die Mahlzeit verzehrt werden, wenn der Blutzuckerspiegel noch erhöht ist. Der Nachtisch ist nicht zu verwechseln mit einem »Maxi«. (Was unter einem »Maxi« zu verstehen ist, kannst du auf Seite 16 nachlesen.)

Beim Nachtisch handelt es sich um eine dosierte Kleinigkeit. Eine Kugel Eis, ein oder zwei Stückchen Schokolade, eine Praline, ein Schokokuss. Ein kleiner Becher Joghurt. Und gerne noch einen Cappuccino oder einen Espresso, wenn du magst.

Unterwegs

Ob du dir deine Brotzeit mit zur Arbeit nimmst oder ob du dir beim Discounter oder Bäcker etwas besorgst: *Lebe leichter* hat ab Seite 80 viele gute Ideen für deine Mahlzeit unterwegs. Alle Rezepte sind blitzschnell zubereitet und eignen sich auch für dein Abendessen zu Hause. Ganz wichtig: Die Portionsgröße muss stimmen.

Handelt es sich mittags um die Hauptmahlzeit des Tages, darf sie ruhig einen Essteller füllen, abhängig vom BMI eventuell auch zwei Teller. Isst du deine Hauptmahlzeit erst am Abend, bezieht sich der Teller unterwegs wieder auf die übliche Größe eines Kaffeegedecks.

Achte auch bei der Mahlzeit unterwegs auf die entsprechende Portion Obst und Gemüse und nimm davon nach, falls du noch hungrig bist.
Du solltest dich nach jeder Mahlzeit angenehm gesättigt fühlen. Und vergiss das Trinken nicht.

Wer etwas will, findet Wege.
Wer etwas nicht will, findet Gründe.

Beim Abendessen

Falls du mittags deine Hauptmahlzeit gegessen hast, empfiehlt *Lebe leichter* dir am Abend eine Mahlzeit deiner Wahl vom Umfang eines kleinen Tellers, wie immer mit einem Drittel Obst oder Gemüse bestückt. Auch für die abendliche Brotzeit, ob kalt oder warm, bieten wir dir in unserem Rezeptpool viele schnelle Ideen.

Und auch hier gilt: Bist du nach dem Verzehr deines Tellers Abendessen noch nicht satt, darfst du dir Obst oder Gemüse nachnehmen.

Wenn du erst am Abend zu deiner warmen Mahlzeit kommst, beträgt der Umfang einen Essteller.

NACHHILFE
Beates Blog | 27.01.2012

»Wenn es denn wirklich mal Tiefkühlpizza gibt – gibt es ja angeblich nie bei meinen Teilnehmern … – aber wenn … was wäre denn dann ein Teller?« Fangfrage und Sabine fällt willig drauf rein. »Eine Pizza. Die geht doch auf einen Teller!«
»Aber liebe Sabine, wo ist denn da das Gemüse? Du willst mir doch wohl nicht weismachen, dass das bisschen Tomatensoße und die 4 Paprikastückchen der Platzhalter Gemüse sind?
Und gib's doch zu … Du reibst immer noch ein bisschen Extrakäse drauf. Aber nun hab ich dich durchschaut.«

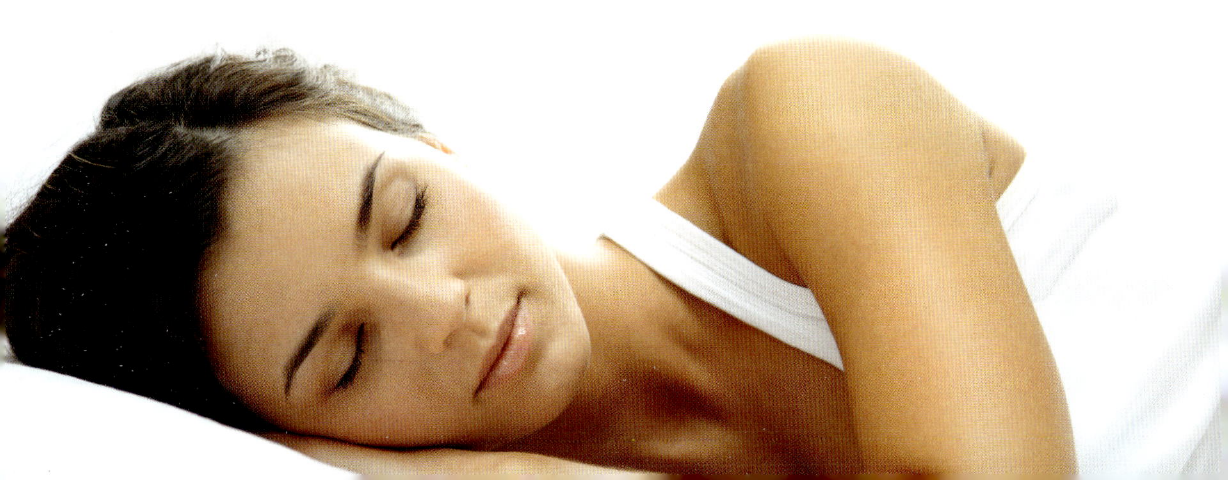

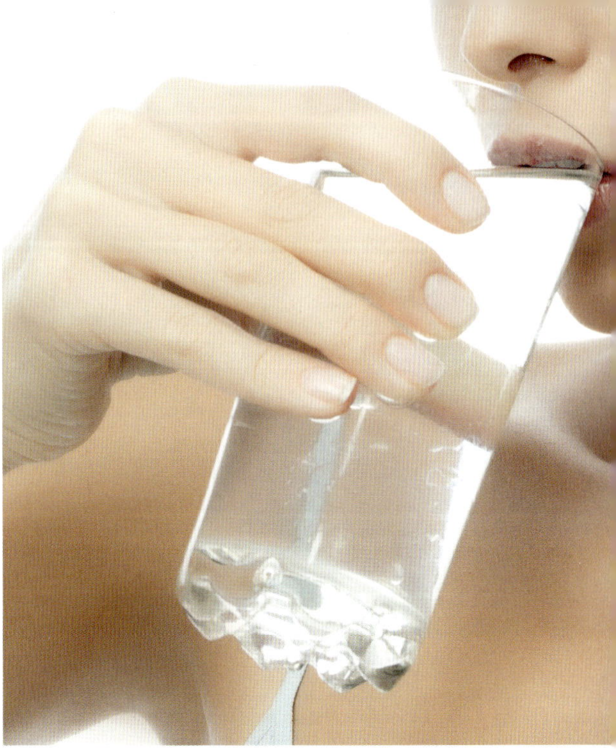

INFO

Eine Forschungsgruppe untersuchte in den letzten Jahren die Auswirkungen einer nachtbetonten Lebensweise (Schlafzeit von 1.30 bis 8.30 Uhr) mit späten Abendmahlzeiten, bei der mindestens die Hälfte der täglichen Kalorien zwischen 19.00 Uhr und 1.30 Uhr verzehrt wurde.
Späte Mahlzeiten, so die Ergebnisse, führen zu einer hohen Insulinausschüttung, wobei diese nachts aber deutlich schwächer wirkt als am Tag. Trotz eines hohen Blutzuckerspiegels brach die Insulinausschüttung gegen 6.00 Uhr morgens schlagartig ab. Nach drei Wochen nachtbetonter Lebensweise lieferte der Organismus der Probanden nicht mehr die sofort benötigte Insulinmenge für eine tagsüber verzehrte Mahlzeit. Diese chaotische Reaktion des Insulins gilt als Vorstufe zum Diabetes. Noch schlechter sind die Auswirkungen bei »Night Eaters«, die mehr als die Hälfte der täglichen Kalorienmenge nach 22 Uhr verzehren.[2]

Trinke täglich zwei bis drei Liter

Trinke möglichst 1½ Liter Wasser, den Rest nach deinem Geschmack.

Wasser entschlackt den Körper am besten. Zwischen den Mahlzeiten sollten die Getränke kalorienfrei sein. Die empfohlenen zwei bis drei Liter zu einem erheblichen Teil mit koffeinhaltigen Getränken zu decken, halten wir für nicht empfehlenswert. Während auch Kräuter-, Früchte- und Roibuschtees problemlos einen Teil der täglich empfohlenen Trinkmenge decken können, ist das bei grünem oder schwarzem Tee nicht der Fall. Falls du zu den Kaffee-, Schwarz- oder Grünteetrinkern gehörst, darfst du dir davon aber vier Tassen auf die anzustrebende Menge von zwei bis drei Litern Flüssigkeit anrechnen.

WIE MAN AUF 2,5 LITER KOMMT
Heikes Blog | 17.06.2011

Morgens zum Kaffee:
1 Glas Wasser (300 ml)
Vor der Fahrt nach Freiburg:
1 Glas Wasser (300 ml)
Auf der Fahrt nach Freiburg:
1 Flasche Wasser (500 ml)
Flasche bei IKEA wieder mit Wasser aufgefüllt
Beim Mittagessen:
1 Bionade (weil ich die so mag)
Nach dem Einkauf: 1 Flasche Wasser (500 ml)
Zu Hause: 1 Glas Wasser (300 ml)
Beim Abendessen: 1 Glas Wasser (300 ml)

Hat jemand mitgerechnet?
Und jetzt trink ich dann auch noch mal was, damit die Bilanz stimmt.

Dürfen zwischen den Mahlzeiten Lightgetränke getrunken werden?
Unsere erste Empfehlung für den Getränkekonsum zwischen den Mahlzeiten gilt dem Wasser. Gegen das gelegentliche Glas eines Lightgetränks ist nichts einzuwenden. Wenn ein Lightgetränk 0–1 Kalorie pro 100 ml hat, darfst du auch zwischen den Mahlzeiten mal ein Glas davon trinken. Lightgetränke sind mit vielen Aromen und künstlichen Süßstoffen versetzt, weswegen *Lebe leichter* empfiehlt, den Verbrauch generell neu zu überdenken.

Außerdem solltest du wissen, dass Süßstoffe bei manchen Menschen verstärkte Hungergefühle auslösen können. Entscheide selbst.

Welche Regeln gelten beim Umgang mit alkoholischen Getränken?
Zweimal in der Woche sind ein bis zwei Gläser Alkohol erlaubt. Wird ein Glas Alkohol zur Mahlzeit getrunken, gilt es nicht als »Maxi«. Ein zweites Glas wäre ein Maxi. Wird der Alkohol außerhalb der Mahlzeit getrunken, gilt er als eines der beiden erlaubten »Maxis«, die du pro Woche zur Verfügung hast.

Alkoholfreies Bier außerhalb der Mahlzeit fällt natürlich nicht unter die Kategorie Alkohol, ist aber trotzdem ein »Maxi«, da es keineswegs kalorienfrei ist.

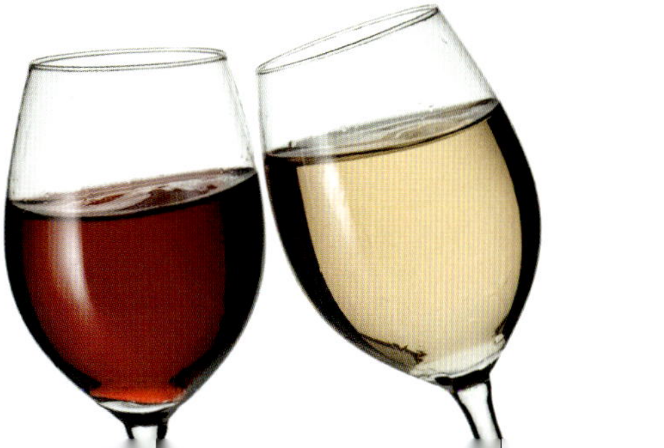

Was bedeutet ein »Maxi«?

Zweimal in der Woche ist ein »Maxi«, eine Ausnahme von der Drei-Mahlzeiten-Regelung, erlaubt. Damit erhöht sich deine Flexibilität. Möchtest du in einer bestimmten Situation einmal von der Drei-Mahlzeiten-Regelung abweichen, kannst du das ohne Weiteres tun. Die Hauptsache ist, dass die Ausnahme eine Ausnahme bleibt.

Lebe leichter basiert auf einer freiwilligen Veränderung des Essverhaltens. Deshalb überlassen wir den Umfang dieser Ausnahme dir.

Ein Maxi könnte das Stück Käsesahnetorte sein oder zwei Gläser Rotwein außerhalb der Mahlzeit. Es könnte aber auch der zweite Teller deines Lieblingsessens sein, von dem du dir einen Nachschlag genehmigt hast. Bei *Lebe leichter* brauchst du keine Kalorien zu zählen.

Damit du den Umfang eines Maxis etwas besser einschätzen kannst, findest du auf Seite 104 einige Lieblingsmaxis unserer *Lebe-leichter*-Coaches.

NUR DAS BESTE

Beates Blog | 27.01.2012

Angesichts der vielen Feste, die wir gerade feiern und mitfeiern, lohnt sich eine Strategie, wenn sie keine Spuren auf den Hüften hinterlassen sollen. Die hier war bei der Hochzeit heute für mich die richtige:
Nur die Hälfte gefrühstückt.
Viel Wasser getrunken. Am Kuchenbüfett ein schmales Stückchen Hochzeitstorte und ein weiteres Stück Kuchen, später Salat, Lachs, Gemüsevariationen, Wein.
Cappuccino statt Eis. Immer nur das Beste. Und überhaupt:
Das Schönste am Feiern ist, dabei zu sein. Das Glück von Menschen mitzufeiern, macht nicht zwangsläufig dick.

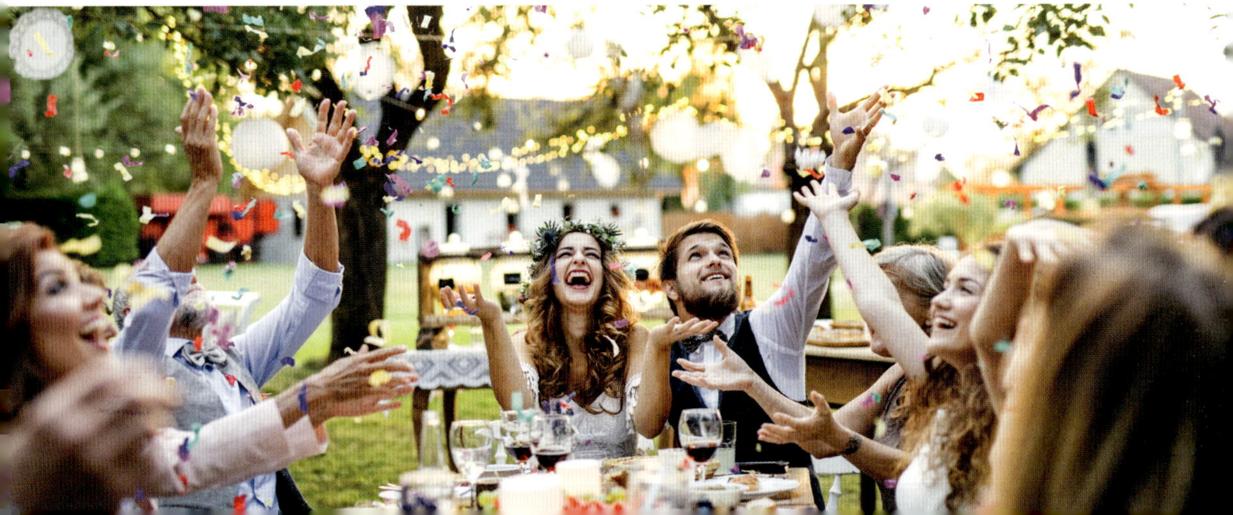

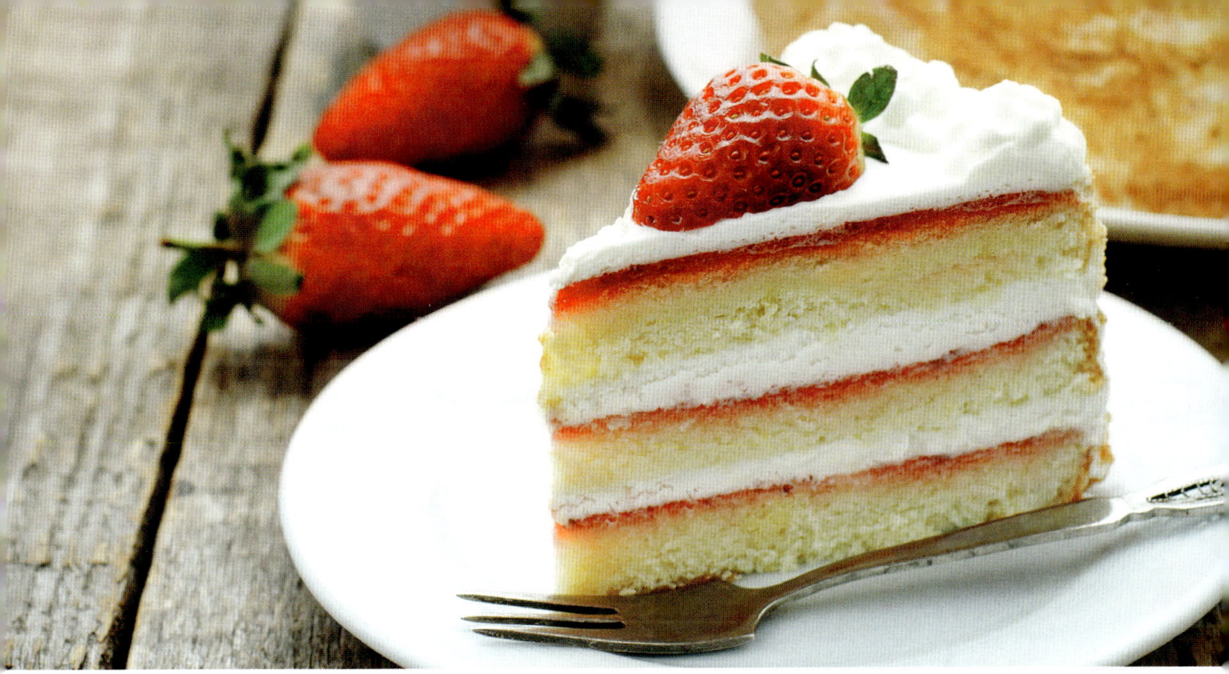

Darf eine der drei Mahlzeiten durch Kuchen ersetzt werden?

Wir wissen, dass es immer wieder einmal vorkommt, dass eine Mahlzeit durch Kaffee und Kuchen ersetzt wird. Dies sollte allerdings nicht zur Regel werden und höchstens einmal in der Woche geschehen. Zum einen fehlt in diesem Fall meist die sättigende Portion Obst oder Gemüse. Zum anderen kommt es nach einer süßen, kohlenhydratreichen Kuchenmahlzeit sehr viel schneller zu Heißhunger.

Eine solche Kuchenmahlzeit ist meist kalorienreicher und weniger sättigend als eine Mahlzeit, die den *Lebe-leichter*-Prinzipien entspricht.

Praktiziere die Kunst der kleinen Schritte

Täglich eine halbe Stunde Bewegung

Lebe leichter möchte dich zu einem aktiven, bewegten Lebensstil motivieren. Dazu brauchst du kein Fitnessstudio und auch nicht unbedingt viel Zeit. Ein aktiver Lebensstil braucht aber deine Zustimmung. Du musst dich täglich entscheiden, aktiv und nicht passiv zu sein.

Lauf öfter zu Fuß. Du wirst staunen, wie viel kleine, regelmäßige Veränderungen bewirken. Auch wenn du keine Zeit für die empfohlene halbe Stunde am Tag findest, solltest du dich im Laufe der Woche drei bis vier Stunden bewegen. Am besten natürlich im Freien.

Bewegungstipps für Vielbeschäftigte findest du im Kapitel 14 auf Seite 167.

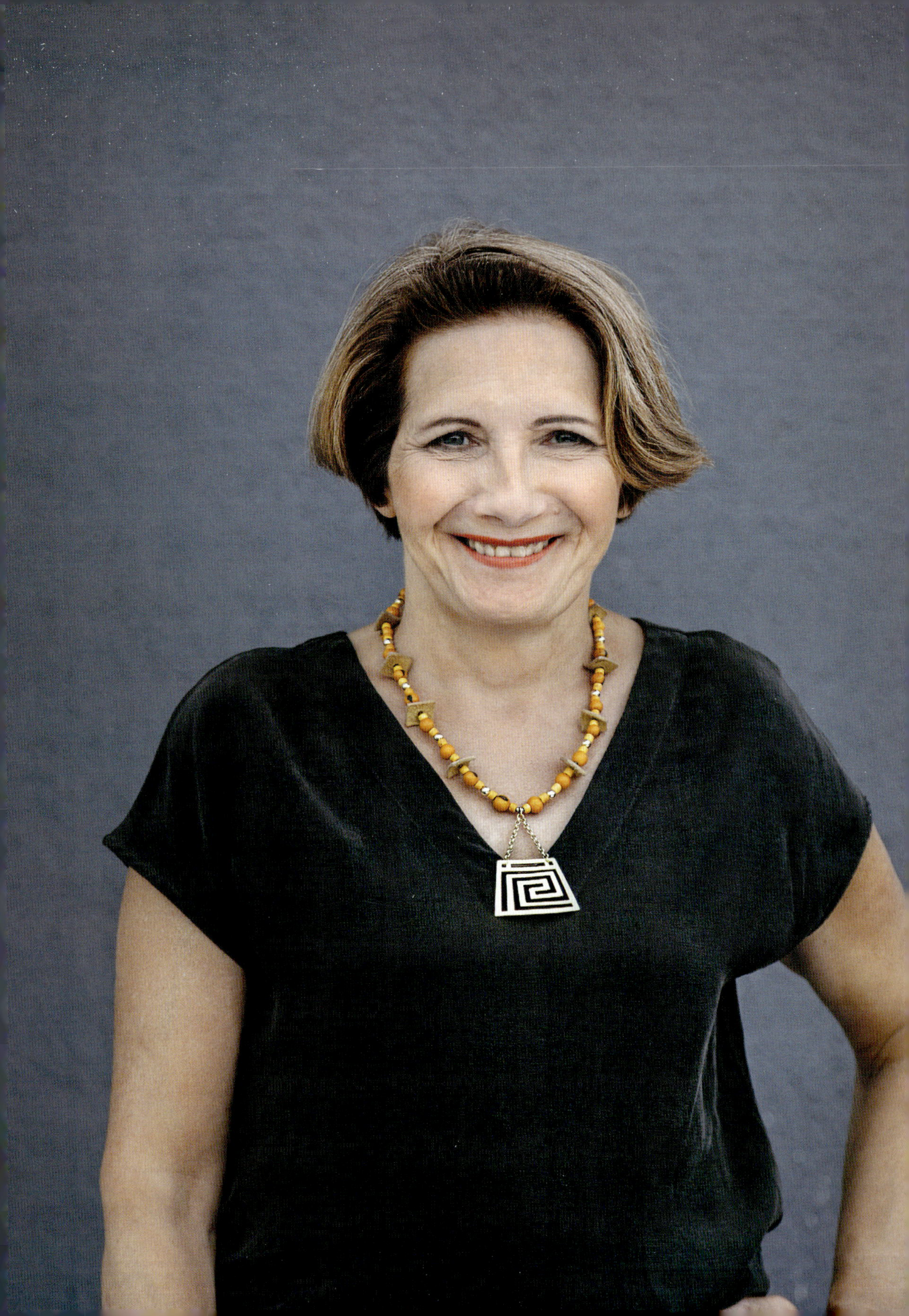

2 WERDE KONKRET. MACHE NÄGEL MIT KÖPFEN

Buche einen *Lebe-leichter*-Kurs

Melde dich zu einem *Lebe-leichter*-Kurs in deiner Nähe an. Untersuchungen haben ergeben, dass Menschen, die zusammen mit Gleichgesinnten abnehmen, erfolgreicher sind und länger am Ball bleiben.

In den wöchentlich stattfindenden Kursstunden wirst du von einem *Lebe-leichter*-Coach unterstützt. Die Themen werden intensiv besprochen. Du bekommst Tipps, Motivation, Rezepte und das nötige Know-how, um erfolgreich zu sein.

Der Austausch innerhalb einer *Lebe-leichter*-Gruppe fördert dein Durchhaltevermögen und spornt dich an, dein gesetztes Ziel auch zu erreichen.

Die Durchschnittsabnahme in unseren *Lebe-leichter*-Kursen beträgt 6–8 kg pro Kurs.

Aktuelle *Lebe-leichter*-Kurse findest du auf unserer Webseite **www.lebe-leichter.com**

Online-Coaching

Du hast keine Zeit für einen Kurs vor Ort? Oder es findet kein *Lebe-leichter*-Kurs in deiner Nähe statt? Dann kannst du dich auch online begleiten lassen. Das Online-Coaching dauert genauso lange wie die *Lebe-leichter*-Kurse und umfasst ebenfalls die 12 Wochenlektionen des *Lebe-leichter*-Programms.

Du wirst zweimal in der Woche mit einer motivierenden E-Mail entsprechend der jeweiligen Programmwoche unterstützt. Einmal wöchentlich wirst du zum Feedback aufgefordert, auf das wir persönlich reagieren.

Bei uns bekommst du keine standardisierten Antworten. Wir gehen auf deine Fragen ein, helfen dir, realistische Ziele zu setzen, und motivieren dich, auch in schwierigen Wochen nicht aufzugeben.

Lebe leichter hat über tausend Teilnehmer online durchs Programm begleitet. Die Abnahmeerfolge im Online-Coaching entsprechen den Erfahrungen, die wir auch in unseren Kursen vor Ort machen.

DIE SIEGER DES SOMMERS WERDEN IM WINTER GEMACHT

Beates Blog | 04.02.2012

»Und das Coaching ist am Valentinstag zu Ende«, hatte ich den Anfängern des 12-Wochen-Online-Coachings Mitte November vorgerechnet.
Am 22.11. kommt einem der Valentinstag sehr weit entfernt vor. Weil dazwischen der erste Advent, Nikolaus, die Vorweihnachtszeit, die Feiertage, Silvester und der ganze Januar liegen.
Ich hab sie unterwegs immer angefeuert, ihr Ziel nicht aus den Augen zu verlieren und zu beachten, dass »die Zeit läuft«.
Ein Ziel ist ein Wunsch mit einem Termin. Nächste Woche schließen sie ihr Coaching ab und ich bin richtig stolz. Vielleicht hat es sogar eine sensibilisierende Wirkung gehabt, dass sie mitten in den verführungsreichsten Wochen begonnen haben.
Einige von ihnen liegen jetzt bei einer Abnahme von 7 Kilo.
Trotz Weihnachtszeit.

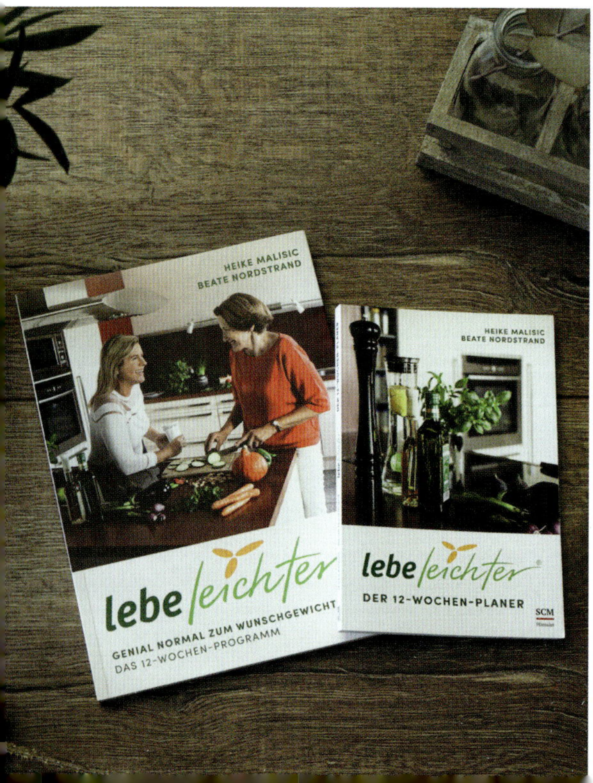

Starte alleine

Dafür brauchst du eine starke Selbstmotivation. Aber es geht. So habe ich, Beate, es damals ja auch geschafft. Inzwischen gibt es genügend Input, der dich dabei unterstützt. In unserem Buch »*Lebe leichter* – Genial normal zum Wunschgewicht. Das 12-Wochen-Programm« findest du unser Konzept noch ausführlicher als im hier vorliegenden Buch erklärt.

Das Buch und der dazugehörige Planer, ein Ernährungstagebuch, begleiten dich 12 Wochen lang. Die Lektionen vertiefen die wenigen Grundregeln des *Lebe-leichter*-6x1. Sie helfen nicht nur beim Abnehmen, sondern führen zu einer neuen Freiheit in deinem Essverhalten.

So hat Gerda allein mit dem Buch innerhalb von neun Monaten 22 kg verloren. Nach den ersten 17 kg stand sie mit einem Blumenstrauß vor Heikes Tür:

GLANZNUMMER

Heikes Blog | 01.09.2011

Es klingelte, und dann stand sie vor der Tür. Kurzer Anruf vorher, während ich noch am Laufen war:
»Ich bin in der Nähe, kann ich jetzt kommen?«
Da stand sie nun vor mir, schön und schlank, mit einer Sonnenblume in der Hand. Kennengelernt haben wir uns vor fünf Monaten. Sie kam fast 70 km weit gefahren, um mich im Trampolinkurs donnerstags zu besuchen. Sie passte sofort zu unserer Frauengruppe, wir hatten gemeinsam viel Spaß. Sie ist Buchhändlerin und betreibt eine Alphabuchhandlung. Kurze Zeit später sahen wir uns wieder, als ich während eines Filialleitertreffens der Alphabuchhandlungen einen Vortrag hielt. Danach hörte ich nichts mehr von ihr. Bis letzte Woche.
»Ich bin in der Nähe, und ich muss dir unbedingt etwas zeigen«, erklärte sie mir am Telefon.
»Fällt dir nichts auf?«, fragt sie mich heute bei einer Tasse Kaffee.
Ich vermute es.
»Hast du abgenommen?«
»Jaaaaaaaaaa, 17 kg in den fünf Monaten, dank eurem Programm. Ich bin so glücklich, habe ein völlig neues Lebensgefühl. Mein Mann ist auch ganz happy. Ich hasse Diäten, wollte nie eine machen, aber nachdem ich euer Buch gelesen habe, war ich total begeistert und fing an, das Programm zu leben. Und ich möchte Danke sagen, dass ihr mir und so vielen Menschen geholfen habt und noch weiter helfen werdet. Das konnte ich dir am Telefon so nicht sagen, ich wollte, dass du das siehst.«
Ich schaue sie mir noch ein wenig genauer an. Sie sieht wirklich toll aus, sehr weiblich, mit Rock, einem leichten Make-up, einer guten Figur – eine Glanznummer Gottes. Kompliment, meine Liebe!

Auf unserer Webseite **www.lebe-leichter.com** findest du noch einige Erfolgsstorys unserer Teilnehmer und einmal wöchentlich einen Blogeintrag. Einmal im Monat gibt's von uns Initiatorinnen einen Newsletter mit Tipps fürs ganzheitliche Leichterwerden und leckeren, saisonalen Rezeptideen.

Du siehst, auch als dein eigener Coach bist du nicht alleine.

> Der eine wartet, dass die Zeit sich wandelt, der andere packt sie kräftig an und handelt.
>
> DANTE ALIGHIERI (1265–1321)

DER *LEBE-LEICHTER*-TEST

Beates Blog | 04.11.2011

Habe die Teilnehmer meiner vier Treffen zum *Lebe-leichter*-Test herausgefordert. Nicht, dass ich mit den Abnahmen unzufrieden wäre. Aber ich will doch sicherstellen, dass sie alle die versprochenen 6–8 Kilo Abnahme in den 12 Wochen erreichen.
Habe ihnen 800 g Abnahme in dieser Woche versprochen, wenn sie sich an die drei Mahlzeiten mit je einem Teller halten,

- sich auf jedem der Teller ein Platzhalter Obst/bzw. Gemüse befindet,
- dem Magen zwischen den Mahlzeiten Esspause gönnen, also auch keine Bonbons, Cappuccinos, Tee mit Honig oder andere Naschereien,
- nur zweimal in der Woche von der 3-Mahlzeiten-Regelung abweichen und sich ein Maxi genehmigen,
- 2–3 Liter trinken, am liebsten 2 Liter Wasser.
- sich jeden Tag eine halbe Stunde bewegen.
- das Einhalten durch Führen des Ernährungstagebuchs belegen.

DANN NEHMEN SIE AB WIE DIE WELTMEISTER.

Starte durch

In 72 Stunden

Kennst du die 72-Stunden-Regel? Sie gilt fürs Karrieremanagement, lässt sich aber genauso gut auf deinen Wunsch, leichter zu werden, übertragen.

Sie besagt, dass du innerhalb von 72 Stunden mit der Umsetzung deines Vorhabens beginnen solltest. Wartest du länger, sinkt die Wahrscheinlichkeit, dass du es anpackst, auf 1 %.

Stelle dir drei Fragen:

1. Welche Form des Coachings wähle ich?
   - Ein *Lebe-leichter*-Kurs an meinem Wohnort
   - Das Online-Coaching
   - Ich bin mein eigener Coach

2. Wann fange ich an?
   - Je früher du mit der Umsetzung beginnst, desto besser.
   - Ich starte am ....

     und setze mein Vorhaben bis zum .... um.

Du kannst dich dabei an dem 12-Wochen-Rhythmus von *Lebe leichter* orientieren. Oder du steckst dir einen anderen Zeitrahmen. Hauptsache, du wirst verbindlich.

3. Was brauchst du für einen erfolgreichen Start?

....

....

....

....

***Lebe leichter* passt sich deinem Lebensstil an**

Du brauchst keine besonderen Zutaten für deine nächsten Mahlzeiten einzukaufen. Du kannst die Lebensmittel aus deinem Vorrat verwenden und weiterhin dort einkaufen, wo es für dich am bequemsten ist. Die Rezeptideen aus dem Buch helfen dir, die Portionsgrößen der Mahlzeiten besser einzuschätzen, und geben Anregungen für Vielbeschäftigte wie du, damit das Kochen extra schnell geht. Praktisch: Sobald du die Zutaten verdoppelst oder verdreifachst, reicht es auch für mehrere Esser oder du hast gleich eine Mahlzeit für den nächsten Tag parat.

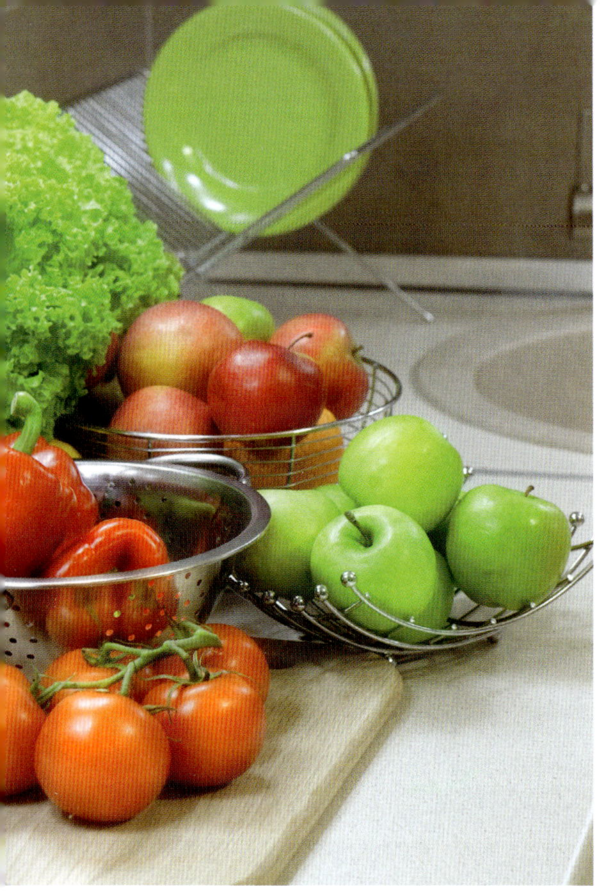

Obst und Gemüse solltest du auf jeden Fall immer im Haus haben.

Auf Seite 132 geben wir dir bewährte Tipps für deine Vorratshaltung.
So kannst du in Minutenschnelle eine Mahlzeit à la *Lebe leichter* zubereiten, auch wenn du nicht zum Einkaufen gekommen bist.

Vielleicht legst du Wert auf ein besonderes Mineralwasser? Du kannst aber auch mit Leitungswasser anfangen. Vielleicht kommst du sogar auf den Geschmack.

Besitzt du eine Waage?

Wenn du das Online-Coaching gewählt hast, solltest du eine Personenwaage im Haus haben.

In den *Lebe-leichter*-Kursen wirst du von dem Coach gewogen. Er ermittelt in der ersten Woche deinen BMI und belegt durch die Einträge in deinen *Lebe-leichter*-Planer die wöchentliche Abnahme.

Wenn du dein eigener Coach bist, verfolge den Gewichtsverlauf auf deiner Waage zu Hause und trage den neusten Stand in den Planer ein. Am besten immer zur gleichen Zeit und zu den gleichen Bedingungen. Wenn du in regelmäßigen Abständen auch den schwindenden Taillenumfang misst, spornt dich das noch zusätzlich an.

Du kannst deinen Erfolg aber genauso gut an deiner immer lockerer sitzenden Kleidung feststellen.

Lebe-leichter-Paket

Benötigst du das *Lebe-leichter*-Buch mit dem ausführlichen 12-Wochen-Programm und den Planer? Auf den Seiten 26–37 findest du eine Kurzversion für Vielbeschäftigte. Wenn du dein Selbstcoaching verstärken willst, besorge dir zusätzlich das *Lebe-leichter*-Paket. Auf unserer Webseite **www.lebe-leichter.com** kannst du es jederzeit und versandkostenfrei bestellen.

WER SCHREIBT, DER BLEIBT
Beates Blog | 24.09.2011

Fünfzig neue Planer hab ich aus der Kiste gekramt. Nächste Woche geht's los mit den neuen Kursen. Auch wenn nicht alle Teilnehmer das Lebe-leichter-Buch noch mal brauchen, den Planer müssen sie haben.
Ich brauche ihn für die Abnahme-einträge der nächsten 12 Wochen, die Teilnehmer brauchen ihn gegen das Vergessen. 20 % dessen, was wir essen, wird nämlich vergessen. Deswegen hilft das Aufschreiben ganz konkret, den Überblick zu behalten. Traditionsgemäß mach ich die ersten vier Wochen mit … Mein Planer liegt schon parat.

Führe ein Ernährungstagebuch
Nutze den Planer, um deine Mahlzeiten zu dokumentieren. Du siehst auf einen Blick, ob du genügend Obst und Gemüse zu dir genommen hast, wie abwechslungsreich du gegessen hast und ob dir für diese Woche noch ein Maxi zur Verfügung steht.

Durch das Aufschreiben kommst du schnell deinen persönlichen Fallstricken auf die Schliche. Hast du genug getrunken? Und apropos Trinken: War es wirklich nur zweimal Alkohol in dieser Woche?

Du kannst den Planer oder den *Lebe-leichter*-Jahresplaner auch dazu nutzen, um dir ein Wochenziel zu setzen und es am Ende der Woche überprüfen. Nach unseren Erfahrungen verlierst du während des 12-Wochen-Programms 6–8 Kilo.

Sage, dass du umsteigst
Kündige dein Vorhaben, leichter zu werden, an. Viele spornt es nämlich an, wenn Familie, Freunde oder Kollegen von deinem Vorsatz wissen. Vielleicht bekommst du sogar Mitstreiter und gemeinsam macht es gleich doppelt so viel Spaß und erhöht noch einmal die Wahrscheinlichkeit, dass du durchhältst.

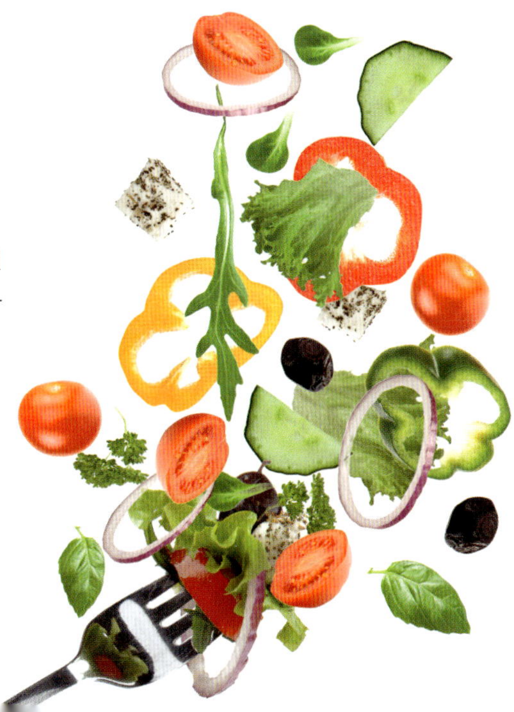

3 *LEBE LEICHTER* – DAS ERSTE GANZHEITLICHE PROGRAMM ZUM ABNEHMEN

Das 12-Wochen-Programm – Kurzversion für Vielbeschäftigte

Wusstest du, dass die Blütenblätter im *Lebe-leichter*-Logo mehr sind als eine dekorative Grafik? Jedes Blütenblatt symbolisiert eines der drei Kompetenzzentren: Körper, Seele und Geist.

Auf den folgenden Seiten haben wir die wichtigsten Ziele für jede Programmwoche aufbereitet. Und fügen jeweils drei Impulse hinzu. Für Körper, Seele und Geist.

Woche 1	Lebe mit Plan
Woche 2	Lebe mit Vision
Woche 3	Lebe bewusst
Woche 4	Lebe bewegt
Woche 5	Lebe alternativ
Woche 6	Lebe spritzig
Woche 7	Lebe verändert
Woche 8	Lebe mit anderen
Woche 9	Lebe mit Leidenschaft
Woche 10	Lebe mit Maßstäben und Werten
Woche 11	Lebe attraktiv
Woche 12	Lebe leichter

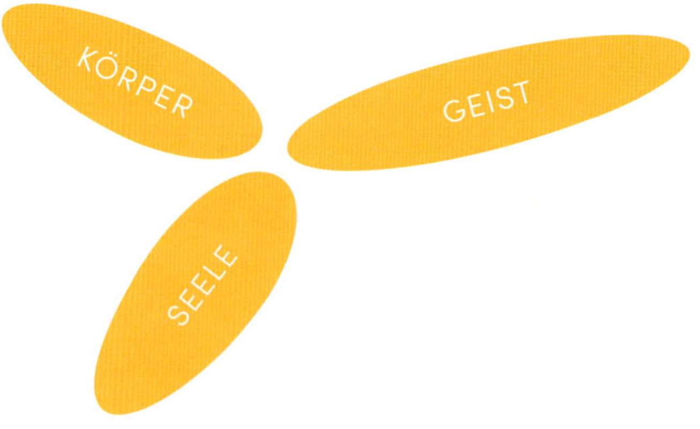

WOCHE 1: LEBE MIT PLAN

Lasse dich auf das Programm ein.

Das solltest du tun:
Notiere dein Ausgangsgewicht in deinen Planer und lege deinen Wiegetag fest.

Hast du deinen BMI ausgerechnet? Dann weißt du jetzt, wie viele Teller du zur Verfügung hast.

Hast du das *Lebe-leichter*-6x1 im Kopf? Du findest es auf Seite 8.

Das ist das Ziel:
Hunger und Sättigungsgefühl neu spüren zu lernen. Zu merken, wie du allmählich satt wirst. Stolz zu sein, nach einer leckeren Mahlzeit mit einem Teller aufzuhören und zufrieden zu sein.

Sich des Zwischendurchessens bewusst zu werden. Nur dann kannst du es ändern.

Deine Mahlzeiten so zusammenzustellen, dass du satt wirst! Halte dich an deinen Teller und denke an das Drittel Obst oder Gemüse.
Davon darfst du nachnehmen, wenn du noch hungrig bist.

Höre auf, wenn du satt bist. Auch kalorienarme Lebensmittel sollten eingeteilt werden. Das Daueressen von leichten Lebensmitteln wie Obst und Joghurt ist für viele, die abnehmen wollen, zur Gewohnheit geworden. Habe keine Angst davor, zwischen den Mahlzeiten hungrig zu werden.
Ein leichtes Hungergefühl zwischendurch ist sogar ein gutes Zeichen.
Es zeigt dir, dass dein Stoffwechsel funktioniert. Wenn du das Hungergefühl zwischen den Mahlzeiten ignorierst, holt sich dein Körper einen Snack von den Hüften.

Dokumentiere die Mahlzeiten in deinem Ernährungstagebuch, möglichst mit Uhrzeit. So hast du den Überblick: Hast du die Abstände zwischen den Mahlzeiten berücksichtigt? Kommst du auf fünf Portionen Obst und/oder Gemüse? Hast du 2–3 Liter getrunken? Hast du zwischen den Mahlzeiten gegessen und wenn ja: War es mehr als ein Maxi? Beispiele für den Umfang eines Maxis findest du auf Seite 104.

In den nächsten Tagen wirst du erstaunt feststellen, wie oft du in die Situation kommst, essen zu wollen, obwohl es sich nicht um eine Mahlzeit handelt. Zieh nach dem Abendessen die Essbremse.

Körper: Ich kann essen, was ich will, aber nicht wann und auch nicht so viel ich will.

Seele: Hör auf zu lamentieren. Fang an zu handeln.

Geist: Wir können füreinander beten, dass es uns in jeder Beziehung gut geht, dass wir gesund sind und dass es auch unserer Seele gut geht (nach 3. Johannes 2).

WOCHE 2: LEBE MIT VISION

Setze dir ein persönliches Ziel.

Das solltest du tun:
Setze dir ein konkretes Ziel für die 12 Wochen. Trage das Ziel in deinen Planer ein. Teile es in Etappen. Überlege schriftlich, wann du welches Ziel erreicht haben willst.

- Wie wirst du dich für deine Etappenziele belohnen?
- Wie belohnst du dich, wenn du 12 Wochen leichter gelebt hast?

Das ist das Ziel:
Visualisiere dein 12-Wochen-Ziel. Ob du dafür den Desktop deines PCs nimmst, die Pinnwand, dein Küchenregal oder den Kühlschrank, ist gleichgültig. Werde kreativ. Fixiere dein Ziel schriftlich an einem Platz, wo du möglichst oft daran erinnert wirst.

Körper: Zu lohnenden Zielen gibt es keine Abkürzung.

Seele: Aus den Zielen, die wir haben, werden die Geschichten, die wir (er)leben.

Geist: Vertraue Gott deine Pläne an, er wird dir Gelingen schenken (Sprüche 16,3; Hoffnung für alle).

WOCHE 3: LEBE BEWUSST

Nutze dein Ernährungswissen. Lerne aus deiner Geschichte.

Das solltest du tun:
Du bist dein eigener Experte.
Schaue auf die letzten beiden Wochen zurück. Welches Essen macht dich satt? Je vollwertiger und kompletter deine Mahlzeiten, desto höher die Befriedigung und desto langfristiger die Sättigung. Esse nicht »auf Vorrat«.
Die nächste Mahlzeit kommt bestimmt.

Das ist das Ziel:
Sprich bei einer Mahlzeit möglichst viele Geschmacksknospen an. Süß, sauer, salzig, bitter. Lass es krachen, knuspern oder genieße es cremig, zart und schmelzend. Je vielfältiger der Geschmack, desto zufriedener bist du.

Körper: Disziplin ist die Fähigkeit, sich zu merken, was man will.

Seele: Nicht das Essen muss sich ändern. Ich muss mich ändern.

Geist: Gib immer dein Bestes.
Was du heute säst, wirst du später ernten.

WOCHE 4: LEBE BEWEGT

Sei aktiv statt passiv. Entdecke neue Bewegungsmöglichkeiten.

Das solltest du tun:
Finde eine Sportart, die dir Spaß macht. Probiere etwas Neues aus.

Das ist das Ziel:
Werde in dieser Woche mindestens zweimal körperlich aktiv. Vermeide keine Wege, sondern suche Gelegenheiten, zusätzliche Wege zu gehen. Widerstehe der Versuchung, Zeit zu sparen. Bewege dich so viel und so oft wie möglich.

Gehen trainiert die Beinmuskeln bis hoch zum Po, besonders wenn du große Schritte machst. Nutze jede Treppe.
Nie liegen, wenn du sitzen kannst.
Nie sitzen, wenn du stehen kannst.
Nie stehen, wenn du laufen kannst.

Körper: Nicht Bequemlichkeit, sondern Sportlichkeit erzeugt das Gefühl der Leichtigkeit.

Seele: Lieber Staub aufwirbeln als Staub ansetzen. (Burda)

Geist: Gott hat deinen Körper gut gemacht. Über jeden Tag deines Lebens führt er Buch. Und seine Gedanken über dich sind kostbar (nach Psalm 139).

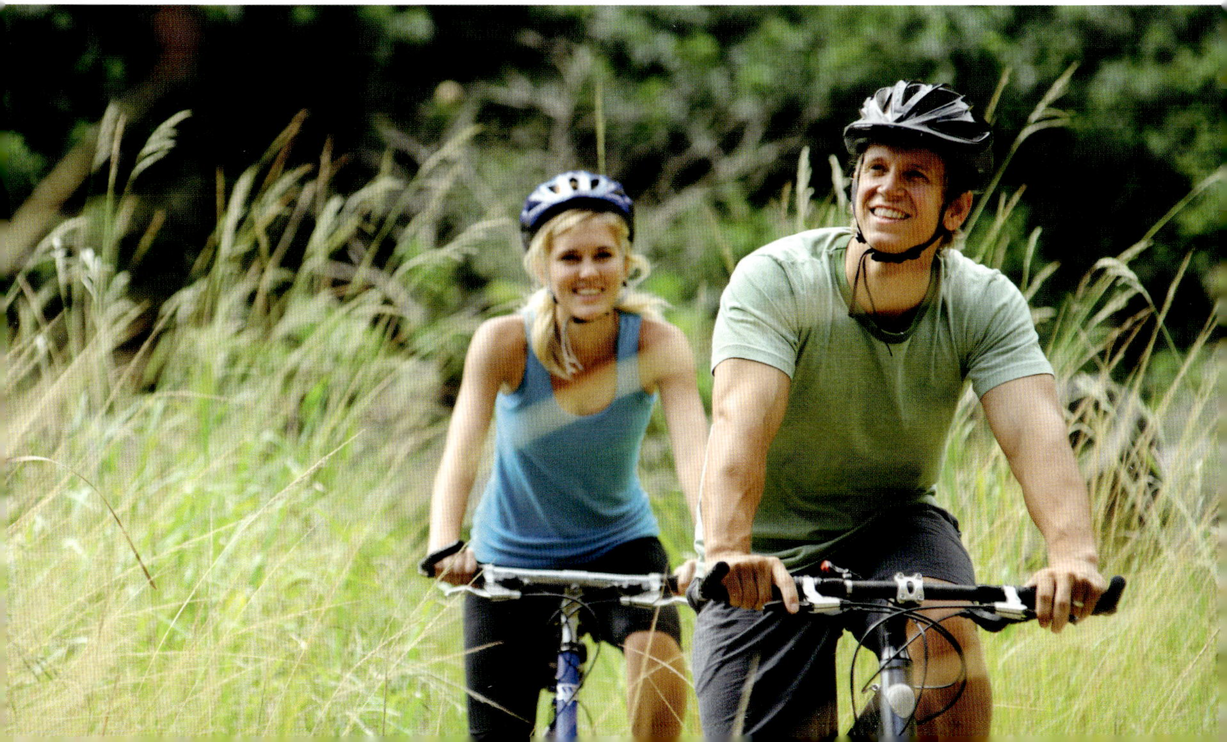

WOCHE 5: LEBE ALTERNATIV

Erkenne emotionalen Hunger. Finde deine persönlichen Alternativen.

Das solltest du tun:
Erkenne die Situationen, in denen du isst, ohne Hunger zu haben. Stress, Ärger, Langeweile, Rastlosigkeit, Einsamkeit, Geselligkeit, Belohnung. An welchen Orten bzw. zu welchen Gelegenheiten isst du, ohne dass es sich um eine Mahlzeit handelt?

Das ist das Ziel:
Finde Alternativen für den Hunger der Seele. Werde »Körperversteher«. Erkenne Hunger, Durst, Müdigkeit und Stress und finde die passende Lösung.

Körper: Mit diesem Körper wirst du alt werden. Behandle ihn gut.

Seele: Wenn Hunger nicht das Problem ist, kann Essen nicht die Lösung sein.

Geist: Unruhig ist mein Herz, bis es Ruhe findet in dir, oh Gott.
Augustinus

Jeder kann fallen, aber keiner muss liegen bleiben.

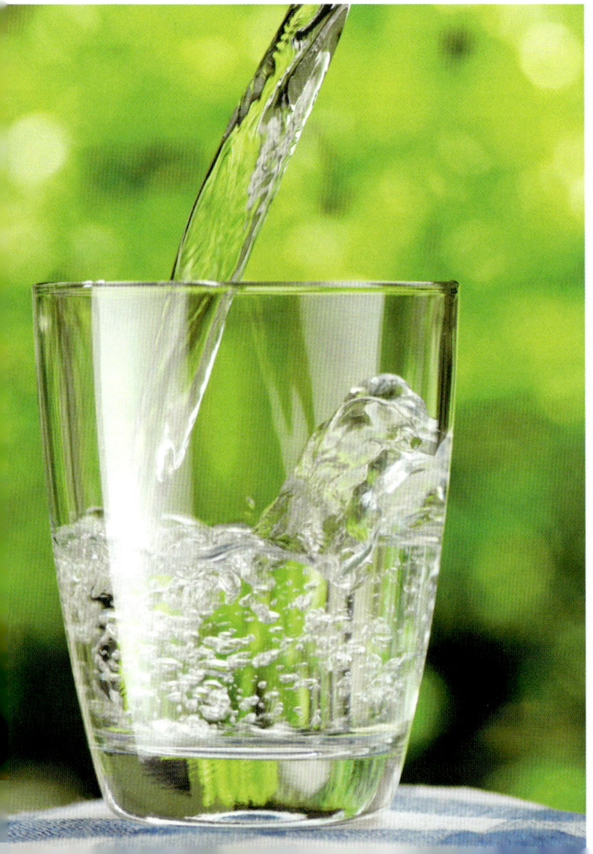

WOCHE 6: LEBE SPRITZIG

Trinke täglich 2–3 Liter.

Das solltest du tun:
Baue die gute Gewohnheit, viel zu trinken, weiter aus. Führe im Planer Protokoll darüber. Betrachte Misserfolge und Fehler während des Abnehmens als Chance, etwas daraus zu lernen. Wie hättest du besser vorbeugen/reagieren können? Du bist dein eigener Coach. Schreibe deine Verbesserungsvorschläge auf.

Das ist das Ziel:
Ausreichendes Trinken sollte immer selbstverständlicher werden. Trinken dämpft aufkommende Hungergefühle. Es entschlackt, erfrischt, kurbelt den Stoffwechsel und sogar das Denkvermögen an. Sehe jeden Fehler als Chance, es das nächste Mal besser zu machen.

Körper: Wassertrinken macht schön und entschlackt. Und es wirkt auf das Gehirn wie eine belebende Dusche.

Seele: Du musst in das Gelingen verliebt sein, nicht in das Scheitern.

Geist: Gott ist immer für dich da. Mit liebevoller Unterstützung, sanfter Ermahnung und jeder Menge Trost. Er ist dein Freund. Dein Coach. Dein Bodyguard. Dein Gott.

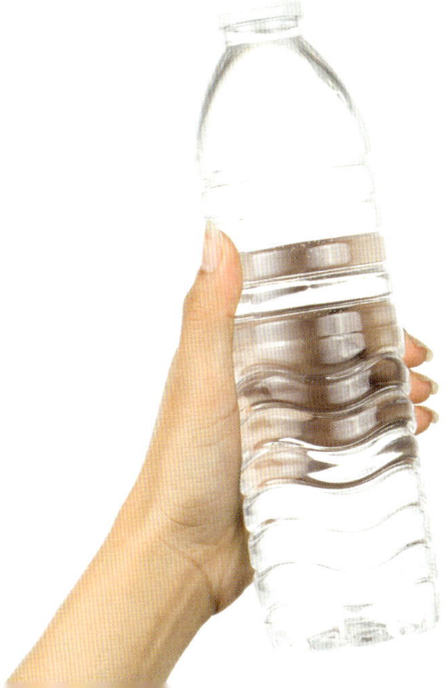

LEBE LEICHTER GOES BURGAS

Beates Blog | 28.09.2011

E-Mail von B. aus Bulgarien:
»Ich möchte dir eine Dankesmail schicken, weil ich in den letzten Wochen mein Gewicht von 68 auf 57 kg reduziert habe. Einfach dadurch, dass ich die Ratschläge, die du in deinem Blog oder per Newsletter gibst, befolge.
Vor allem trinke ich jetzt viel Wasser, halte die drei Mahlzeiten ein und verzichte aufs Zwischendurchessen.

Ich möchte dir mitteilen, dass ich sehr gerne deinen Blog lese, mich über jeden Newsletter wahnsinnig freue und die Arbeit, die du machst, ganz toll finde …«
Hach, ist das schön. LL funktioniert sogar beim puren Blog- und Newsletterlesen.

Ich muss diese Wahrheit allerdings dringend vor meinen neuen Teilnehmern geheim halten.
Nicht dass die mir jetzt nur noch den Blog lesen.
UND FALLS DU EINER MEINER NEUEN TEILNEHMER BIST:
DIE LIVE-GRUPPEN NEHMEN MINDESTENS GENAUSO GUT AB WIE B. DIE IST EIN ÜBERFLIEGER … ist doch nicht normal, dass man durch Bloglesen abnimmt.

WOCHE 7: LEBE VERÄNDERT

Nimm gute und schlechte Gewohnheiten unter die Lupe.

Das solltest du tun:
Ziehe eine ehrliche Zwischenbilanz. Bist du mit deiner bisherigen Abnahme zufrieden? Welche gute Gewohnheit ist inzwischen selbstverständlich geworden? Was fällt dir leicht? Welche Gewohnheiten erschweren dir das Abnehmen? Hast du mit dem Zwischendurchessen aufgehört? Wie ist es am Abend? Wie gelingt dir *Lebe leicht*er am Wochenende?

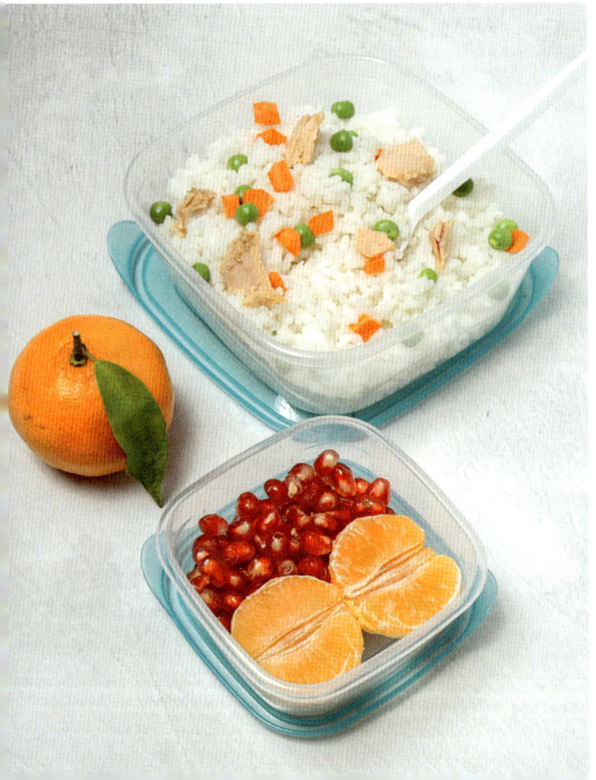

Das ist das Ziel:
Finde kreative Lösungen für deinen Abnahmeboykotteur. Entweder du beendest die schlechte Gewohnheit mit Disziplin und aufgrund eigener Einsicht – oder du findest eine Alternative. Alternativen, die mit Essen nichts zu tun haben, findest du auf Seite 147. Alternativen für wenig Kalorien und viel Geschmack findest du in unserer Maxiliste auf Seite 104.

Körper: Gewohnheiten sind erst wie dünne Fäden, später wie dicke Stahlseile.

Seele: Neue Gewohnheiten schaffen neue Emotionen, Gedanken, Überzeugungen – ohne Anstrengung.

Geist: Mit meinem Gott kann ich über die Mauern der schlechten Gewohnheiten springen (nach Psalm 18,30).

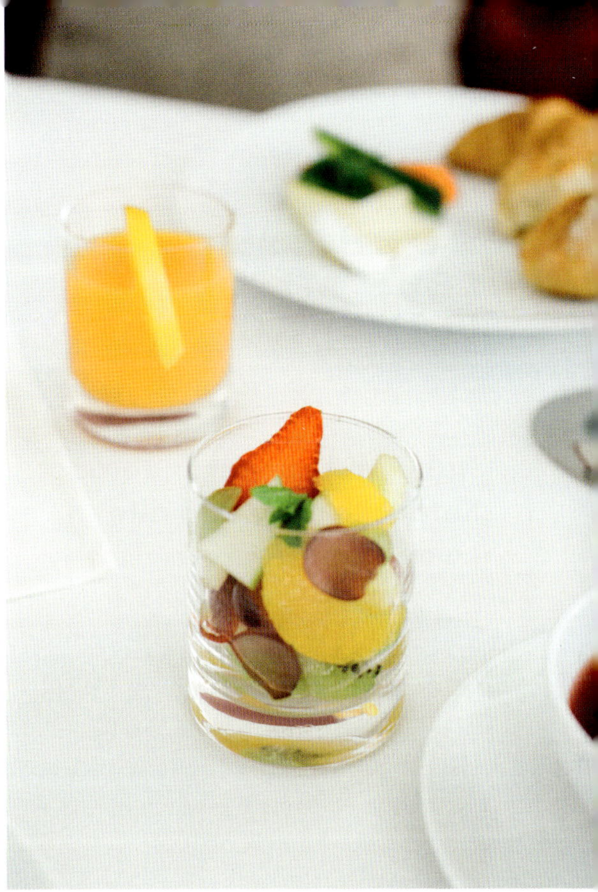

WOCHE 8: LEBE MIT ANDEREN

Setze auch unterwegs und in Stresssituationen auf drei Mahlzeiten.

Das solltest du tun:

Plane Situationen, die nicht alltäglich sind, besonders sorgfältig. Nimm dir deine Mahlzeit für unterwegs mit. Hast du immer eine Flasche Wasser dabei? Wenn du eingeladen bist oder von kulinarischen Herausforderungen umgeben bist, z. B. im Restaurant oder beim Hotelfrühstück, dann plane im Vorfeld, wie viel und was du essen wirst.

Das ist das Ziel:

Profitiere von der Einfachheit des Programms. Die Drei-Mahlzeiten-Regelung ist kein Korsett, sondern strukturiert dein Essverhalten. Ob im Hotel, auf einer Feier, bei Zeitdruck, im Auto: Drei Mahlzeiten gehen immer. Wenn du keine Gelegenheit für ein komplettes Essen hast, wähle eine gesunde, portionsgerechte Alternative und freue dich auf die nächste vollständige Mahlzeit.

Körper: Der höchste Genuss liegt im ersten Bissen. Sei dankbar. Iss langsam. Sei konzentriert.

Seele: Tu deinem Körper Gutes, damit deine Seele Lust hat, darin zu wohnen. Teresa von Avila

Geist: Habt ihr etwa vergessen, dass euer Körper ein Tempel des Heiligen Geistes ist, der in euch wohnt? (1. Korinther 6,19; Hfa).

WOCHE 9: LEBE MIT LEIDENSCHAFT

Habe Mut zur Veränderung. Entdecke neue und alte Leidenschaften.

Das solltest du tun:
Erforsche dein Herz. Welche Anliegen bewegen dich? Welche Talente hast du? Welche Wünsche schlummern in dir, vielleicht schon seit Jahren? Wie kannst du deinen Herzenswünschen in dieser Woche näherkommen?

Das ist das Ziel:
Verändere den Stellenwert, den das Essen in deinem Leben eingenommen hat. Du lebst nicht, um zu essen, sondern isst, um zu leben. Erkenne, dass du kein Opfer der Umstände bist. Gestalte dein Leben selbstständig, aktiv, bewusst.

Körper: Steig über Felsen und Steine, um deinen Traum zu verwirklichen.

Seele: Es genügt nicht zu wollen. Du musst es auch tun.

Geist: Gott hat jedem von uns Träume ins Herz gelegt. Mir auch!

WOCHE 10: LEBE MIT MASSSTÄBEN UND WERTEN

Sortiere dich neu. Führe einen ganzheitlichen Lebensstil.

Das solltest du tun:
Finde heraus, ob in deinem Alltag Körper, Seele und Geist gleichermaßen zu ihrem Recht kommen. Jeder Bereich hat Bedürfnisse, die befriedigt werden wollen. Was tut deinem Körper gut? Welche Bedürfnisse hat deine Seele? Welche Rolle spielt Gott, der Schöpfer, in deinem Leben?

Das ist das Ziel:
Bei *Lebe leichter* geht es nicht nur um das Erreichen des Wunschgewichts.
Lebe ganzheitlich leichter. Haushalte mit deinen Kräften. Belaste deinen Körper nicht mit zu großen Mahlzeiten. Iss ausgewogen. Höre auf deine innere Uhr. Du wirst nach und nach deine von Gott gegebenen Körpersignale wiederentdecken.

Körper: Wage dein Leben. Verlass dein Haus.

Seele: Ein glückliches Leben macht satt.

Geist: Als Gott dich schuf, hatte er ein großes, zufriedenes Lächeln auf seinem Gesicht.

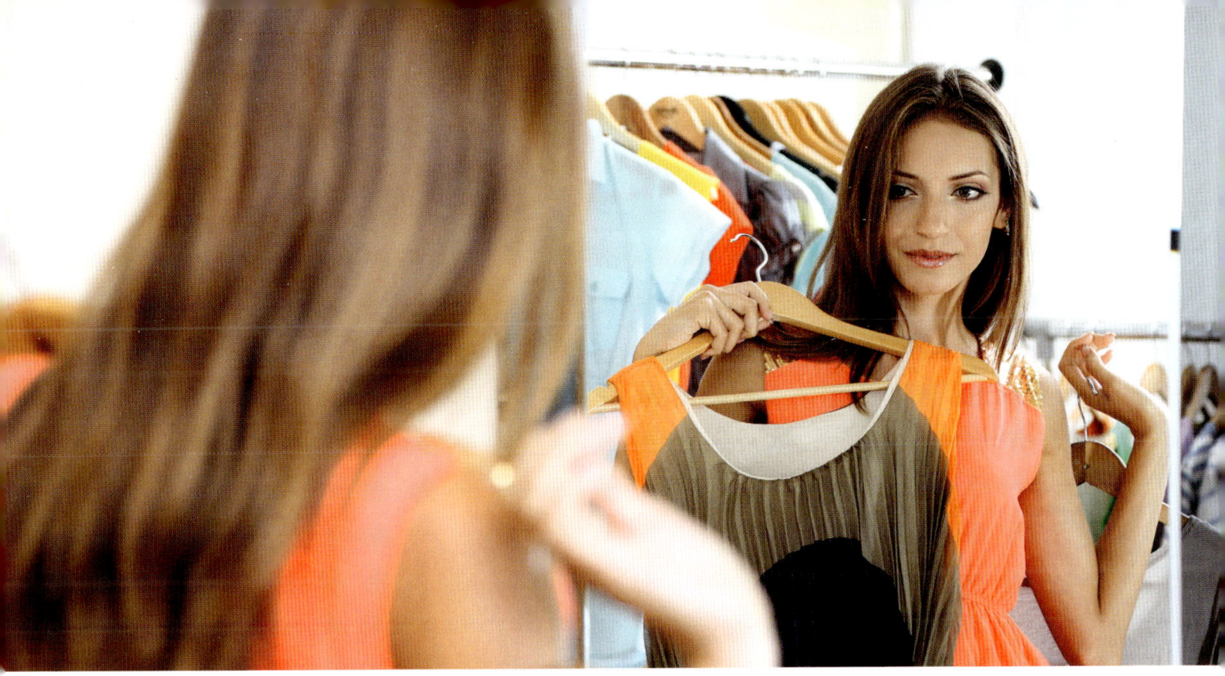

WOCHE 11: LEBE ATTRAKTIV

Mache das Beste aus deinem Typ. Sei dir selbst dein(e) beste(r) Freund(in).

Das solltest du tun:

Konzentriere dich ganz bewusst auf deine Schokoladenseite. Unterstreiche deine Persönlichkeit. Mixe dir deinen eigenen Kleidungsstil. Kreativ, mutig und immer gepflegt.

Das ist das Ziel:

Hör auf, dich mit anderen zu vergleichen. Schließe Frieden mit den Faktoren, die du nicht ändern kannst, und übernimm die Verantwortung für die Dinge, die du ändern kannst. Dein Gewicht. Deine Körpersprache. Deinen Gesichtsausdruck. Allein dein Lächeln bringt Eisberge zum Schmelzen.

Körper: Lebe mehr gesundheitsbewusst als gewichtsbewusst.

Seele: Zufriedene Menschen, die in sich ruhen, senden das Signal aus: Alles wird gut.

Geist: Gott hat alles schön gemacht zu seiner Zeit. Und er hat den Menschen die Ewigkeit ins Herz gelegt (nach Prediger 3,11).

WOCHE 12: LEBE LEICHTER

Blicke zurück. Ziehe Bilanz. Lebe leichter.

Das solltest du tun:
Blicke zurück. Was hast du mit dem *Lebe-leichter*-Programm erreicht? Welche neuen Gewohnheiten hast du gewonnen? Welches Schlüsselverhalten spielt bei dir für eine erfolgreiche Abnahme die größte Rolle? An welchen Baustellen wirst du weiterarbeiten müssen? Ziehe Bilanz. Hast du ein Etappenziel erreicht? Oder bist du bereits am Ziel »Wunschgewicht« angekommen?

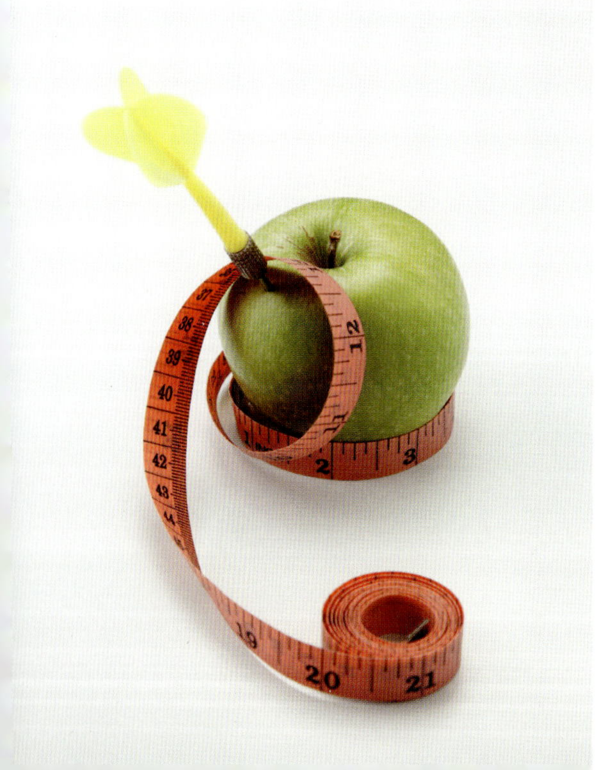

Das ist das Ziel:
Behalte deine guten Gewohnheiten bei. Begehe jeden Tag den Pfad der neuen Gewohnheiten. Je mehr gute Gewohnheiten du hast, desto schwächer werden die schlechten. Schließe aus eigener Einsicht das Zwischendurchessen aus und bleibe bei den drei Mahlzeiten. Deine Belohnung: ein leichtes, schlankes Leben! Du darfst dich über deine gute Figur freuen.

Körper: Qualität statt Quantität. Klasse statt Masse. In Maßen statt in Massen.

Seele: Bleibe Student des gesunden, ganzheitlichen Lebensstils.

Geist: Sorgt euch um nichts, sondern betet um alles. Sagt Gott, was ihr braucht, und dankt ihm. Dann werdet ihr Gottes Frieden erfahren (nach Philipper 4,6-7).

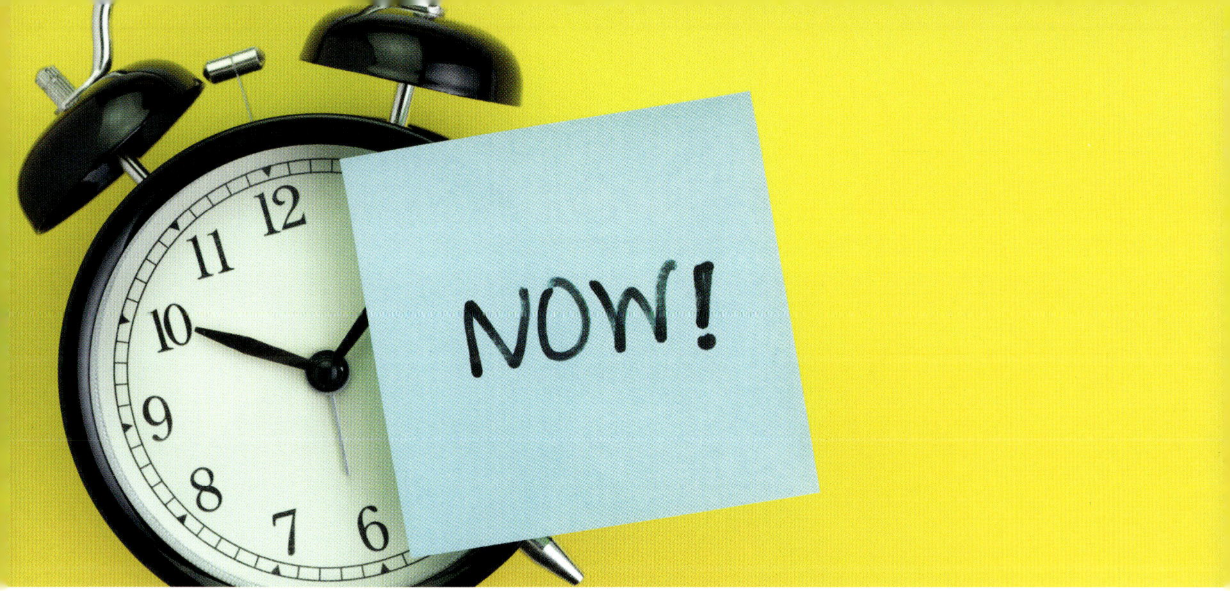

NIE IST MEHR ANFANG ALS HEUTE
Beates Blog | 18.12.2011

Dieses Motto haben sich zwei Blogleser zu Herzen genommen und starten in der Weihnachtswoche mit dem Lebe-leichter-Online-Programm. Nicht immer auf morgen warten. Das gilt sowohl für gesundheitliche als auch andere Einsichten.
»Sie wollte alles sein, was ein Sterblicher sein könnte, morgen. Keiner wollte freundlicher und tapferer sein als sie, morgen.
Eine Freundin, die niedergeschlagen und müde war, die Ermutigung brauchen würde, sie würde sie besuchen und sehen, was sie für sie tun könnte, morgen. Jeden Morgen stapelte sie Briefe auf, die sie schreiben wollte, morgen – und dachte an die Leute, denen sie eine Freude machen wollte, morgen.
Es war zu schade, wirklich. Sie war zu beschäftigt und hatte nicht eine Minute Zeit, unterwegs anzuhalten. Ich will mehr Zeit für andere haben, sagte sie, morgen. Die Tatsache ist, dass sie starb und von der Bildfläche verschwand. Und alles, was sie hinterließ, als ihre Zeit vorbei war, war ein Berg von Dingen, die sie beabsichtigte zu tun … morgen.«
Verfasser unbekannt
Deshalb kannst du gleich heute … leichter leben. Den wichtigen Anruf erledigen. Die fällige Überweisung tätigen. Der einen Person vergeben und sie das auch spüren lassen. Die wichtige Entscheidung fällen. Nie ist mehr Anfang als heute.

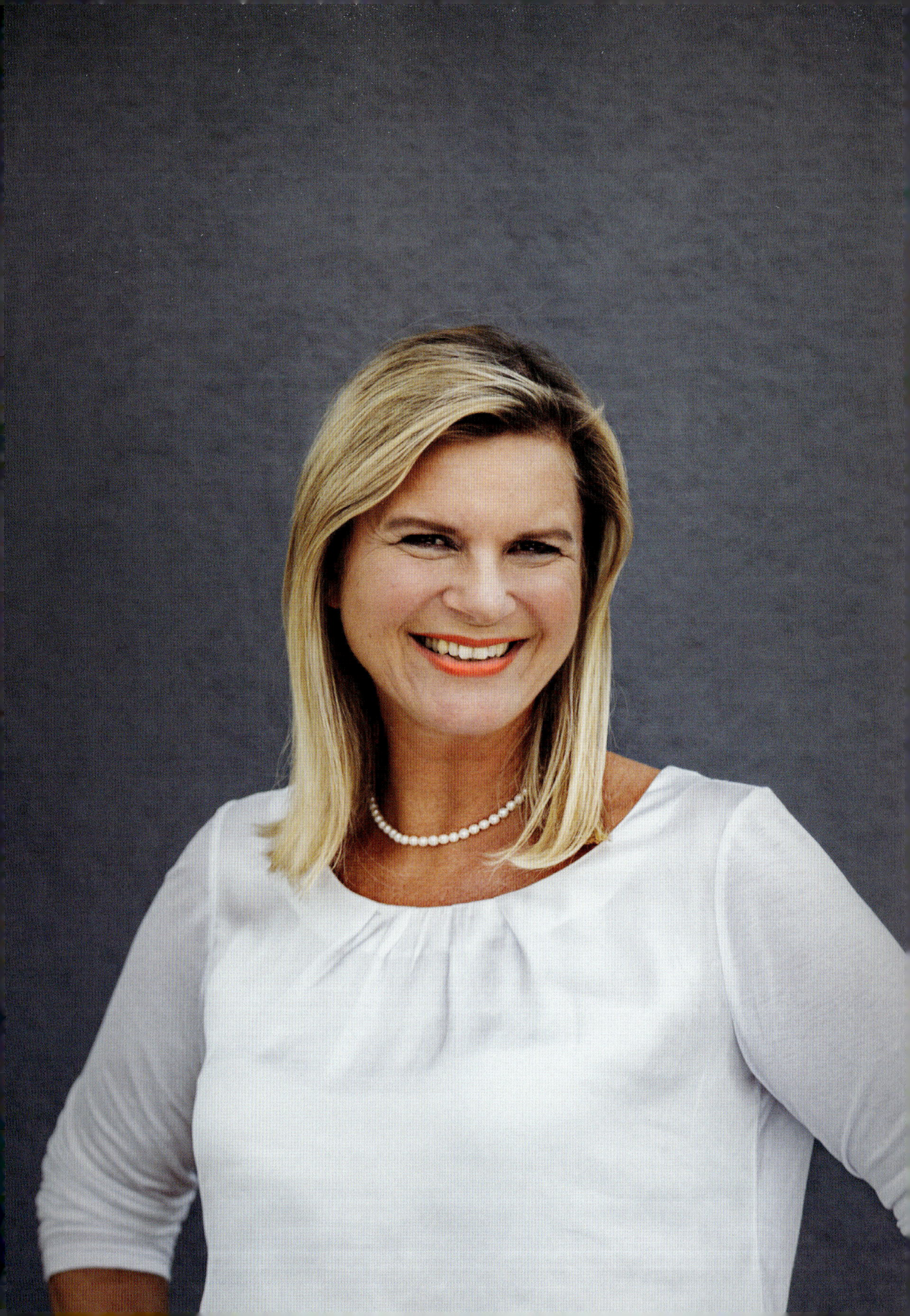

4 ERSCHWERTE BEDINGUNGEN

Warum Homeoffice dick macht

Natürlich kann man das nicht pauschalisieren. Doch vielen, die im Homeoffice arbeiten, werden einige praktische Vorteile zu gewichtigen Nachteilen. Die freie Zeiteinteilung ermöglicht dir eine größere Flexibilität, das stimmt. Aber auf Kosten der täglichen Bewegung. Du verlässt seltener das Haus und arbeitest dein Pensum auf nur wenigen Quadratmetern ab. Kein Weg zum Bahnhof mehr nötig, keine Treppen in den dritten Stock des Büros. Von der Küche ins Arbeitszimmer. Angekommen.

Während du dich für den Job im Büro angemessen kleiden musst, sieht zu Hause niemand, wie du gerade angezogen bist. In bequemer Kleidung oder im Jogginganzug vor dem Computer fällt es vielen Heimarbeitern erst mal gar nicht auf, dass sie an Gewicht zulegen.

Brauchst du eine Pause, fehlt der Ansprechpartner, der dich im Büro jetzt abgelenkt hätte. Doch der Kühlschrank ist ja nicht weit und alles, was drin ist, gehört dir. Das Switchen zwischen Arbeitszimmer und Küche erleichtert dir den Alltag. Denn Kochen kannst du auch mal nebenbei.

Häufige Falle: Du isst auch nebenbei! Der Auftrag muss noch fertiggestellt werden? Die E-Mail muss noch versandt werden? So wandert der Teller mit ins Arbeitszimmer und wird ebenfalls »ganz nebenbei« gegessen. Je unbewusster du isst, desto mehr isst du und umso leichter nimmst du zu.

HEISSER TIPP
Heikes Blog | 30.09.2011

Hier mal zwischendurch ein heißer Tipp:
Ich trinke ab und zu eine große Tasse heiße Zitrone mit Süßstoff.

- 300 ml getrunken
- reichlich Vitamin C
- hilft gegen Süßhunger
- eine gute Alternative abends, wenn's gemütlich ist
- schmeckt megalecker

Eine ausgepresste Zitrone mit kochend heißem Wasser aufgießen. 1 Messerspitze Stevia dazu, umrühren, fertig.

Selbst & ständig will gelernt sein

Egal, um welche selbstständige Tätigkeit es sich handelt, sie erfordert ein besonders hohes Engagement. Während sich Angestellte auf ihre festen Arbeitszeiten verlassen können, muss der Selbstständige vorausschauend planen und Aufträge akquirieren. Notfalls auch nach Büroschluss. Denn kommen keine Aufträge, kommt kein Geld. Gerade die Aufbaujahre kosten ein enormes Durchhaltevermögen. Selbstständige haben oft lange Abende und kaum freie Wochenenden.

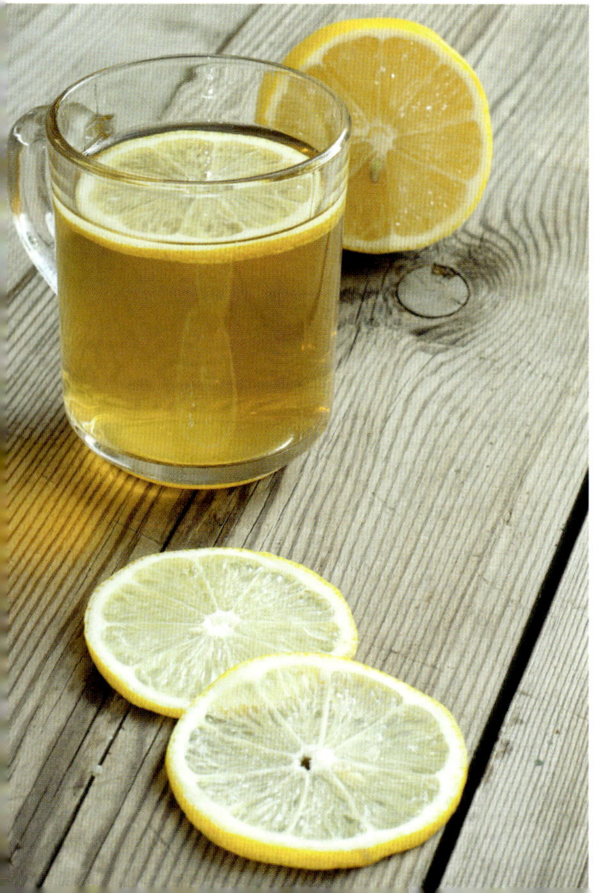

Was auf der Strecke bleibt, ist die Zeit für Bewegung und Sport, Entspannung und regelmäßige Mahlzeiten. Die ausufernden Arbeitszeiten, manchmal bis spät in die Nacht, bringen den ganzen Tag aus dem Takt. Mal ein früher Termin in einer anderen Stadt, Kundenbesuche nach deren Zeitbudget, Meetings und Geschäftsessen bringen dich regelmäßig aus dem Rhythmus. Und der Körper mag nun mal Regelmäßigkeit.

Profitiere von unseren Bewegungstipps für Vielbeschäftigte auf Seite 170. Gönne dir die Zeit für drei portionsgerechte Mahlzeiten. Ideen für empfehlenswerte Mahlzeiten außer Haus findest du auf den Seiten 62 und 80.

Außendienstler aus dem Rhythmus

Lange, ermüdende Strecken mit dem Auto – und kaum einer der vielen Kilometer, die du abreißt, wird zu Fuß absolviert. Möglichst nicht noch mehr Anstrengung. Viele Tassen Kaffee, um wach zu bleiben. Essen im Auto, weil die Zeit drängt. Pausen am Autobahnrasthof oder im Fast-Food-Restaurant. Kundenbesuche, bei denen ungesunde Snacks angeboten werden. Einsame Abende in Hotels. Frühstücksbüfetts mit allem, was das Herz begehrt.

Kein Wunder, dass das Gewicht langsam, aber sicher in die Höhe geht.

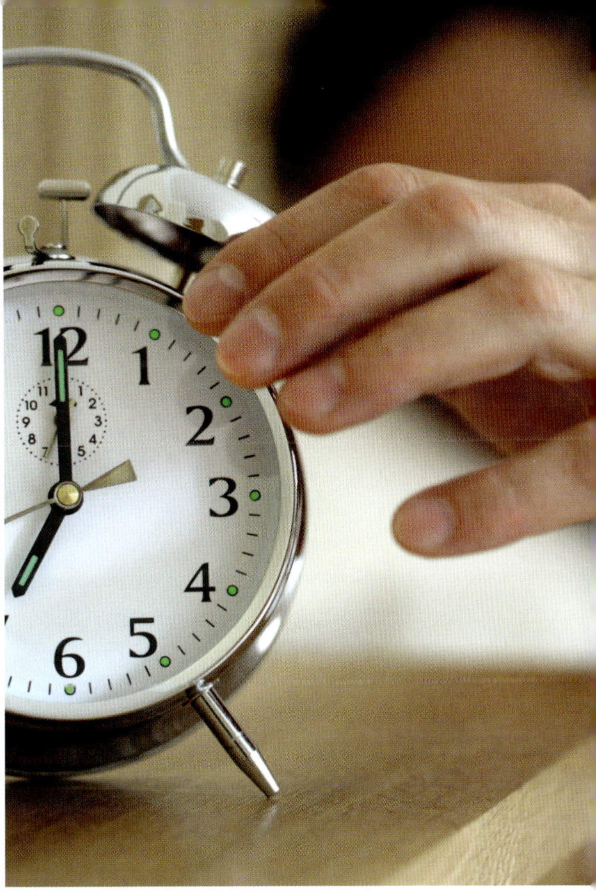

»Drei Mahlzeiten gehen immer.« Widerstehe zu üppigen Hotelfrühstücken. Überlege bereits vor dem Betreten des Frühstücksraums, was du essen wirst. Und halte dich an die Drei-Mahlzeiten-Regel. Deponiere eine Kiste Wasser im Auto. Für alle Fälle. Hole dir Ideen für sättigende, portionsgerechte Mahlzeiten unterwegs auf den Seiten 62 und 81.

Die mit den extrem langen Arbeitstagen

Schon um 5.00 Uhr morgens gehst du aus dem Haus, weil ein langer Weg zur Arbeit vor dir liegt. Und nach dem 8-Stunden-Tag geht's genau den gleichen langen Weg wieder zurück. Einigen dieser gezwungenen Frühaufsteher fällt die Drei-Mahlzeiten-Regelung schwer. Sie haben sich verständlicherweise daran gewöhnt, ihren Energiepegel mit kleinen Snacks aufrecht zu erhalten.

Ob du nun wirklich schon um 4.30 Uhr frühstücken oder dein Frühstück lieber auf die erste Pause verlegst: Du hast die Wahl. Beim näheren Überlegen gibt es meist mehrere Optionen.

Wenn der Abstand bis zum Mittagessen mehr als sechs Stunden beträgt und du noch eine gewisse Zeit auf die nächste Mahlzeit warten musst, lautet die *Lebe-leichter*-Kulanzregel:

Gemüsesticks, ein Becher Hüttenkäse oder Buttermilch, ein Becher Naturjoghurt oder ein Kräuterquark sind in diesem Fall eine gute Alternative, um den Hunger zu stillen und späterem Heißhunger vorzubeugen. Die erwähnten Lebensmittel zeichnen sich dadurch aus, dass sie den Blutzuckerspiegel nur sehr moderat ansteigen lassen.

Diese Kulanzregel sollte man nicht überstrapazieren. Sie ist ein Zugeständnis an die Personen, die mit sehr langen Abständen zwischen ihren Tagesmahlzeiten zurechtkommen müssen.

Schichtarbeiter essen anders

Etwa 20 % der deutschen Arbeitnehmer arbeiten im Schichtdienst und haben einen völlig anderen Lebensrhythmus. Man unterscheidet zwischen Wechselschicht mit Frühschicht (zwischen 4 und 13 Uhr) und Spätschicht (zwischen 14 und 23 Uhr) sowie der reinen Nachtschicht (zwischen 22 und 6 Uhr). Ein Stück weit muss jeder Schichtarbeiter selber herausfinden, was ihm bekommt.

Das Essen in der Nachtschicht sollte möglichst leicht verdaulich sein, weil das Verdauungssystem sich nachts im Ruhemodus befindet. *Lebe leichter* empfiehlt, auch in der Nacht eine warme Mahlzeit zu sich zu nehmen. Sie belebt und vermittelt mehr Zufriedenheit als kalte Speisen.

Schaue dir deine jeweiligen Schichtwochen genau an. Mache dir für alle Schichten Zeit- und Essenspläne. Achte darauf, möglichst nicht zwischen den drei Mahlzeiten zu essen.

Ausnahme: Wenn der Abstand bis zur nächsten Mahlzeit über sechs Stunden beträgt, gilt auch hier die Kulanzregel von Seite 41.

»Lohnt sich das?«, denkt der Single

Für eine Person einkaufen? Für eine Person kochen? Den Tisch für sich alleine decken? Viel Aufwand für wenig Gefühl, außer der Mehrarbeit … denkt sich mancher Single und spart die Zeit und Kraft lieber für lohnenswertere Investitionen.

Ob du in die Snackfalle tappst, ob du, statt eine Mahlzeit zu kochen, schnell eine Brotzeit machst, die häufig aber nicht so befriedigt, oder ein Fertigprodukt in die Pfanne oder den Ofen gibst: Selbst zubereitete Mahlzeiten lohnen sich. Und beanspruchen häufig gar nicht so viel mehr Zeit als die Fertigvariante.

Die meisten unserer Rezeptideen sind in 15–20 Minuten verzehrfertig. So viel Zeit muss sein. Weil du es dir wert bist.

Auf Seite 137 findest du Ideen fürs Kettenkochen und welche Lebensmittel du gut vorkochen kannst, um im Handumdrehen eine fixe Mahlzeit auf dem Teller zu haben.

Auf Seite 131 gibt's Tipps für eine zeitsparende Vorratshaltung.

In Kapitel 11 findest du Alternativen, wenn die Abende lang sind und du in Gefahr gerätst, aus Langeweile, Rastlosigkeit oder Einsamkeit zu essen.

Und auf die Herausforderungen des Wochenendes gehen wir auf Seite 125 ein.

Berufstätige Mütter – die mit den vielen Hüten

Ob du im Homeoffice arbeitest, auf 450-Euro-Basis oder einen Vollzeitjob in einem Büro hast: Familienleben und Berufstätigkeit unter einen Hut zu bringen, erfordert die Kunst, die verschiedenen »Lebenshüte« ständig neu zu stapeln. Prioritäten zu setzen. Wichtiges vom Unwichtigen zu unterscheiden.
Der Einkauf muss organisiert werden, Mahlzeiten müssen gekocht und der Haushalt gemanagt werden. Und die Kinder brauchen Aufmerksamkeit.

Zeit für Bewegung und Entspannung fällt dem Putzlappen zum Opfer. Ein hoher Stresspegel ist nicht gerade förderlich für die Gesundheit und den Wunsch, abzunehmen.

Mit *Lebe leichter* brauchst du nicht doppelt kochen. Stöbere im Pool »Schnelle Küche« nach Anregungen, wie du deinen täglichen Aufwand verringern kannst. Auch wir, Heike und Beate, lernen in diesem Bereich nie aus und haben unsere besten Ideen zusammengetragen.

Einen Wasserkocher hast du ja …

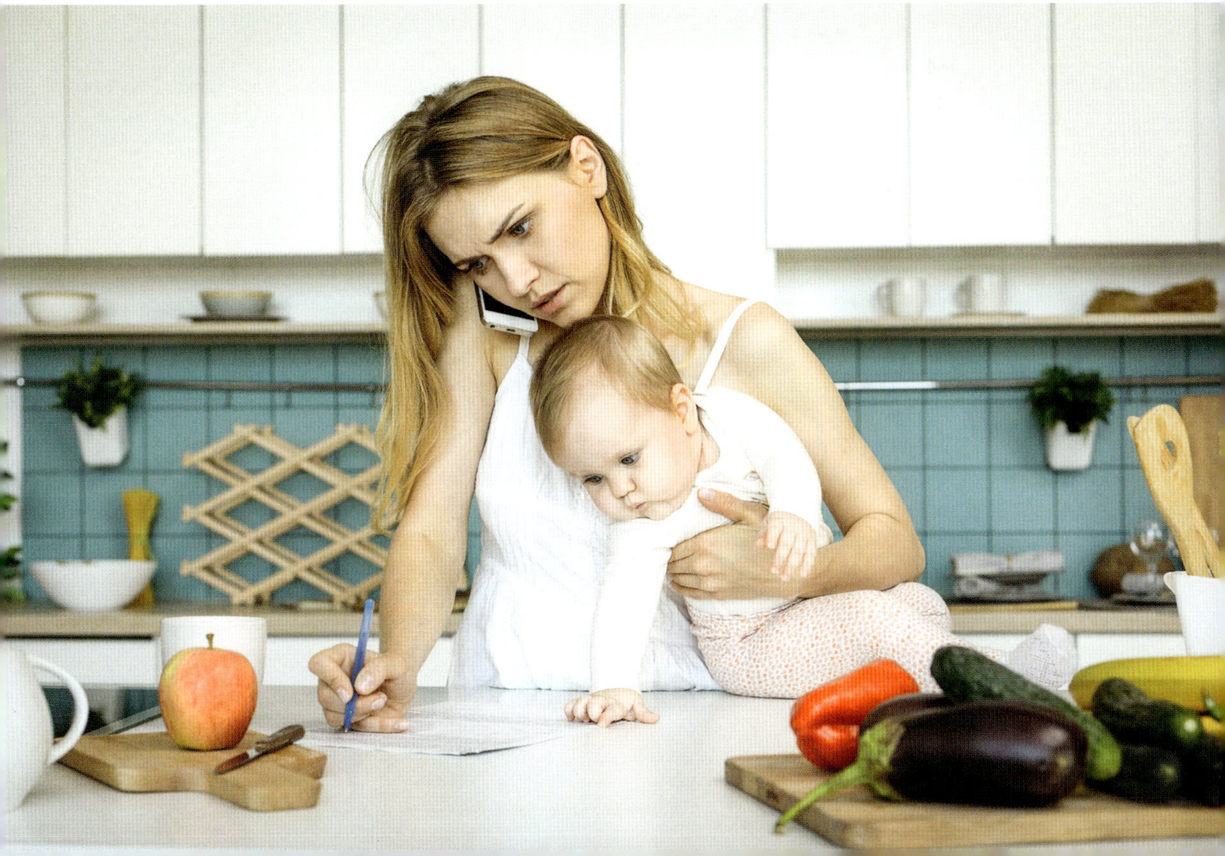

EINE HALBE STUNDE

Beates Blog | 09.02.2012

»Wie viel Zeit brauchst du, um eine warme Mahlzeit zu kochen?«, fragten mich die Teilnehmer meines Lebe-leichter-Kurses. Viele Berufstätige kommen erst abends zu ihrer warmen Mahlzeit. Und haben oft keine Lust auf großen Aufwand. Mir geht es ähnlich. Wenn unsere Großfamilie zum Essen eintrudelt, habe ich als Berufstätige schon einen ausgefüllten Vormittag gehabt und möchte nicht länger als eine halbe Stunde für die Vorbereitung des Essens verwenden. So testete ich gleich am nächsten Tag, wie lange ich brauche, um eine gesunde, warme Mahlzeit aufzutischen. Ergebnis: Es hat nicht länger als eine halbe Stunde gedauert und reicht für sieben Personen oder einer Person für sieben Tage.
Ofen vorheizen. Wasserkocher befüllen und anstellen. Währenddessen drei frische Brokkolisträuße putzen. Ich verwende fast den gesamten Brokkoli, schneide nur das holzigste Endstück weg, teile ihn aber in kleine Sträuße. Den Brokkoli in einen großen Topf schichten, mit dem heißen Wasser übergießen, etwas salzen oder auch nicht, fest schließenden Deckel drauf und al dente kochen.
Nun Reis aufsetzen. Same procedure ... Reis in den Topf, salzen, mit kochendem Wasser übergießen, Deckel drauf. Bratpfanne auspinseln, Sonnenblumenkerne anrösten, gleichzeitig Mozzarella in dünne Scheiben schneiden, Auflaufform dünn auspinseln. Kerne aus der Pfanne nehmen. In derselben Pfanne Hähnchenbrust, in schmale Streifen geschnitten, anbraten, würzen. Brokkoli ist gar. Kochwasser auffangen, trieft vor Kalzium. Brokkoli in die Auflaufform geben, Käse und Sonnenblumenkerne darauf verteilen. Im vorgeheizten Ofen ca. 12 Minuten überbacken. Reis ausstellen und in der Nachhitze ausquellen lassen. Tisch decken, währenddessen das Brokkoliwasser trinken. Zum Essen rufen.

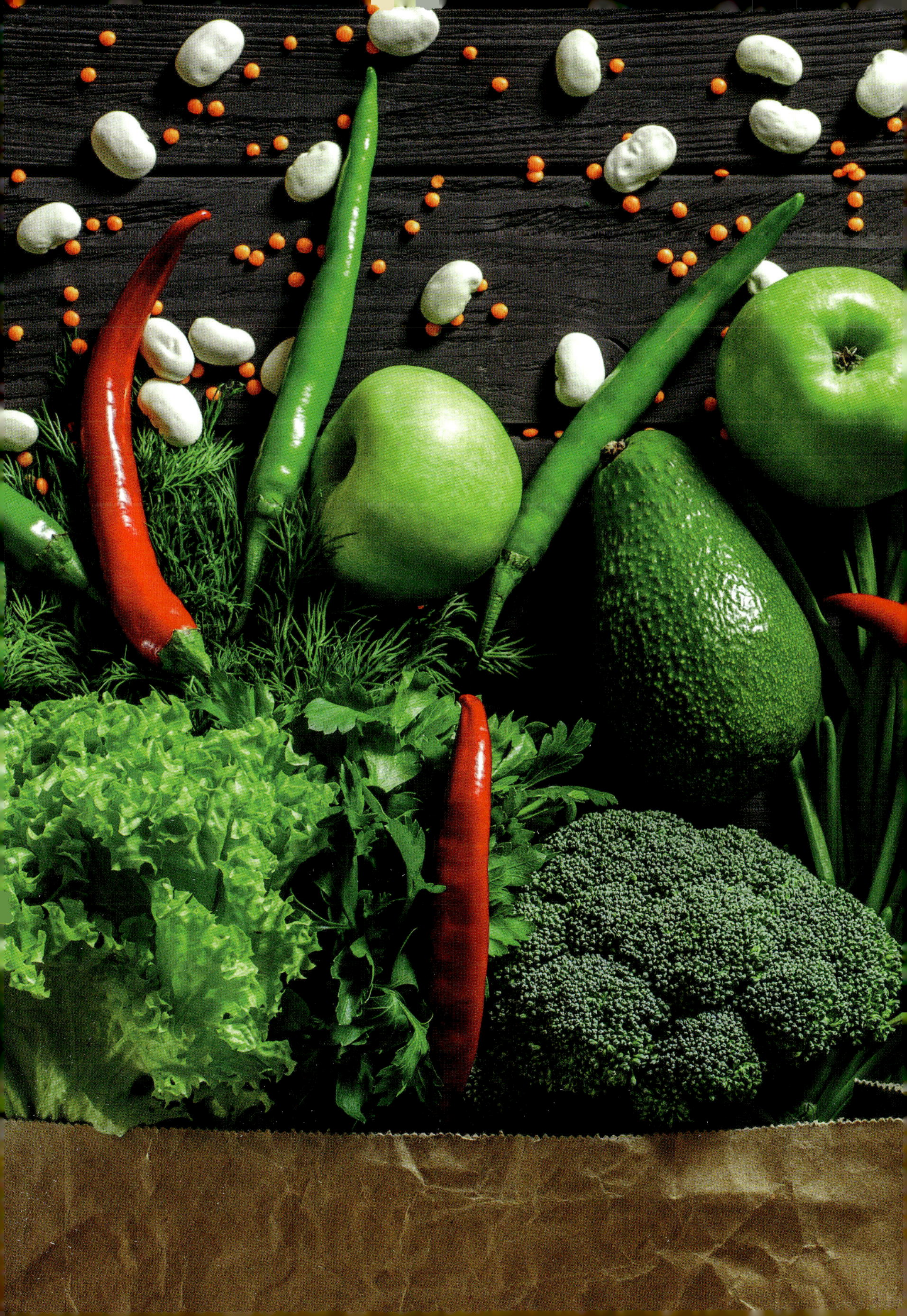

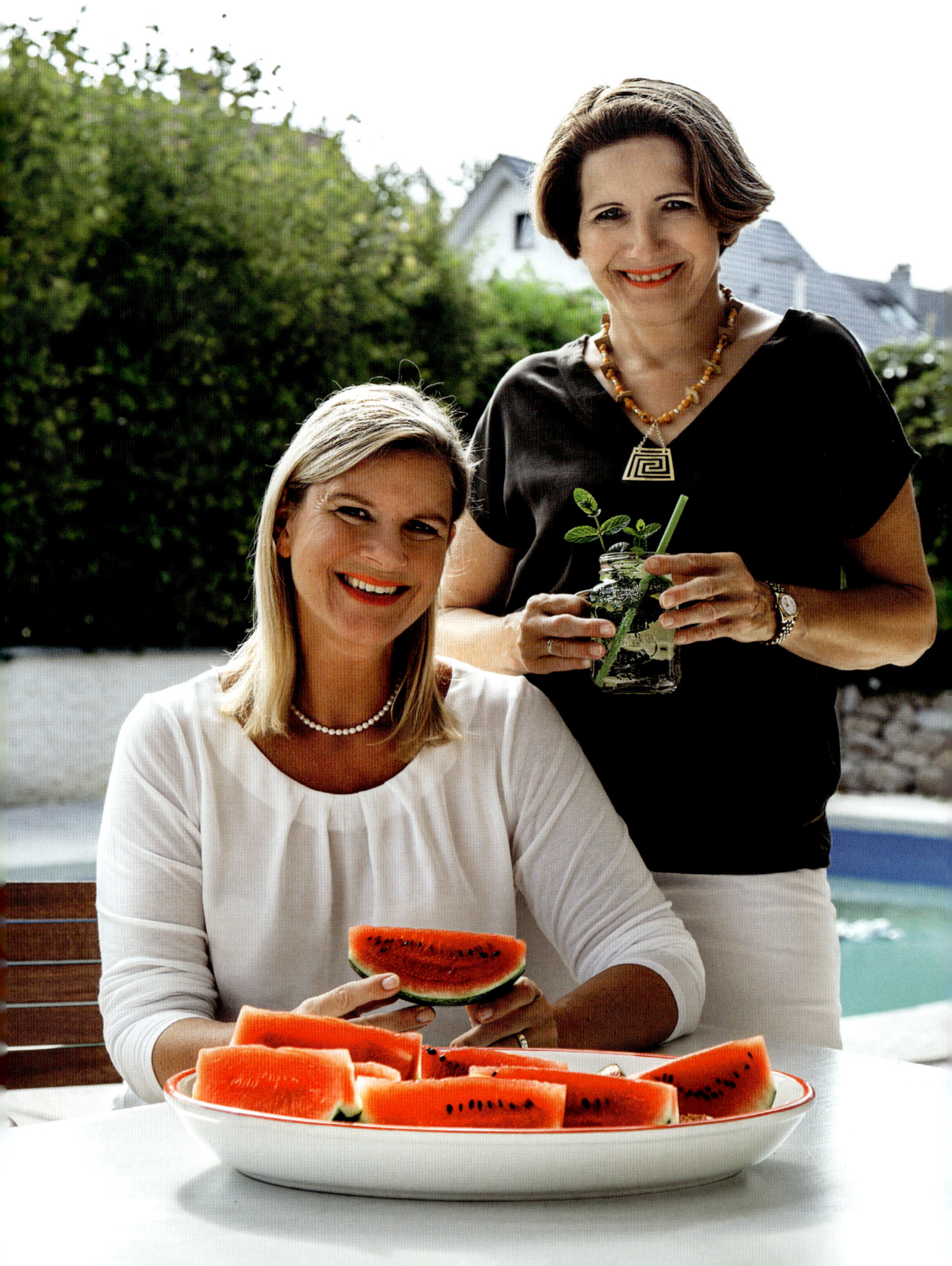

5 MIT *LEBE LEICHTER* DURCH DEN TAG

Der folgende Motivationspool für Vielbeschäftigte erhebt weder Anspruch auf Vollständigkeit, noch ist jede Idee gleichermaßen für jeden geeignet. Du wirst hier keine Kalorientabellen und Tagespläne finden. Wir begleiten dich durch die Herausforderungen eines ganz normalen Tages und bieten dir Ideen und Alternativen für deine Ernährung und dein Essverhalten an. Außerdem Bewegungstipps für Menschen mit wenig Zeit.

Welche Möglichkeiten bleiben, wenn du das Kantinenessen vermeiden möchtest? Was könntest du dir zum Essen mit ins Büro nehmen? Welche Möglichkeiten zur Bewegung nutzen andere Vielbeschäftige?

Ziehe dir den Tipp raus, der für dich passt. Was bei dir funktioniert, weißt du als Experte für deine eigenen Bedürfnisse selbst am besten.

Fasse den festen Entschluss: »Ich werde etwas ändern«. In den nächsten drei Monaten wirst du deinem Ziel-Wunschgewicht ein ganzes Stück näherkommen.

Eines Tages weißt du, was du tun musst, und fängst an. Schwer ist es nur bis zum Moment der Entscheidung.

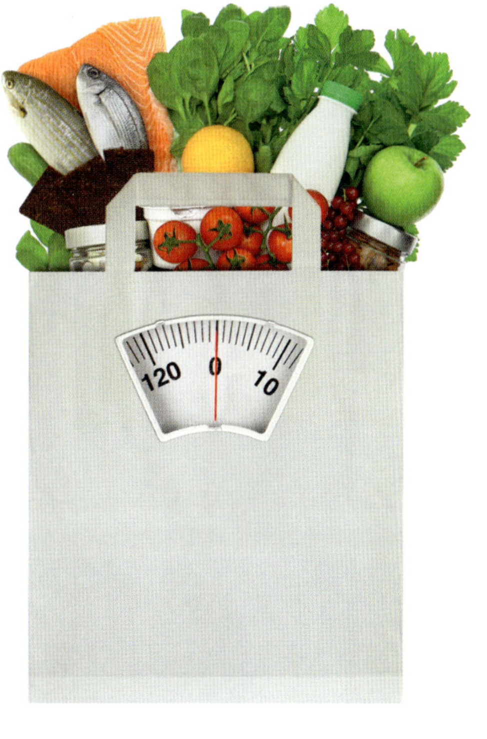

6 DER MORGEN

Lasse deinen Wecker ein paar Minuten früher klingeln. Wir hoffen, du bist ausgeschlafen. Guten Morgen! Räkele und strecke dich wie eine Katze. Dein Körper ist noch ganz warm. Dehnen löst Verspannungen im Körper und weckt deine Muskeln auf. Halte die gedehnte Position für mindestens 10 Sekunden.

Atme bewusst tief durch. Ein. Aus. Gönne dir noch im Bett einige Momente, um dich auf den Tag einzustimmen. Wähle bewusst die richtige Einstellung. Heute wird ein guter Tag!

Stehe rechtzeitig auf. Möglichst immer um dieselbe Zeit. Das hilft dir, einen gesunden Rhythmus zu entwickeln.

Gleich morgens trinken

Dein Körper hat über Nacht Flüssigkeit verloren. Trinke gleich nach dem Aufstehen ein großes Glas Wasser. Warmes Wasser passiert den Magen schneller als kaltes.

EIN HEISSER TIPP FÜR DIE GUTE VERDAUUNG

Bei einem trägen Darm hilft es, noch vor dem Aufstehen eine Tasse warmes Wasser zu trinken, so heiß wie möglich. Erhitze das Wasser abends und fülle es in eine Thermoskanne, die du neben deinem Bett platzierst. Den Wecker zehn Minuten früher stellen. Wasser in kleinen Schlucken trinken. So startest du den Morgen in Ruhe und dein Darm kommt langsam in Schwung.

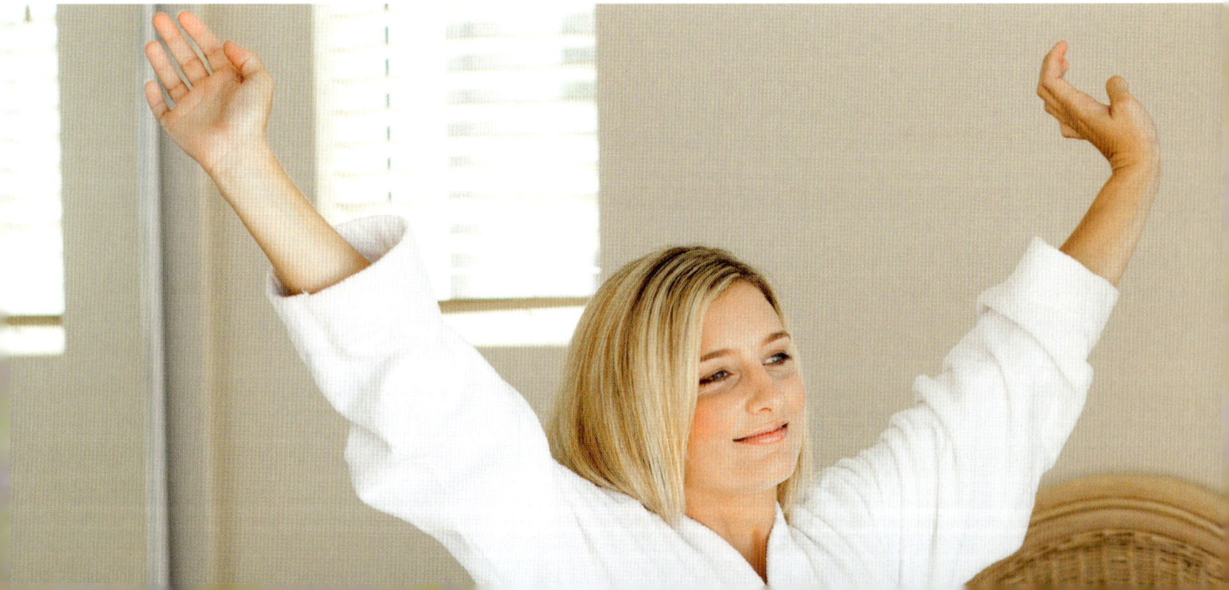

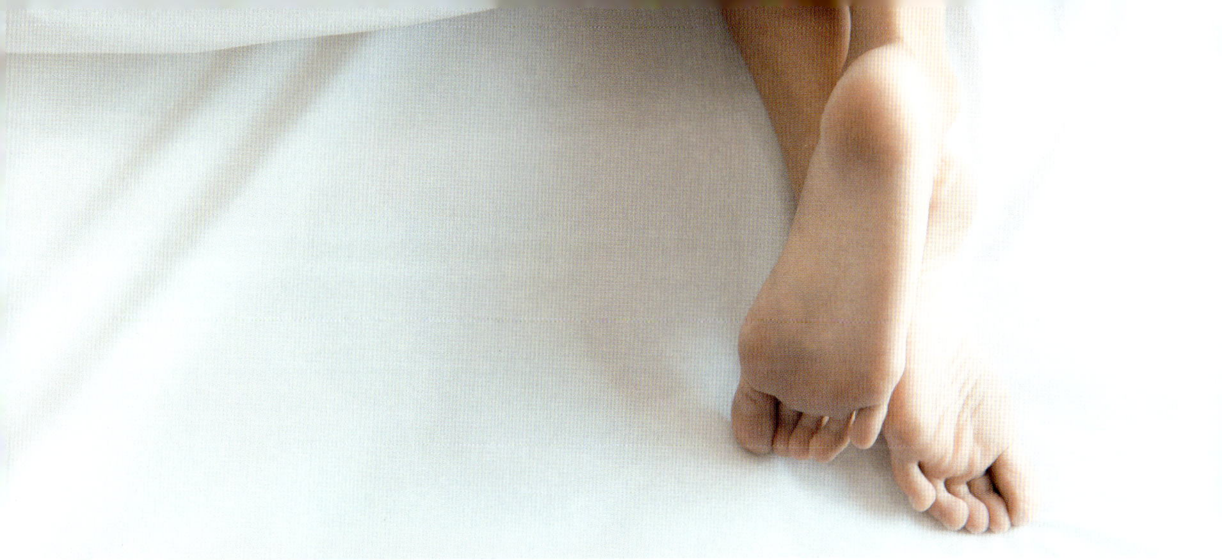

DER TAG RUFT DICH

Beates Blog | 11.01.2012

Dies ist der erste Monat von dem Jahr, wo angefangene Projekte zu Ende gebracht werden. Ich träume davon, dass in diesem Jahr Hunderte, Tausende von Menschen durch Lebe leichter ihr Langzeitprojekt Abnehmen beenden.
Menschen, die glücklich in den Spiegel schauen, weil Essen nicht länger diese magische Anziehungskraft auf sie hat. Weil sie so beschäftigt sind mit LEBEN und aufregenden Plänen, dass ihnen schlicht die Zeit zum Essen fehlt. Sogar zum Stressessen. Denn da sind sie beim Sport.
Die ihre Höhle verlassen, wo sie auch in Jogginghosen und Schlabbershirt rumlaufen konnten.
Die ihre Würde zurückerobern und feststellen, dass die Welt auf so jemanden wie sie gewartet hat.
Die sich morgens wieder verliebt im Spiegel anschauen und sich richtig aufbrezeln! Weil sie es sich wert sind. Und mit ein klein bisschen Make-up einfach noch besser aussehen.
Mit Verlaub: Außer man ist unter 29, sehen die wenigsten Frauen nur mit Wasser und CD wundervoll aus.
Also: Gönn deiner Außenansicht die Aufmerksamkeit, die du verdienst. Hübsch dich auf, wirf die ollen Klamotten in die Tonne, bevor sie deinen Charakter verderben. Und genieß ihn in voller Pracht:
Den 11.01.2012. Diese Gelegenheit kommt nicht wieder! Zeig dich ihm in Bestform! Und steh auf, falls du grade noch im Bett liegst.
Der Tag ruft DICH.

Morgengymnastik
Noch im Bett kannst du deinen Kreislauf mit ein paar einfachen Bewegungen in Schwung bringen. Nachdem du dich ausgiebig geräkelt hast, bleibe noch einen Moment auf der Matratze liegen. Hebe die geschlossenen Beine in einem 90°-Winkel und male mit den Füßen großzügig die Zahlen 1 bis 10 in die Luft. Danach ist das Alphabet dran. Wenn du fertig bist, schreibe noch einen motivierenden Satz in die Luft, bevor du aufstehst. »Guten Morgen, heute wird ein guter Tag.«

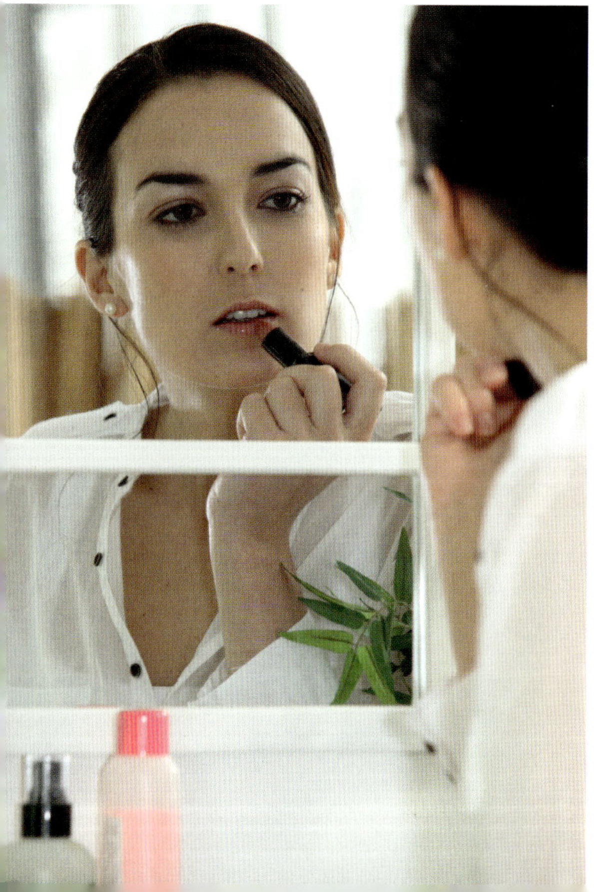

Singe unter der Dusche
Wer schon morgens unter der Dusche singt, stärkt sein Immunsystem. Denn beim Singen steigt die Konzentration eines Enzyms im Speichel, das Infektionen der oberen Atemwege abwehrt. Mit je mehr Hingabe du singst, desto größer der gesundheitliche Effekt.

Singen vertieft die Atmung, regt die Blutzirkulation an und verbessert die Haltung. Außerdem werden schmerzhemmende Endorphine ausgeschüttet, die auch Stresssymptome lindern. Na, überzeugt?

Apropos Duschen: Wechselduschen kurbelt den Kreislauf und die Durchblutung an.

Wie oft solltest du dich wiegen?
Zu häufig auf der Waage zu stehen, macht schlechte Laune. Wer sich täglich wiegt, bekommt alle Schwankungen des Wasser- und Hormonhaushalts zu spüren. Um deinen Erfolg zu überprüfen, reicht es, wenn du dich einmal in der Woche auf die Waage stellst. Immer zur gleichen Zeit und unter den gleichen Bedingungen.

Rechne jede Woche mit einer Abnahme – auf jeden Fall, solange du zu viel Gewicht mit dir herumträgst. Mit dem *Lebe-leichter*-Planer hast du zwölf Wochen im Blick. Mit dem immerwährenden Jahresplaner ein ganzes Jahr.

Rechne mit einer Durchschnittsabnahme von einem Pfund pro Woche. Rechne jeden Monat mit zwei Kilo weniger. In einem Vierteljahr mit sechs Kilo weniger. In einem halben Jahr ist eine Abnahme von zwölf Kilo zu schaffen. Bleibe dran. Es lohnt sich.

EIN RECHENBEISPIEL ÜBERS ZUNEHMEN, ABNEHMEN UND DEN FAKTOR ZEIT

Familienfeier bei Mais anlässlich der Hochzeit ihrer Tochter. In dieser großen Runde hatte man sich lange nicht gesehen. Sogar Nichte Teresa aus Amerika war zu diesem Anlass nach Deutschland gereist.
Frau Mai hatte sich sehr auf den großen Tag ihrer Tochter gefreut. Als im Frühjahr der Hochzeitstermin festgelegt wurde, stand für sie gleich noch etwas anderes fest: Zur Hochzeit ihrer Tochter wollte sie sich auch selber so richtig wohl in ihrer Haut fühlen – und in ihren Kleidern.
Ansporn für sie, mit dem *Lebe-leichter*-Programm zu beginnen: Kursbeginn 18. April. Die Hochzeit sollte am 19. August stattfinden. In den folgenden 15 Wochen nahm Frau Mai pro Woche im Durchschnitt etwas mehr als 600 g ab.

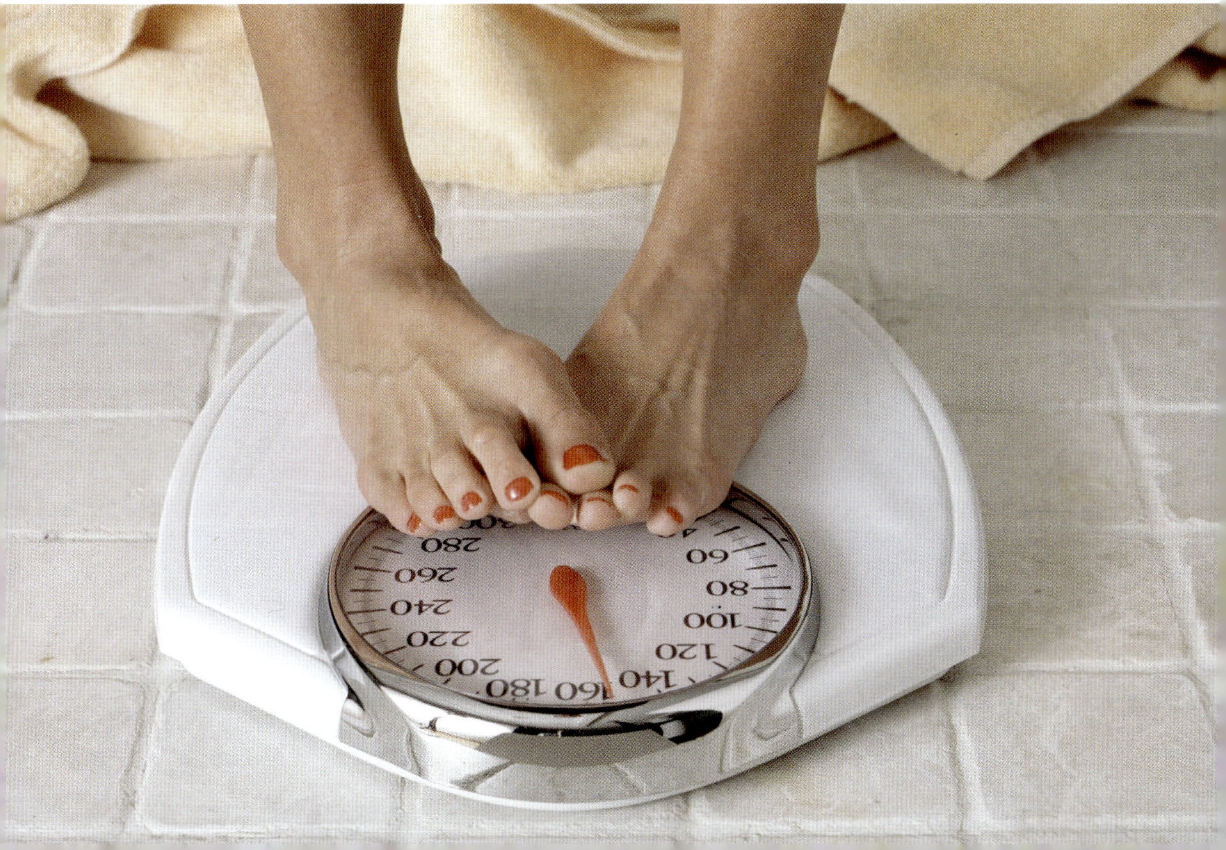

Zur Hochzeit trug sie, fast 10 Kilo leichter, ihr Traumkleid und sah einfach wundervoll aus.
Nichte Teresa, die seit fünf Jahren in den USA lebte, hatte sich während ihres Auslandsaufenthalts ziemlich verändert. Ganz schleichend war jeden Monat ein Pfündchen dazugekommen.
Irgendwie hatte sie es selber kaum gemerkt. Neues Land, neue Arbeit, neue Gewohnheiten, viel Fast-Food – und neue Kleider. Bequeme Kleider, die einfach mitgewachsen waren. Die nüchterne 5-Jahres-Bilanz nach einer Zunahme von nur einem Pfund jeden Monat: 30 Kilo mehr auf der Waage.
Was für ein Schock wäre es für Teresa gewesen, wenn sie eines Morgens mit 30 Kilo mehr aufgewacht wäre. Schnappatmung. Panik. Krankenwagen. Notaufnahme. Doch bei einem Pfündchen mehr jeden Monat nichts von alledem. 5 Kilo mehr im Jahr kaum wahrgenommen. Außer der Schnappatmung. Ja, sie war wesentlich kurzatmiger geworden. Teresa nahm sich das *Lebe-leichter*-Buch mit in die USA. Drei Mahlzeiten mit dem was ihr schmeckt – dazwischen Pause: Das würde sie auch in den USA hinkriegen.

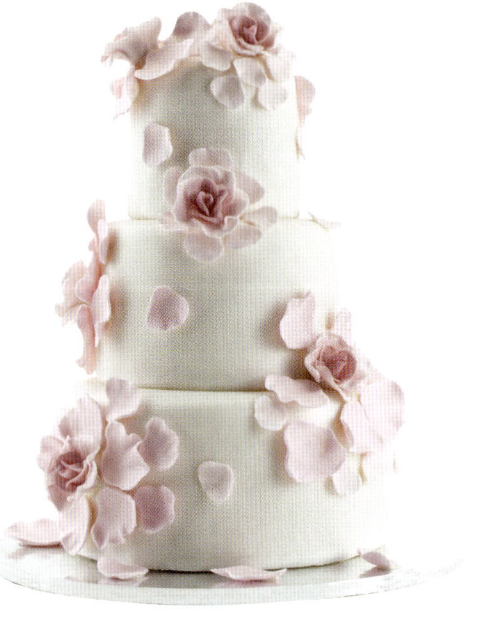

Sport am Morgen oder Abend?
Ob du am Morgen oder am Abend Sport treibst, ist typabhängig. Probiere es eine Woche lang morgens und eine Woche abends. Und entscheide dann selbst. Hauptsache, du findest deinen persönlichen Rhythmus. Ein leichtes Ausdauertraining am Morgen kurbelt die Fettverbrennung an und erhöht deine Leistungsfähigkeit während des Tages. Mehr zum Thema Bewegung erfährst du auf Seite 167.

Frühstücken – für einen guten Start in den Tag

»Morgens brauch ich nichts.« – »Ich habe noch nie gefrühstückt.« – »Nur am Wochenende.« Menschen mit Gewichtsproblemen lassen das Frühstück besonders häufig ausfallen und haben dabei ein gutes Gefühl. Sie sparen ja Kalorien. Und wenn sie ohnehin keinen Hunger haben? Doch oft fehlt der morgendliche Appetit aus dem einfachen Grund, weil sie am Abend vorher zu spät, zu viel oder zu fett gegessen haben.

Probiere es doch einfach mal aus.

Ob du frühstückst, bevor du das Haus verlässt, oder ob du deine erste Pause am Vormittag dafür nutzt: *Lebe leichter* schreibt dir keine Uhrzeit vor. Aber ein gesundes Frühstück erleichtert es dir, die Drei-Mahlzeiten-Regelung einzuhalten, und hilft dir, einen guten Rhythmus zu entwickeln. Trinke vor dem Frühstück ein großes Glas Wasser. Das ist eine sinnvolle, praktische Gewohnheit. Und ohne große Mühe hast du schon etwas für deine Gesundheit und Schönheit getan. Gleichzeitig bewirkt das Wasser eine gewisse Vorsättigung.

Wasser wirkt mehr durch das, was es mitnimmt, als durch das, was es mitbringt.

Mit *Lebe leichter* veränderst du dein Essverhalten. Nicht in erster Linie die Zutatenliste.

Wann immer du isst, solltest du dich fröhlich und dankbar zu Tisch setzen. Du solltest dich auf deine Mahlzeit freuen und Hunger haben. Was du isst, sollte dir schmecken. Es gibt keine Verbote. Nur Ideen. Und Empfehlungen.

Je ballaststoffreicher deine Mahlzeit ist, desto länger bleibst du satt.

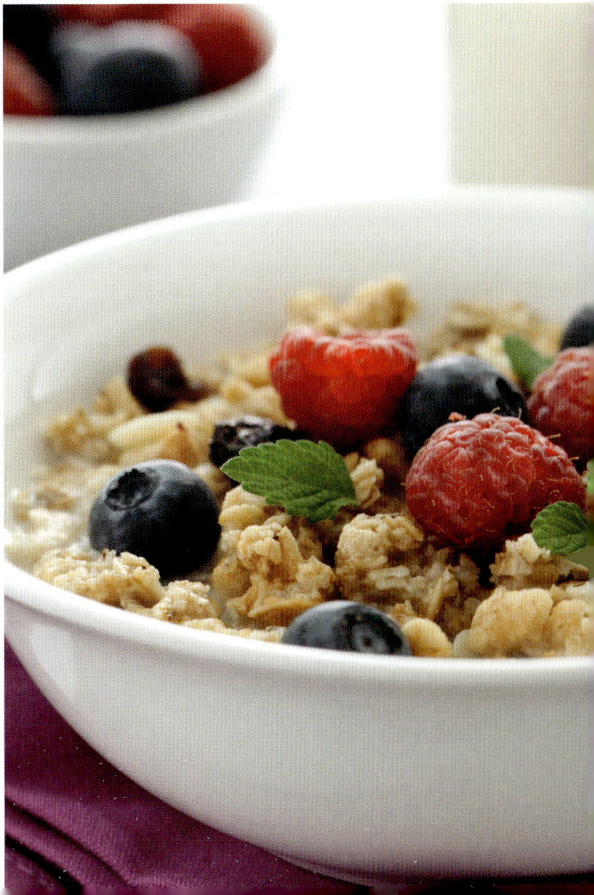

Außerdem binden Ballaststoffe Fette und putzen den Darm frei. Baue so viel »Geschmack« wie nur möglich ein. Süß, sauer, salzig, weich, cremig, knusprig. Je mehr Geschmacksknospen du bedienst, desto höher die Zufriedenheit.

Nimm dir Zeit. Iss langsam. Schlinge nicht. Schlemme. Frühstücke einen Teller voll mit dem, was dir schmeckt, und denke an das Drittel Obst oder Gemüse. Davon darfst du gerne nachnehmen, wenn du noch hungrig bist.

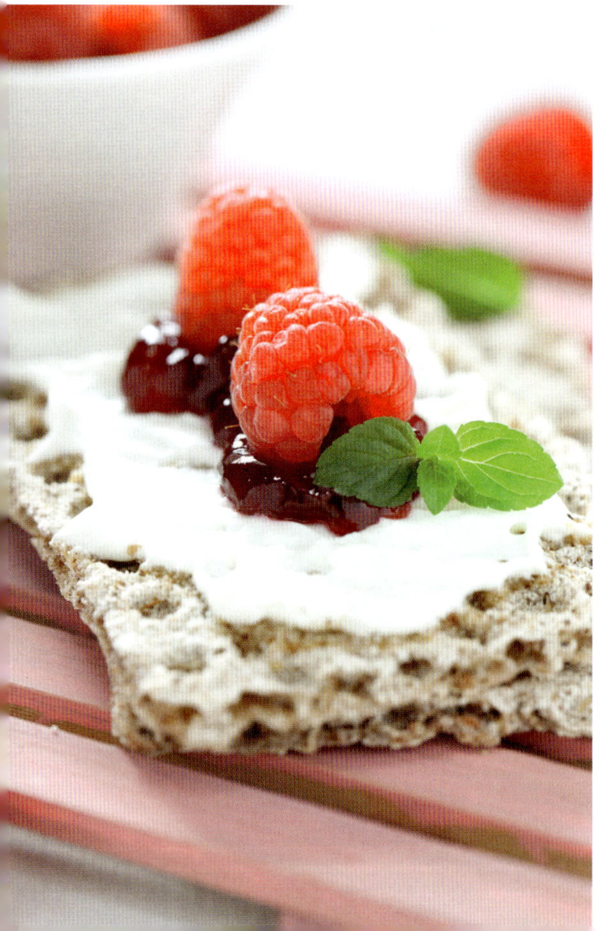

Lebe-leichter- Frühstücksideen

Süßes Frischkäsebrot

Zutaten:

1 Scheibe Vollkornbrot
2 EL körniger Frischkäse (Hüttenkäse)
1 TL Marmelade
1–2 Stück Obst

Zubereitung:

1. Vollkornbrot mit der Marmelade bestreichen, den Hüttenkäse obenauf geben.
2. Dazu ein bis zwei Stück Obst nach Wahl essen.

Gute-Laune-Sandwichtoast

Zutaten:

2 Scheiben Vollkorntoast
2 TL Miracel Whip Balance
1 Scheibe Putenbrustfilet
1 kleine Scheibe Käse
1 Tomate (nur Fruchtfleisch)
Oregano
1 Stück Obst

Zubereitung:

1. Die Toastscheiben mit Miracel Whip bestreichen. Einen Toast mit Pute, Käse, Tomate belegen, mit Oregano bestreuen und mit dem zweiten Toast bedecken.
2. Im Sandwichtoaster backen. Dazu ein Stück Obst genießen.

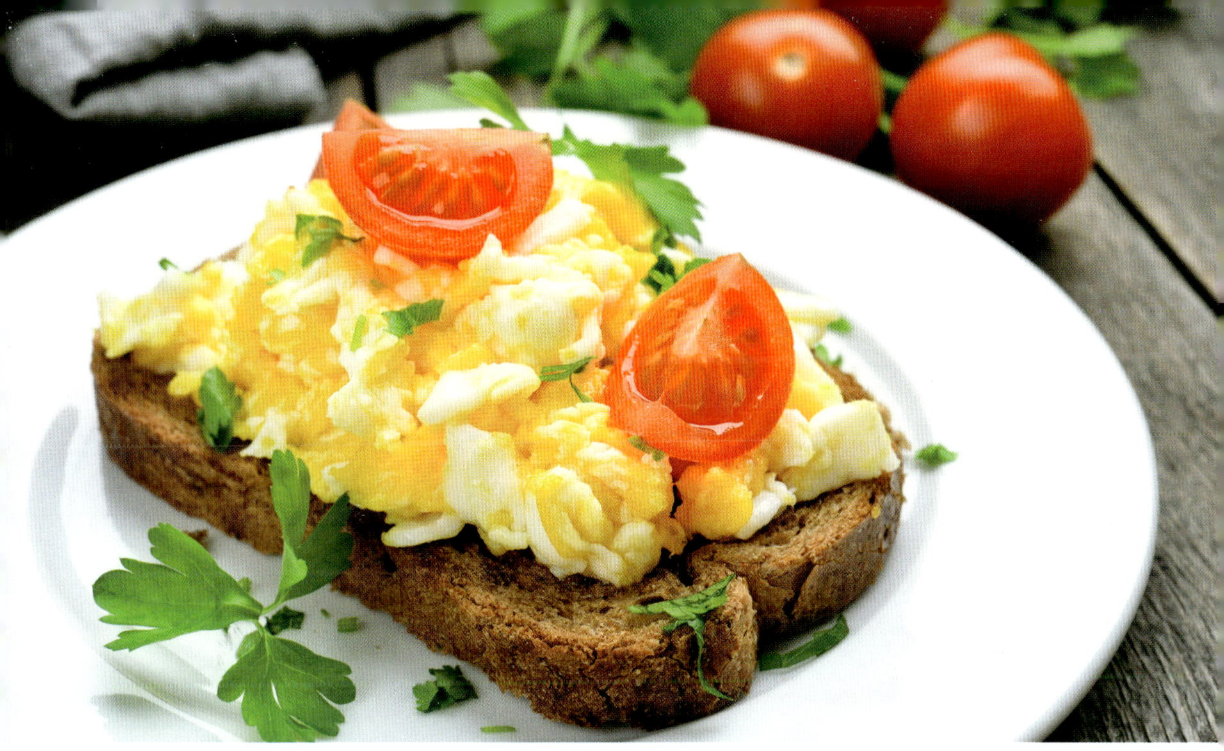

Vollkornbrot mit Rührei

Zutaten:
1 Scheibe Vollkornbrot
2 EL magere Schinkenwürfel
2 Eier
1 Tomate
Salz

Zubereitung:

1. Tomate in kleine Würfel schneiden. Schinken fettfrei in einer Pfanne anbraten, Tomatenwürfel dazugeben. Kurz köcheln lassen.
2. Die Eier in eine Schüssel geben, mit dem Schneebesen kurz verquirlen, salzen und zu der Schinken-Tomaten-Mischung geben. Mit einem Pfannenwender das Rührei von außen so lange zur Mitte schieben, bis alles gestockt ist. Rührei auf das Brot geben.

Süßer Pumpernickel

Zutaten:
2 Scheiben Pumpernickel
1 EL Frischkäse natur
1 Kiwi
1 EL Quark
2 TL Marmelade

Zubereitung:

1. Eine Scheibe Pumpernickel mit Frischkäse bestreichen. Kiwi schälen und in Scheiben schneiden. Das Brot damit belegen.
2. Die zweite Scheibe Pumpernickel mit Quark und Marmelade bestreichen.

STRACCIATELLA-JOGHURT

Beates Blog | 12.2011

Ab und zu tausche ich mein Standardfrühstück (2 dünne Scheiben Vollkornbrot mit Frischkäse und Honig + eine Kiwi) gegen was Spannenderes aus.
Und weil sich gerade etliche Weihnachtsbackzutaten in meinem Vorrat befinden, gab's jetzt öfter zum Frühstück oder Nachtisch selbst gemachten Stracciatella-Joghurt. Schmeckt mindestens so gut wie selbst gekaufter, aber glänzt durch weniger Kalorien und Geschmacksverstärker. Und sorgt für eine gute Sättigung mit gesunden Zutaten.
Meist verwende ich 1,5 %-Joghurt, manchmal auch welchen mit niedrigerem Fettgehalt.
Der von Optiwell und Weihenstephan schmeckt in jeder Variante.
Ein Teelöffel gehackte Mandeln, etwas geraspelte Backschokolade, eventuell etwas Vanillezucker oder Vanillearoma. Fertig! Möglichst wenig Zucker verwenden, um den Geschmack der guten Zutaten nicht zu überdecken. Lecker und gesund.
Bratapfeljoghurt geht ähnlich simpel und schlägt die Teuervariante, die man im Handel bekommt, um Längen. Einfach einen säuerlichen Apfel in kleine Stücke schneiden, in etwas Wasser weich dünsten, abkühlen lassen und mit Zimt, Zucker und etwas Vanillearoma unter den Joghurt mischen.
Gerne können auch noch ein paar gehackte (angeröstete) Mandelsplitter mit in den Joghurt hüpfen.
Übrigens: Mandeln bewirken eine langfristige Sättigung und tragen zur Senkung des Cholesterinspiegels bei. Dieses Wissen darf man gut und gerne ins Lebe-leichter-Programm einbauen.
Mandeln in Maßen, nicht in Massen sind gesund, machen satt und in mir lösen sie weihnachtliche Glücksgefühle aus.

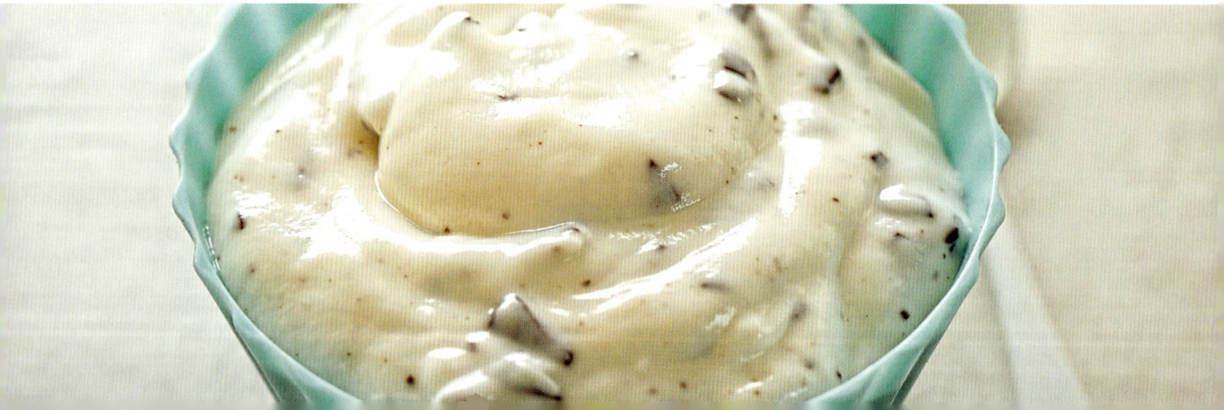

Exotenbrot

Zutaten:
1 Scheibe Vollkornbrot
1 EL Frischkäse
1 EL Magerquark
1 TL Orangenmarmelade
1 kleine Banane

Zubereitung:
1. Frischkäse, Magerquark und Orangenmarmelade verrühren, auf das Vollkornbrot streichen.
2. Banane in Scheiben schneiden und auf das Brot legen.

Müsli mit Vollkornflocken

Zutaten:
4 EL Vollkornflocken
1 kleiner Becher Magermilchjoghurt
2 Handvoll Obst nach Wahl (z. B. 1 Apfel, 2 Mandarinen, 2 Pflaumen, 1 Kiwi, 1 Banane, 1 Kiwi, 100 g Erdbeeren, 100 g Blaubeeren)

Zubereitung:
1. Vollkornflocken mit Magermilchjoghurt vermengen.
2. Obst klein schneiden. Alle Zutaten vermengen und kurz durchziehen lassen.

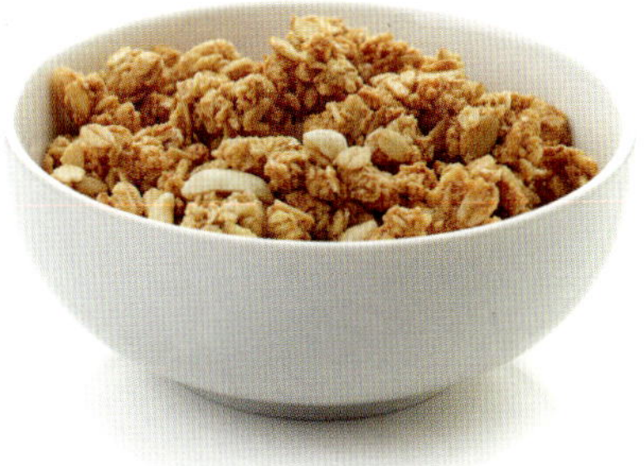

Schoko-Nuss-Müsli

Zutaten:
2 EL Schokomüsli
1 EL kernige Haferflocken
5 Erdnüsse (natur)
150 g Magermilchjoghurt
Nach Belieben etwas Milch zum Verdünnen
1 großer Apfel

Zubereitung:
1. Erdnüsse schälen. Apfel in kleine Stücke schneiden.
2. Alle Zutaten vermischen und kurz durchziehen lassen.

Warmes Müsli

Zutaten:
5 EL kernige Haferflocken
1 Banane
2 gestrichene TL gemahlene Mandeln
180 ml Milch 1,5 % Fett

Zubereitung:
1. Haferflocken in einer trockenen Pfanne rösten und auf einen tiefen Teller geben. Banane in dünne Scheiben schneiden und mit den Mandeln über die Haferflocken geben.
2. Milch kurz erhitzen und über das Müsli geben. Warm genießen.

Müsli mit Kürbiskernen und Cornflakes

Zutaten:

30 g Haferflocken
1 EL Kürbiskerne
1 EL Cornflakes
1–2 Handvoll Obst der Jahreszeit
z. B. Orange und Kiwi
150 g Naturjoghurt 1,5 % Fett
1 Schuss Milch

Zubereitung:

1. Obst klein schneiden.
2. Alle Zutaten vermengen und sofort servieren, damit die Cornflakes noch knusprig sind.

Kiwi-Kokos-Müsli

Zutaten:

30 g Haferflocken
1 Becher Naturjoghurt 1,5 % Fett
1–2 Kiwis
1 TL Kokosflocken
1 TL Honig

Zubereitung:

1. Kiwi in kleine Stück schneiden.
2. Mit den übrigen Zutaten vermischen.

Knusper-Frischkornmüsli

Zutaten:

40 g Hafer
1 Handvoll Obst nach Wahl
(Apfel, Orange, Banane, Himbeeren …)
1 EL Sahne
10 g gemahlene Haselnüsse
10 g gemahlene Cashewnüsse
2 Datteln
1 TL Leinsamen
1 TL Sonnenblumenkerne

Zubereitung:

1. Am Vorabend das Getreide schroten. Über Nacht in Wasser einweichen. Das Getreide sollte gerade mit Wasser bedeckt sein.
2. Am Morgen das Obst und die Datteln in kleine Stücke schneiden. Alle Zutaten miteinander vermischen.

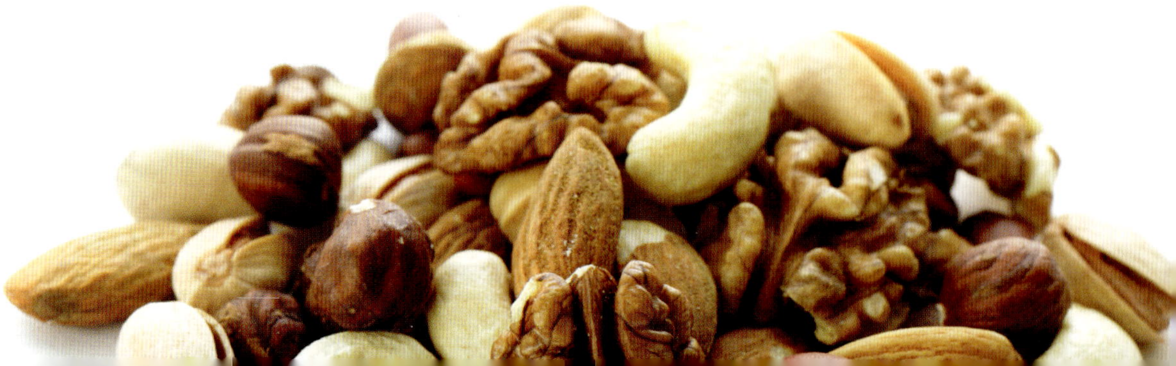

Schnelles Sattmacher-Frischkornmüsli

Zutaten:
40 g Fünfkornmischung
1–2 Esslöffel Quark oder Joghurt
1–2 Teile Obst nach Wahl.

Zubereitung:
1. Die Fünfkornmischung in einer kleinen Schüssel mit kochendem Wasser übergießen und über Nacht stehen lassen. Am Morgen das restliche Wasser abgießen.
2. Die eingeweichten Körner mit 1–2 Esslöffeln Magerquark und/oder Joghurt und/oder Milch mischen und frisches Obst zufügen.

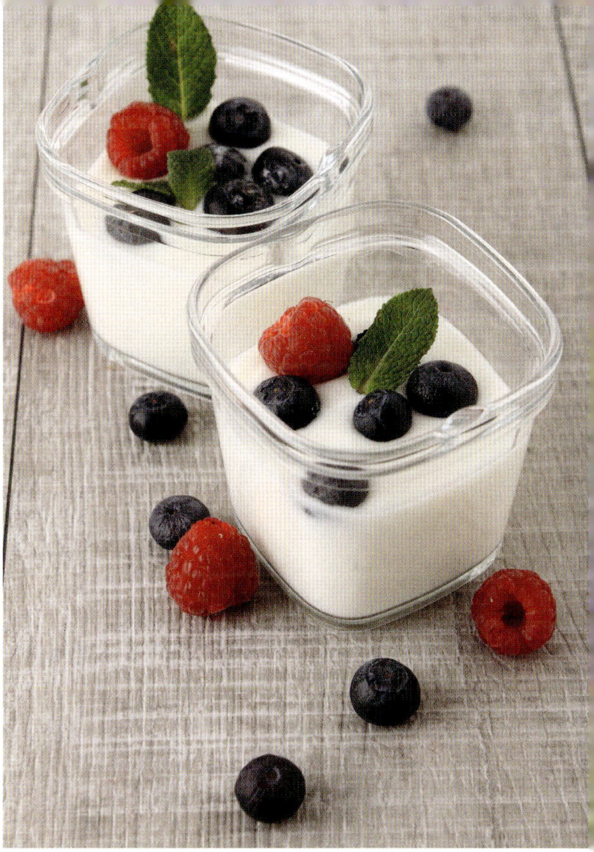

Obstsalat mit Joghurt

Zutaten:
200 g gemischtes Obst (z. B. Apfel, Himbeeren, Banane, Mandarine, Birne)
1 EL gehackte, geröstete Haselnusskerne oder Mandeln
1 kleiner Becher Joghurt
1 TL Honig
2 TL Zitrone

Zubereitung:
1. Obst in kleine Stücke schneiden.
2. Alle Zutaten vermischen und gut durchziehen lassen. Wer den Joghurt im Obstsalat nicht mag, kann ihn extra dazu essen.

Beerenquark

Zutaten:
250 g Quarkcreme 0,2 % Fett
150 g gefrorene Beeren
1 TL Vanillezucker

Zubereitung:
1. Die Beeren entweder eine Stunde vor dem Frühstück aus der Gefriertruhe nehmen oder sie 15 Sekunden in der Mikrowelle auftauen.
2. Mit dem Zucker in die Quarkcreme rühren.

Mango-Joghurt

Zutaten:
1 EL gemahlene Haselnüsse
1 Stück Mango 100 g
1 TL Honig
100 g Quark (20 % Fett i. Tr.)
100 g Joghurt (3,5 % Fett)

Zubereitung:
1. Joghurt mit Quark, Haselnüssen und Honig verrühren.
2. Mango schälen, Kern entfernen und in kleine Stücke schneiden. Mangowürfel unter die Quark-Joghurt-Mischung rühren.

Winter-Müsli

Zutaten:
2 EL Haferflocken
2 EL Hirseflocken
1 TL Leinsamen
2 TL Rosinen
150 g Kefir oder Magermilchjoghurt
½ Apfel
½ Banane
½ Apfelsine
2 TL Honig oder Ahornsirup
1 EL Zitronensaft

Zubereitung:
1. Haferflocken, Hirseflocken und Leinsamen mit Kefir bzw. Joghurt mischen.
2. Das zerkleinerte Obst auf den Getreidebrei geben, vermengen und mit Honig und Zitronensaft abschmecken.

Früchte-Nuss-Müsli auf Vorrat:

Zutaten:
75 g getrocknete Aprikosen
50 g Mandeln
50 g Walnusskerne
300 g Haferflocken
75 g Rosinen
50 g getrocknete Cranberrys

Zubereitung:
1. Die Aprikosen, Mandeln und Walnüsse zerhacken.
   Alle Zutaten vermischen und in ein gut schließendes Gefäß geben.
2. Zum Frühstück 3 EL Müsli mit 100 g frischem Obst und wahlweise Joghurt, Milch, Dickmilch, Kefir oder Quark vermengen.

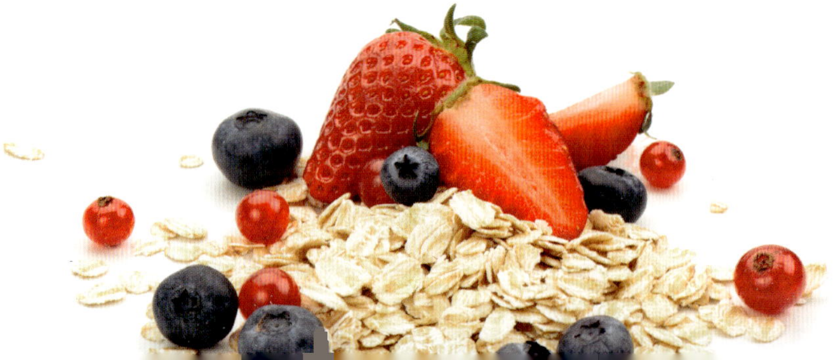

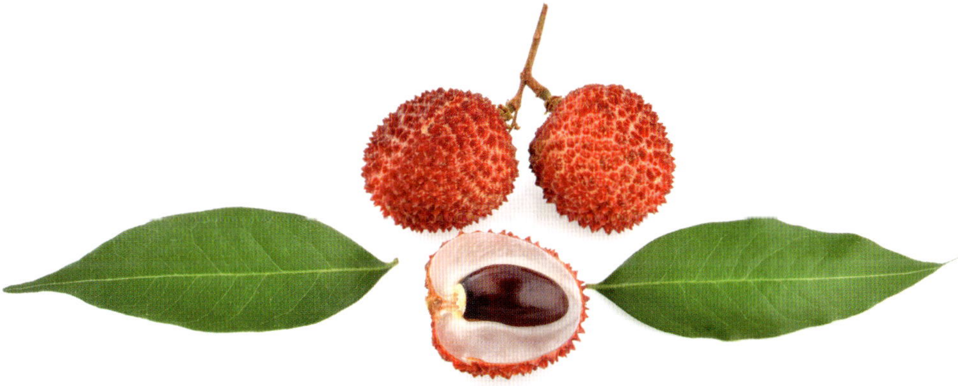

IN MASSEN, NICHT IN MASSEN

Blogeintrag von Heike | 14.12.2011

Bei Edeka hab ich sie schon gesehen, und in ein paar Tagen gibt's sie auch im Aldi und im Lidl. Meine absoluten Lieblingsfrüchte: Lychees.
Hey, die Teile schmecken einfach so gut, ich könnt mich gerade reinsetzen. Aber weißt du, wie ich sie genieße? Eine Handvoll nach einer Mahlzeit, das war's.
Denn weißt du, was passiert, wenn du Obst einfach so den ganzen Tag vor dich hin kaust? Du hinderst deine Muskeln daran, Fett zu verbrennen. Denn in jedem Stückchen Obst, so gesund es auch ist, ist eine Menge Fruchtzucker enthalten.
Und das lässt deinen Blutzuckerspiegel steigen, signalisiert deiner Bauchspeicheldrüse, Insulin auszuschütten, und zack, verbrennst du kein Fett mehr.
Blöd, wenn du eigentlich abnehmen möchtest. Und dann kommt noch dazu, dass man die Kalorien von Obst leicht unterschätzt.
Wenn du nämlich so über den Tag verteilt immer mal wieder eine Obstportion isst, verlierst du den Überblick.
Hier eine Sharonfrucht 140 kcal, hier eine Schale voll Lychees 152 kcal, einen Apfel 55 kcal, zwei Mandarinen 47 kcal, eine Banane 96 kcal, zwei Kiwis 86 kcal ... und du denkst, alles gesund. Ist es auch.
Du sollst auch weiter Obst essen, aber bitte in Maßen, nicht in Massen.
Denn mit Dauerkonsum, egal ob gesund oder nicht, verändern wir nicht unser Ernährungsverhalten.
Alleine das Obst wären 576 kcal, da hast du noch keine Scheibe Brot gegessen. In guten Zeiten isst du das Obst. Weihnachten kommt, da bleibt es nicht dabei. Ich möchte doch, dass es dir gut geht!

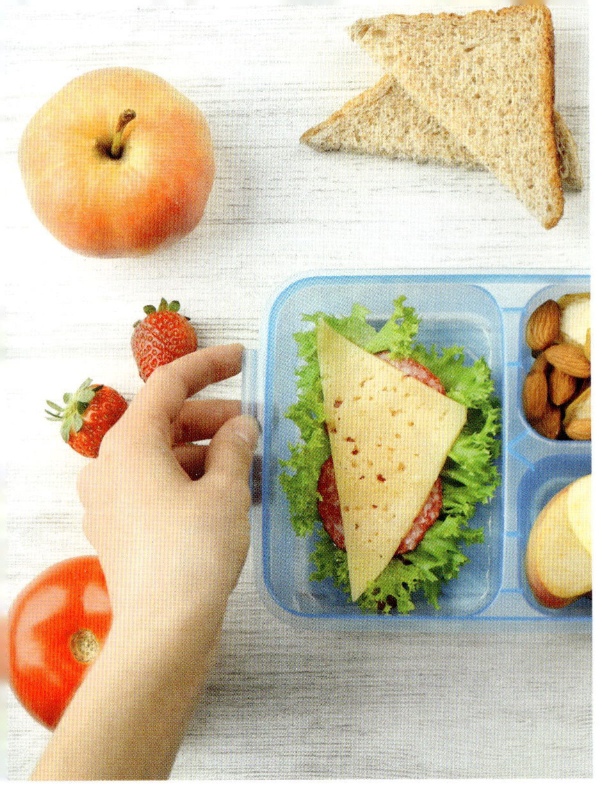

Frühstücken unterwegs

Wenn du keine Zeit hast, zu Hause zu frühstücken, kannst du dir dein Frühstück auch mitnehmen. Wichtig für den sauberen Transport sind Vorratsgläser, gut verschließbare Brotdosen und Schüsseln. So kannst du nicht nur belegte Brote, sondern auch Müslis, Salate, Wraps und deine vorbereiteten Obst- oder Gemüserationen problemlos von A nach B befördern.

LEBE-LEICHTER-TIPP:
Lass nach dem Einkaufen einen Sechserpack Wasser im Auto liegen. So hast du immer eine Portion Frische dabei.

Selbst gemacht und mitgebracht
Nimm dein Frühstück von zu Hause mit. Dann weißt du, was du hast. Das Vollkornbrötchen kannst du trotzdem frisch beim Bäcker kaufen. Doch das Belegen oder das Drumherum gestaltest du leichter in Eigenregie.

Brot oder Brötchen aufgepeppt

Zutaten:
1 Vollkornbrötchen oder 2 kleine Scheiben Vollkornbrot ca. 70 g
Weitere Zutaten siehe Zubereitung.

Zubereitung:
1. Unter Käse schmeckt Tomatenmark oder Senf hervorragend.
2. Eine Handvoll Alfalfasprossen unter einer Scheibe gekochtem Schinken macht das Brot saftig.
3. Bring Gemüse aufs Brot. Lege auf jede Scheibe Brot oder Brötchen erst einmal ein Stück Salat, Tomate, Gurke, Paprika, Radieschen. Dekoriere mit Rauke und Kresse. Nutze die saisonalen Angebote.
4. Kiwi auf Käse, Banane auf Leberwurst, Apfel auf Putenbrust. Werde kreativ!

Tomaten-Senf-Aufstrich

Zutaten:
100 g Tomatenmark
80 g Senf
200 g Butter

Zubereitung:
1. Alle Zutaten im Mixer verrühren, sodass eine homogene Masse entsteht. Im Kühlschrank aufbewahren.
2. Für eine Scheibe Brot 1 TL verwenden. Schmeckt am besten unter Käse und Schinken.

Käse-Schinken-Toast

Zutaten:
2 Scheiben Vollkorntoast
2 TL Tomaten-Senf-Aufstrich
1 Scheibe Käse
1 Scheibe Schinken

Zubereitung:
1. Eine Scheibe Toast mit dem Tomaten-Senf-Aufstrich bestreichen.
2. Käse und Schinken auf den Toast legen, mit der zweiten Scheibe abdecken. Im Sandwichtoaster knusprig backen.

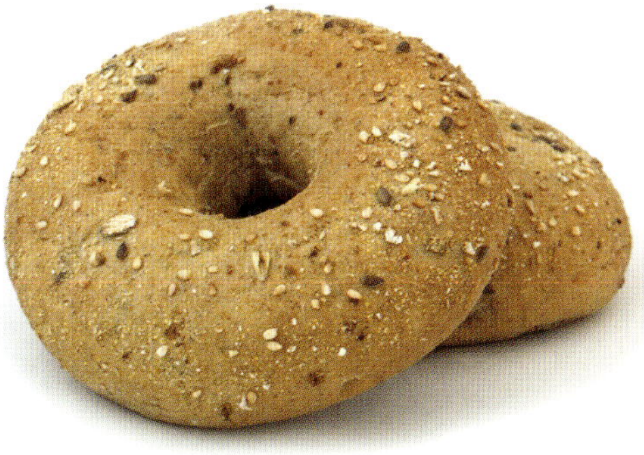

Vitamin-Vollkornbagel

Zutaten:
1 Vollkornbagel
2 EL Kräuterfrischkäse
2 große Salatblätter
¼ Salatgurke
1 Tomate
Salz

Zubereitung:
1. Bagel aufschneiden, mit Frischkäse bestreichen.
2. Tomate und Gurke in Scheiben schneiden. Den Bagel großzügig mit den Salatblättern, Gurke und Tomate belegen. Etwas salzen und zusammenklappen. Auch gut für unterwegs.

Gemüse-Frikadellen-Salsa

Zutaten:
1 Vollkornbrötchen
1 Tomate
ca. ¼ Gurke
¼ Zwiebel oder Schalotte
eine Handvoll Blattsalat
3 Mini-Frikadellen (Fertigprodukt in der Kühltheke, fettarme Variante)

Zubereitung:
1. Alles klein schneiden, mit einem Esslöffel Salatcreme (10,5 %) und einem Esslöffel süßem Senf anrühren und in einer Vorratsdose mitnehmen.
2. Erst kurz vor dem Essen auf dem Brötchen verteilen.

Hüttenkäse-Dip

Zutaten:
1 Vollkornbrötchen
1 gewürfelte Tomate
1 Becher Hüttenkäse Viertelfettstufe
Salz
Pfeffer
Petersilie
Gemüsestifte

Zubereitung:
1. Tomate mit Hüttenkäse, Salz, Pfeffer und Petersilie vermischen. Dazu das Vollkornbrötchen essen, Gemüsestifte oder ein Stück Obst.
2. Schmeckt übrigens auch toll mit zwei Gewürzgurken und einem klein geschnittenen Apfel vermischt.

Beeren-Smoothie

Zutaten:
150 ml Milch 1,5 %
2–3 EL Joghurt
70 g Himbeeren oder anderes Beerenobst
1–2 TL Ahornsirup

Zubereitung:
1. Zutaten mixen und in ein Schraubglas oder in den To-go-Becher füllen.

TIPP:
Alle Rezepte entsprechen einem kleinen Teller und können auch zum Abendessen zubereitet werden.

Hier zwei Blitzstarter zum Mitnehmen ins Auto

Milchshake to go

Zutaten:
150 ml Milch
2 EL Magerquark
2 EL gefrorene Früchte
1 EL Haferflocken
1 EL Leinsamen
1 TL Leinöl

Zubereitung:
1. Alle Zutaten in einen Mixer, pürieren und in einen To-go-Becher füllen.

Die schlanke Wahl beim Bäcker
Michaela:

Ich hole mir gern eine Brezel oder ein Laugenbrötchen, weil ich die ohne Belag mag, und nehme von zu Hause eine Tüte Snack-Möhrchen oder eine Dose Apfelschnitze mit. Und natürlich meine Wasserflasche …
Oder ich kaufe ein fertig belegtes Mehrkornbrötchen mit frischer Putenbrust oder Sülze und Tomatenscheiben und einem Salatblatt. Bei unserem Bäcker ist alles immer ganz frisch.

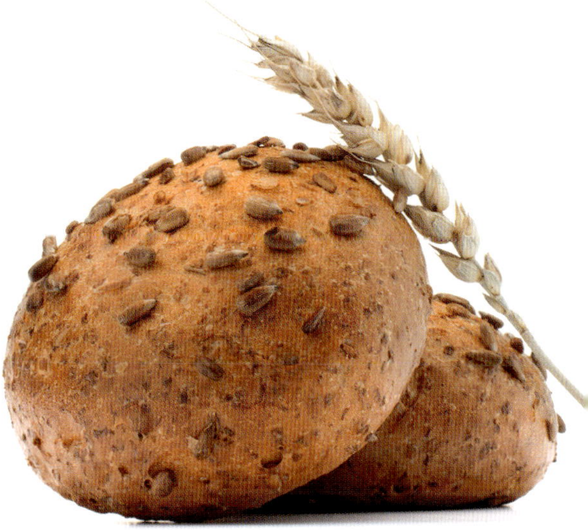

Viele Bäckereien bieten frisch belegte und zubereitete Brötchen an. Wähle möglichst die Vollkornvariante. Lass dir dein Brötchen mit Salat und Putenbrust oder Schinken und einem Ei belegen. Verzichte auf Mayonnaise oder Salatcreme.

Vollkornbrot statt Weißbrot

Schrotbrote enthalten sehr viele Ballaststoffe und recht viel Wasser, ergo weniger Kalorien. Vollkornbrote enthalten außerdem zusätzlich mehrfach ungesättigte Fettsäuren und die Vitamine des Mehlkeimlings.

Mehrkornbrote, auch wenn's nicht die Vollkornvariante ist, enthalten immer noch mehr Ballaststoffe als Weizenbrot, vor allem, wenn Hafer enthalten ist.

Roggenbrote oder Roggenmischbrote enthalten mehr Ballast- und Mineralstoffe als andere Brotsorten und sind somit wertvoller für unsere Ernährung. Je grauer ein Brot ist, desto gesünder ist es, da es weniger Weizen und mehr Roggen enthält bzw. weil mehr Mehle mit höherem Ausmahlungsgrad eingesetzt worden sind. Leider lassen sich viele Verbraucher von der braunen Farbe des Farbmalzes täuschen. Frage bei deinem Bäcker nach dem Vollkornanteil in Prozent. Günstig sind mehr als 50 %.

Vollkornbrötchen statt weiße Brötchen

Wer helle Brötchen liebt, dem kann der Umstieg auf Vollkornbrötchen schwerfallen. Frage nach Brötchen mit Schrotanteilen oder wähle Dekore mit Ölsaaten (z. B. Leinsaat oder Sesam). Der Ballaststoffanteil ist höher und man bleibt länger satt. Wähle Roggenbrötchen. Diese müssen dann zu 50 % Roggenmehl enthalten, welches mehr Ballast- und Mineralstoffe enthält und somit wertvoller für unsere Ernährung ist. Die beste Alternative sind immer Roggen-Vollkornbrötchen. Diese sind sehr selten, denn die Bezeichnung darf nur verwendet werden, wenn zu 90 % Vollkornmehl enthalten ist. Damit ist aber ein gutes Backergebnis schwierig, es fehlt die rechte Lockerung, weswegen viele Bäckereien die 90 % unterschreiten. Deswegen immer bei der hoffentlich kompetenten Fachverkäuferin nachfragen.

Die feinen Backwaren
Tausche auch hier aus.

Lass die Blätterteigteilchen liegen. Teilchen aus Plunderteig sind fettärmer als aus Blätterteig und das Gebäck ist feuchter. Damit ist es nicht notwendig, zu Früchten extra noch Pudding oder Buttercreme zu packen.

Mürbeteiggebäck ist immer fettiger als Gebäck aus Brandmasse (z. B. Eclair oder Hasenpfötchen), das kaum Fett enthält und mit leichter Füllung sehr viel weniger Kalorien hat als Gebäck aus Mürbeteig, da dieser sehr wenig Wasser enthält. Achtung: Manche Füllungen, wie z. B. die Sahne im Windbeutel, sind allerdings nicht gerade leicht.

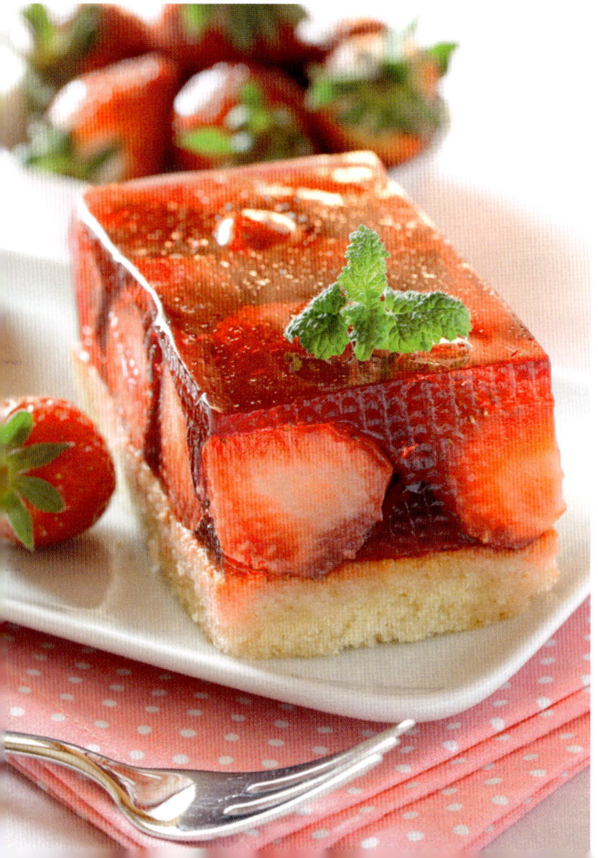

Statt Sahne- oder Buttercremetorten sind Obsttorten auf Biskuitboden immer die bessere Wahl. Der Gelee ist fettfrei und der Biskuit, im Gegensatz zu Wiener Boden, auch.

Aber ist das wirklich eine Alternative? Wenn der Appetit auf ein richtiges Stück Torte nun mal da ist, ist die Käse-Sahne-Torte die beste Alternative. Bei ihr ist ein Teil der Sahne durch Quark ersetzt worden. Wenn sie dann noch mit frischen Früchten ausgarniert ist – perfekt!

TIPP:
Muffins, Rosinen- und Nussschnecken, Nussecken, Streuselkuchen und Croissants zeichnen sich allesamt durch ihren hohen Kaloriengehalt aus. Ein Stück Obstkuchen aus Hefe- oder Biskuitteig ist die figurfreundlichere Entscheidung.

Nutze den Morgen

Mache aus deinem Weg zur Arbeit ein Ritual, auf das du dich täglich freust.

Anne läuft die zwei Kilometer zu ihrem Büro zu Fuß. Sie plant Hin- und Rückweg bewusst als ihre persönliche Möglichkeit ein, aktiv zu werden. Denn im stressigen Tagesverlauf als Alleinerziehende gibt es nur wenig Möglichkeiten für sie, sich zu bewegen.

Susanne, die im Homeoffice arbeitet, hat sich einen Schrittzähler zugelegt und versucht, täglich auf eine Schrittzahl von 10 000 zu kommen. Gar nicht so einfach, stellt sie fest.

Die Zahl auf dem Pedometer spornt sie an, ihre Bequemlichkeit zu überwinden und statt Wege zu meiden, Wege zu nutzen und »Schritte« zu sammeln. Seitdem fest in ihr Vormittagsprogramm integriert: ihr halbstündiger Gebetsspaziergang am Morgen.

Untersuchungen haben ergeben, dass ein Erwachsener täglich ca. 5000 bis 7000 Schritte zurücklegt.
Das Gesundheitsministerium empfiehlt daher, täglich zusätzlich 3000 Schritte zu gehen.
Dies entspricht etwa 30 Minuten spazieren gehen und basiert auf internationalen Empfehlungen für Erwachsene, mindestens 30 Minuten pro Tag körperlich aktiv zu sein.
Bei einer durchschnittlichen Schrittlänge von 60 bis 80 Zentimetern kommt man mit 3000 Schritten 1,8 bis 2,4 Kilometer weit.

Statt sich mit dem Auto durch den unvermeidlichen Stau in der Stadt zu quälen, nimmt Martina jetzt morgens ihr Rad und kommt durchgepustet, wach und gut gelaunt an ihrer Arbeitsstelle an. Zumindest wenn es nicht regnet.

Marius hat früher sofort das Autoradio angeschaltet, wenn er sich in den Wagen setzte. Heute nimmt er die Gelegenheit wahr, ungestört seinen Tag zu planen.

Holger nutzt die Zeit im Auto zur Weiterbildung. Er setzt auf Hörbücher und Podcasts in seinem Interessengebiet. Sogar einen Spanischkurs hat er in seinem Auto absolviert.

Manfred arbeitet im Außendienst und sitzt täglich viele Stunden im Auto. Ganz bewusst genießt er die Tageszeiten, die Vegetation, das Wetter und die unterschiedlichen Landschaften, die er dabei durchkreuzt.

Ein Mann wurde einmal gefragt, warum er trotz seiner vielen Beschäftigungen immer so glücklich sein könne. Er antwortete: »Wenn ich stehe, dann stehe ich, wenn ich gehe, dann gehe ich, wenn ich sitze, dann sitze ich, wenn ich esse, dann esse ich.«

Der Fragesteller fiel ihm ins Wort und sagte: »Das tue ich doch auch. Aber was machst du darüber hinaus?« Er erwiderte »Nein, das tust du nicht. Wenn du sitzt, dann stehst du schon. Wenn du stehst, dann läufst du schon. Und wenn du läufst, dann bist du schon am Ziel.«

Der Arbeitstag beginnt

Du bist an deinem Arbeitsplatz angekommen. Die Zeit zwischen acht und elf Uhr ist für die meisten Menschen die produktivste Zeit des Tages. Jetzt kannst du anspruchsvolle Aufgaben erledigen, effektiv planen und Ungeliebtes oder Aufgeschobenes in Angriff nehmen.

Steht die obligatorische Tasse Kaffee schon neben dir? Denke dran, dass die Getränke zwischen den drei Mahlzeiten kalorienfrei sein sollten. Wenn du den Kaffee nur mit viel Milch und Zucker trinkst, fällt er nicht unter die Kategorie der zwischen den Mahlzeiten erlaubten Getränke. Schwarzer Kaffee oder Tee sind natürlich möglich. Und ein kleiner Schuss Milch ist auch erlaubt.

Die Kaffee-Falle – Erfahrung von Marion Rühl nach dem Online-Coaching

Früher tranken wir einfach nur Kaffee. Aus einer Nullachtfünfzehn-Kaffeemaschine oder handgebrüht. Morgens. Am Wochenende auch schon mal nachmittags. Irgendwann wurde Kaffeetrinken zum Kult. Mein Mann und ich haben inzwischen die dritte Kaffeepad-Maschine und wünschen uns zur Silberhochzeit einen Kaffeevollautomaten. Ruck, zuck und ohne großen Aufwand ist der Kaffee fertig. Spätestens seit ich den ersten Karamell-Macchiato getrunken habe, bin ich Fan von Milchkaffee. Die Milch wird angewärmt und am liebsten noch geschäumt, damit der Kaffee nicht kalt ist. Zeitweise habe ich mir sogar verschiedene Sirupsorten dazugekauft.

Als ich online mit *Lebe leichter* begann, schrieb mir Heike, dass auch ein Milchkaffee eine kleine Zwischenmahlzeit sei. Also kein Milchkaffee zwischendurch. Und ich habe mich dran gehalten, wie auch an die anderen *Lebe-leichter-*Regeln.

Der Erfolg: mehr als 10 kg Abnahme in den 12 Wochen.
Das Online-Coaching war vorbei und nach und nach schlichen sich wieder alte Gewohnheiten ein.
Mit von der Partie war mein Freund, der Milchkaffee. Und die Abnahme geriet ins Stocken.
Nur wegen dem Milchkaffee?
Hier meine Beobachtungen:
Ich habe festgestellt, dass der Milchkaffee mein Hungergefühl durcheinanderbringt. Wenn ich mir nachmittags einen Pott Milchkaffee mache, habe ich abends keinen richtigen Hunger

mehr. Natürlich esse ich trotzdem noch etwas. Aber da ich vorher nicht richtig hungrig war, kenne ich meine Grenze beim Abendbrot nicht und esse zu viel, zu schnell und zu schwer.
Außerdem steigt durch das Kaffeetrinken bei mir die Lust auf etwas Süßes. Nur ein kleines Stück Schokolade zum Kaffee. Eine Reiswaffel. Nur ein einziges Knäckebrot hinterher.

Ich habe nie ausgerechnet, was da so nebenbei an Kalorien in meinen Magen gewandert ist, aber es muss eine Menge gewesen sein. Denn seit ich radikal auf den Milchkaffee zwischendurch verzichte, nehme ich endlich wieder ab!
Gestern habe ich zum ersten Mal mein nächstes Etappenziel auf der Waage gesehen. Was für ein Triumph. Ich freue mich jeden Tag auf meinen morgendlichen Milchkaffee. Während des Tages trinke ich jetzt wieder literweise ungesüßten Tee in den verschiedensten Variationen.
Mein Vormittagstief bei der Arbeit fange ich mit einem Pott Schwarztee auf – pur. Vorher, hinterher und drum herum gibt's Wasser und andere Teesorten. Leicht, oder?

Am Arbeitsplatz

Richte es dir an deinem Arbeitsplatz so funktionell wie möglich ein. Ein aufgeräumter Schreibtisch, auf dem alle wichtigen Utensilien in greifbarer Nähe liegen, entspannt dich.

Verschönere deinen Arbeitsplatz mit Pflanzen. Sie sehen nicht nur dekorativ aus, sondern erhöhen die Luftfeuchtigkeit und absorbieren Schadstoffe. Wusstest du, dass eine Grünlilie die Luftbelastung in 24 Stunden bereits um bis zu 87 Prozent senkt?

Steht eine Flasche Wasser auf dem Tisch? Ist Platz da für deine Teekanne und eine Tasse? Verbanne Bonbontüten und Schälchen mit Snacks aus deiner Reichweite.

Vielleicht kannst du eine Abmachung mit deinen Kollegen bezüglich der allgegenwärtigen Süßigkeiten treffen.

Da, wo sich früher Gummibärchen und Schokoriegel befanden, liegen bei Ute jetzt Handcreme und Lippenpflege.

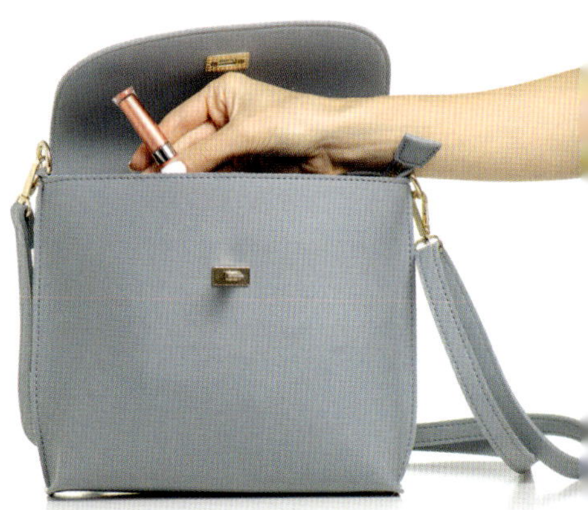

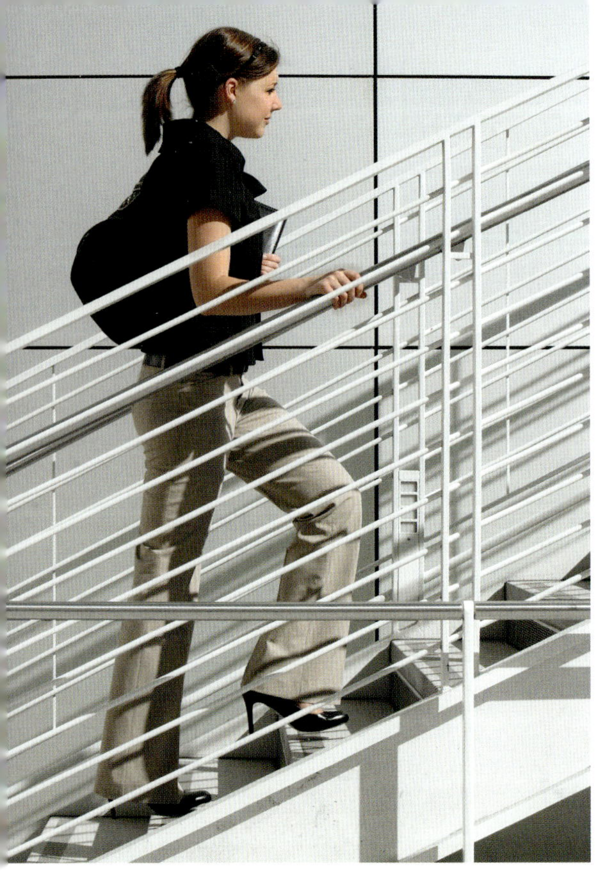

Eine Durchsage an alle Apothekenkunden und Patienten im Umfeld von Krankenschwestern und Arzthelferinnen, die unsere *Lebe-leichter*-Kurse besucht haben: Bitte schenkt uns keine Süßigkeiten mehr. Nicht, dass wir uns nicht darüber freuen. Nicht, dass wir diese liebenswürdige Geste ablehnen. Aber in unserem hektischen Berufsalltag werden uns Pralinenschachteln & Co regelmäßig zum Verhängnis.

Kleine Workouts zwischendurch

Teile deine Arbeit in 60- bis 90-Minuten-Abschnitte ein. Danach unbedingt eine Pause machen.

Nutze auch im Büro jede Gelegenheit, um dich zu bewegen. Stehe so oft wie möglich von deinem Platz auf, auch wenn du dich nur mal kurz strecken willst.

Gewöhne dir an, im Stehen zu telefonieren, wenn möglich sogar herumzulaufen. Lasse ruhig auch die Schultern kreisen und lockere deinen Rücken.

Statt mit deinen Kollegen via Telefon und E-Mail zu kommunizieren, schau doch mal persönlich bei ihnen rein.

Ob du ein kleines Treppenworkout im Bürogebäude absolvierst, ein paar Dehnübungen vor dem Fenster machst oder dich zu einem kurzen Spaziergang oder gar einem Sprint nach draußen begibst: Die Abwechslung tut dir gut und hilft dir, danach wieder konzentriert weiterzuarbeiten.

Mache ein paar Kniebeugen vor dem Kopierer oder dem Faxgerät.

Gisela:

Die Schwierigkeit in unserem Büro ist, dass in der Küche oft etwas zum Naschen steht. Weil sich der Kopierer im gleichen Raum befindet, lässt sich der Anblick aber nicht vermeiden. Außerdem naschen die Kolleginnen oder essen zwischendurch am Arbeitsplatz. Da fällt es mir manchmal schwer, standhaft zu bleiben. Es hilft mir, etwas vom Naschwerk für mich beiseitezulegen und als Nachspeise nach dem Mittagessen zu verzehren. Dann habe ich auch etwas abbekommen. Früher war ich mit meinen Kolleginnen einig, dass unser Beruf so stressig ist, dass wir unbedingt diese Nervennahrung brauchen. Aber seit ich im April mit *Lebe leichter* begonnen habe, widerlege ich diese These täglich!

Nutze die Pausen, um dir etwas Gutes zu tun. Fülle deinen Wasservorrat auf. Koche dir einen Tee. Halte ein Schwätzchen. Aber widerstehe der Versuchung, dir Zwischensnacks zu genehmigen.

Wenn wirklich schon der kleine Hunger anklopft, kannst du dich umso mehr auf deine nächste Mahlzeit freuen.

Wer immer tut, was er schon kann, bleibt immer das, was er schon ist.

HENRY FORD

Beate: »Ich habe mir StretchClock am Computer installiert, ein Programm, das mich jede Stunde zu einer Minute Gymnastik animiert. Nicht gerade viel. Aber schon diese eine Minute Stretching tut mit gut und hilft mir, dran zu denken, immer wieder mal die Sitzposition zu ändern.«

Heike: »Wenn ich eine Auszeit brauche, schwinge ich ein paar Minuten auf meinem Trampolin und fühle mich danach wieder locker.«

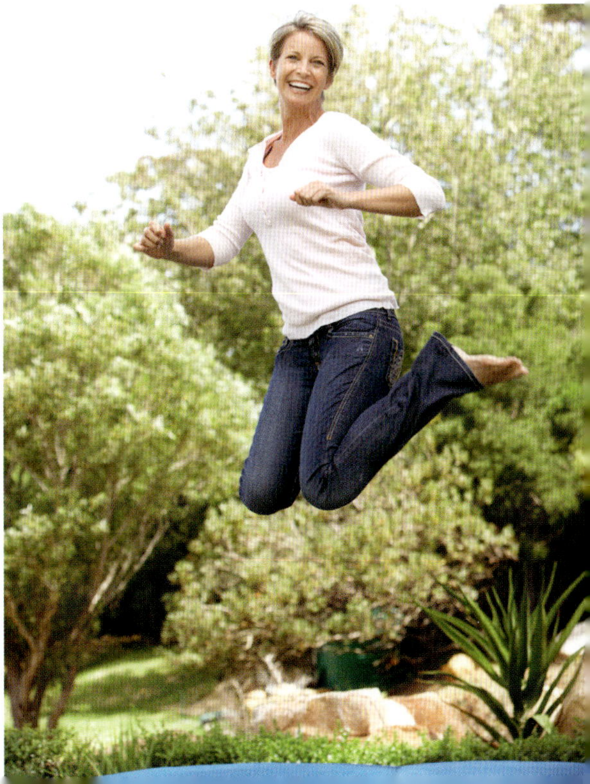

Petra, dreifache Mutter mit Nebenjob, hat das Springseil ihrer Tochter rausgekramt:

»Die ersten Wochen fiel mir das Springen gar nicht so leicht. Ich habe richtig gespürt, wie verkrampft und angespannt ich war. Und bin immer wieder im Seil hängen geblieben. Inzwischen bin ich wirklich stolz auf meine Fortschritte.

Je nach Tagesform kann ich langsamer oder schneller springen, mit oder ohne Musik. Im Sommer gehe ich einfach auf die Terrasse und fange an, bei schlechtem Wetter hüpfe ich im Hausflur.«

Primetime

Nutze diese kostbare Zeit des Tages. Kehre nach einer kurzen Pause konsequent an deinen Arbeitsplatz zurück. Am Morgen verfügst du über die meiste Energie und kannst dich am besten auf geistig anspruchsvolle Tätigkeiten konzentrieren. Wusstest du, dass Wasser der beste Muntermacher der Welt ist – und das ganz ohne Nebenwirkungen? Wassertrinken steigert deine Arbeits- und Leistungsfähigkeit und verlängert deine Aufmerksamkeitsspanne.

PRIMETIME

Beates Blog | 21.02.2012

Die Primetime ist die kostbarste Zeit des Tages. Unser Tageshoch sozusagen. Bei den meisten Menschen liegt die Primetime am Vormittag, auch wenn sie keine ausgesprochenen Frühaufsteher sind.
Hier gelingen uns Dinge, die uns zu anderer Tageszeit schwerer fallen. Das Denken ist konzentrierter, logischer, effektiver.
Obwohl Faschingsferien sind, stehe ich auch in dieser Woche zur gewohnten Zeit auf und sitze seit 8.00 Uhr am Computer.
Bin ungestört und merke, wie das Arbeiten mir leichtfällt.
Regelmäßige Aufsteh- und Schlafenzeiten und regelmäßige Essenszeiten sind eine Wohltat für unseren Körper, der die Regelmäßigkeit liebt.
Ich stehe um 6.15 Uhr auf – und gehe um 24.00 Uhr ins Bett.
Um 6.45 gibt's Frühstück und um 13.45 Mittagessen. Nur das Abendessen findet zu unterschiedlichen Zeiten statt ... Eine kleine Herausforderung braucht mein Körperchen ja auch noch ...

Meetings und ihr dickes Ende

Manche mögen sie, anderen sind sie ein Dorn im Auge: endlose Meetings mit Vorträgen, Diskussionsrunden, Entscheidungsfindungen. Mit von der Partie unzählige Tassen Kaffee, gezuckerte Getränke, süße Keksmischungen und fettiges Kleingebäck.

Auch wenn es schwerfällt: Vermeide den ersten Griff. Denn der führt häufig dazu, deine leichten Vorsätze für den Rest des Meetings oder gar des Tages außer Acht zu lassen, ganz nach dem Motto: Jetzt ist es ja eh egal.

Falls auch bei dir der Kaffeekonsum mit dem Wunsch, etwas zu essen, einhergeht, halte dich umso mehr an die Wasserflaschen, die auf den Konferenztischen stehen. Mache dir einen Sport daraus, mindestens eine davon leer zu trinken. Oder zwei.

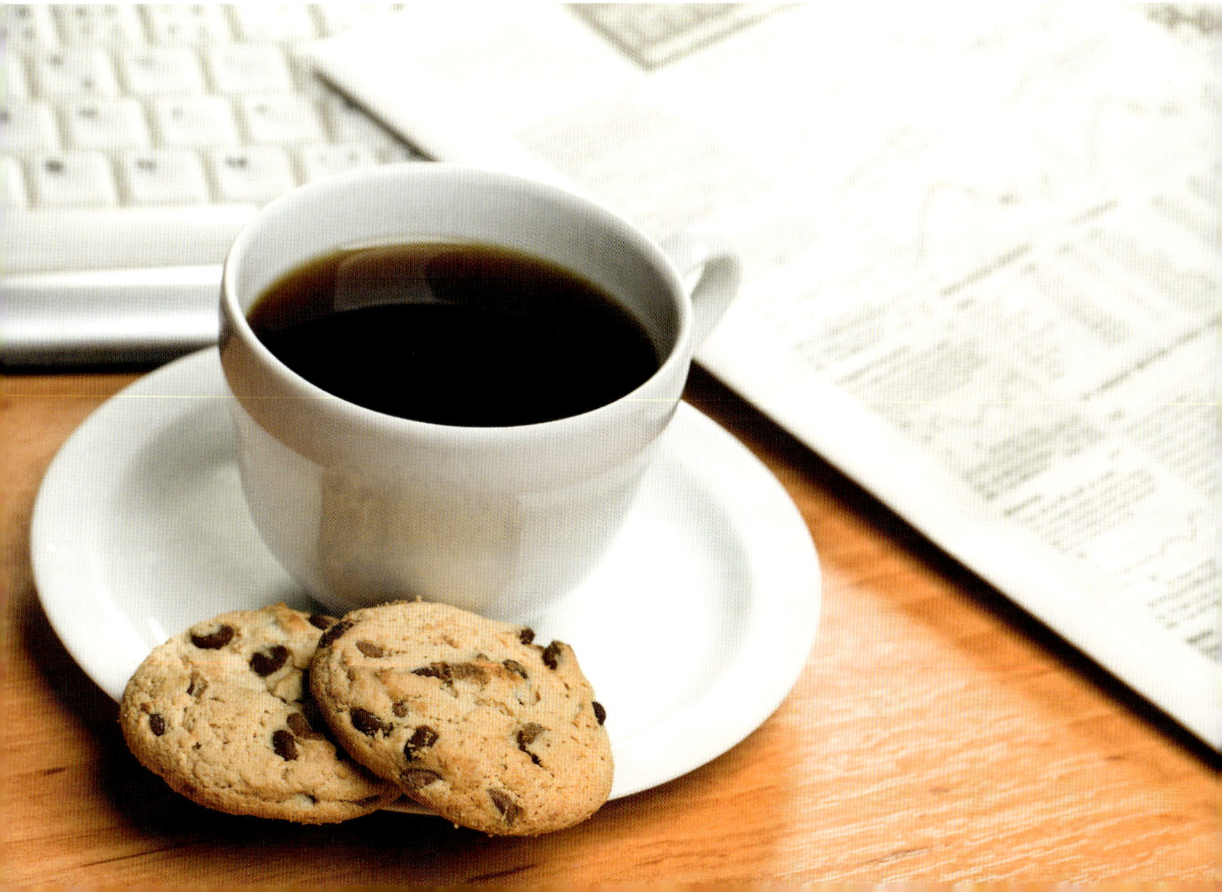

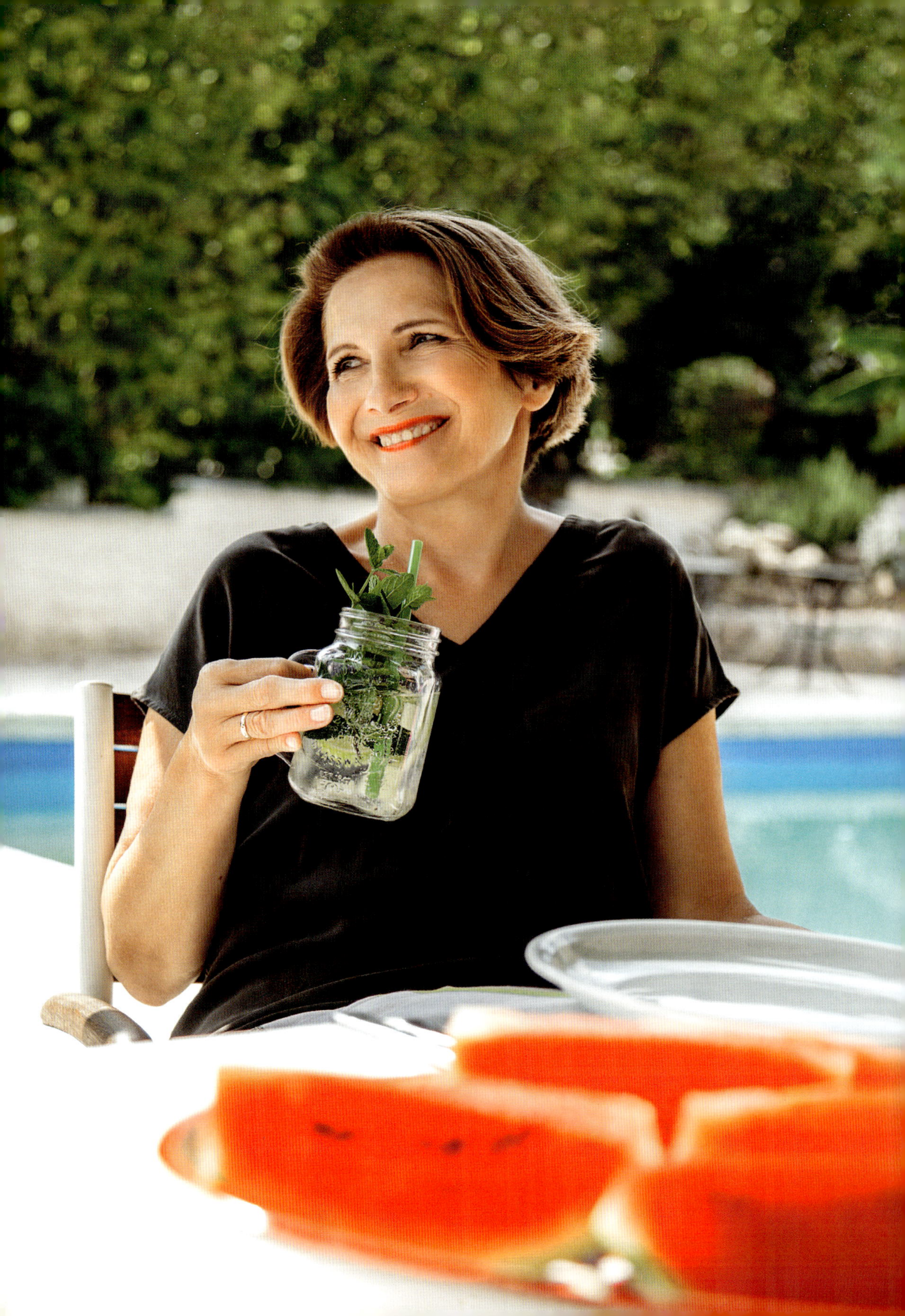

7 MAHLZEIT – MITTAGSZEIT

In der Zeit von 12 bis 15 Uhr ist unser Magen besonders aktiv. Unsere Konzentration hingegen erreicht einen Tiefpunkt. Beste Zeit für eine Pause. Doch immer mehr Arbeitnehmer bleiben auch während der Mittagszeit am Schreibtisch sitzen und arbeiten durch.

Im Bestreben, so viel Zeit wie möglich einzusparen, isst du auf die Schnelle etwas nebenbei und hoffst, dein Arbeitspensum früher fertigzubekommen.

Leider geht diese Rechnung nur selten auf. Die verdiente Erholung bleibt aus und das Weiterarbeiten am Nachmittag wird zäh.

Erfolg ist, was folgt, wenn du etwas veränderst!

Pause, Eile und Essen – diese Kombination passt einfach nicht zusammen. Deine Mittagspause soll dir Entspannung, Lebensqualität und Genuss bescheren.

Wähle für deine Mittagspause eine Variante, die dir richtig guttut. Bestimme bewusst, wie deine Pause aussehen soll. Kluge Entscheidungen zahlen sich aus.

Stelle dir deine persönliche Regel auf, z. B.: in der Mittagspause verlasse ich auf jeden Fall das Gebäude!; Keine Mahlzeit im Stehen oder im Gehen!; Kein Essen im Auto!; Ich esse nicht am Schreibtisch! Du hast dir deine Pause verdient!

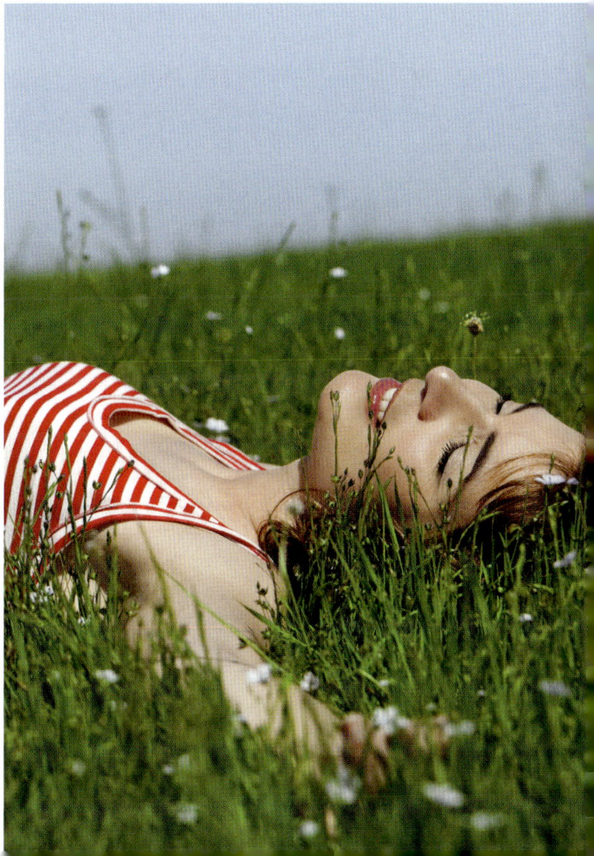

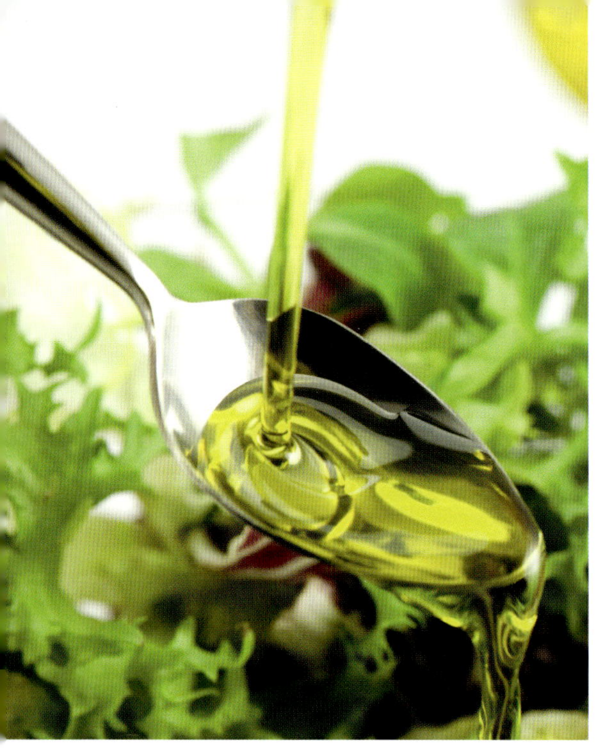

Kantinenessen

Isst du in der Betriebskantine? Manche Kantinen haben ein breit gefächertes Angebot, das es dir leicht macht, leichter zu werden. Salatbars, deren Dressing du selber wählen kannst. Leichte Suppen. Sättigende, kalorienarme Mahlzeiten, deren Zusammenstellung du beeinflussen kannst. Aber viele Kantinen bereiten ihre Angebotspalette äußerst gehaltvoll zu.

Panierte Schnitzel, frittierte Pommes, gratiniertes Gemüse, Sahnesoßen, Salate mit reichlich Mayonnaise dominieren die Speisekarte. Und oft sind die Portionen viel zu groß. Nach einer solch schweren Mahlzeit fühlst du dich müde und voll, statt angenehm gesättigt und fit.

Mache es dir zur Gewohnheit, zuerst das Drittel Gemüse oder Salat auf deinen Teller zu füllen, gerne noch mehr. Die Praxis zeigt, dass auch das Gemüse in der Kantine oder im Restaurant fettreicher zubereitet ist, als du es zu Hause kochst.

Vermeide daher gratinierte, überbackene Gemüse und Gemüse in Sahnesoßen.

Bediene dich am Salatbüfett. Doch erlaube uns den Hinweis: Auch das bevorzugt gewählte Joghurtdressing steht den anderen Salatfertigsoßen vom Kaloriengehalt in nichts nach.

Christa:

Ich habe mal in einem Büro mit mehreren Frauen gearbeitet, die alle abnehmen wollten. Morgens nur Kaffee und auch mittags wieder nur Kaffee oder Tee und etwas Obst. Und wir waren stolz, dass wir durchgehalten und nichts gegessen haben.
Abends kam ich immer müde und ausgehungert nach Hause. Um den Stress des Tages zu verdauen und hinter mir zu lassen, habe ich anständig gegessen. Wenn der hungrige Wolf in mir erst mal geweckt war, habe ich alles verschlungen, was mir in die Quere kam.

BEISPIEL:
- 2 Esslöffel French Dressing: 136 kcal
- 2 Esslöffel Balsamico-Essig und Olivenöl: 85 kcal

Lebe leichter empfiehlt die Essig-Öl-Variante zum Selberanmachen. Faustregel: Ein Esslöffel pro Portion. Tipp: Wenn du öfter Salat in der Kantine isst, nimm dir doch dein eigenes Dressing mit. Rezept auf Seite 137.

Wähle eine der klassischen Sättigungsbeilagen Reis, Nudeln, Kartoffeln. Vorsicht allerdings bei Pommes frites, Kroketten, Kartoffelecken und überbackenen Nudelaufläufen.

Vermeide die gehaltvollen Soßen.

Greife beim Fleisch oder Fisch gezielt zu gegrillten, gedünsteten Zubereitungsarten und behalte auch hier die Portionsgröße im Auge.

Nur weil ein Lebensmittel kalorienarm ist, bedeutet es nicht, dass du beliebig viel davon essen kannst. Beachte dein Sättigungsgefühl.

GUT ZU WISSEN:
Die Größe einer Handfläche ohne Finger entspricht einer Portion Fleisch oder Fisch von 125 g.
Die Größe einer Streichholzschachtel entspricht ungefähr 30 g Käse.
Ein Stück Schokolade wiegt 6 g.
Suppen wärmen, füllen den Magen und passen sich deinen schlanken Vorsätzen hervorragend an. Genieße einen Teller Minestrone, Gemüse-, Tomaten- oder Linsensuppe, gerne auch mit einer Scheibe Brot. Halte bei Cremesuppen die Portion kleiner und iss zusätzlich einen frischen Salat, um satt zu werden.

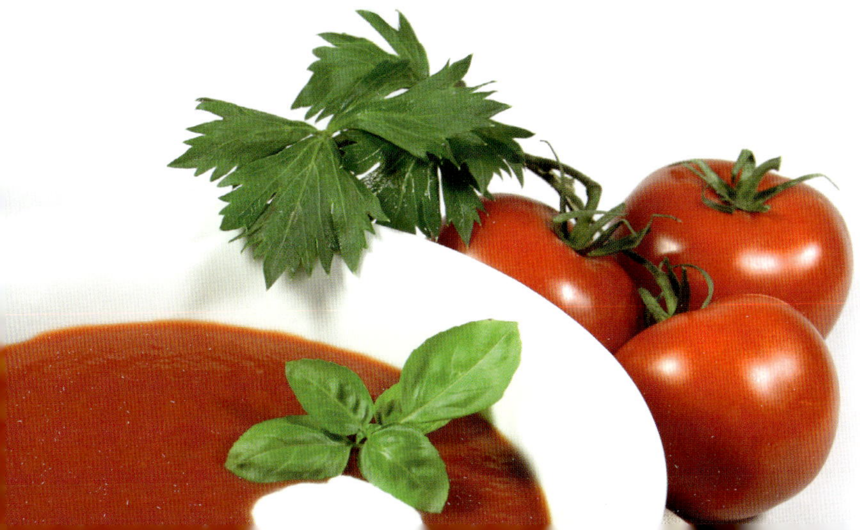

Restaurantbesuche

Falls du zwischen mehreren Restaurants in der Nähe deines Arbeitsplatzes wählen kannst, lohnt sich auch hier der prüfende Blick.

Entscheide bereits vorher, wie deine Bestellung aussehen soll. Lass dich möglichst nicht von der Angebotsvielfalt oder von günstigen Extra-large-Portionen verleiten.

Was du vorher klären kannst

- Die Wahl deines Getränks.
- Order sofort eine Flasche Wasser und trinke zuallererst ein großes Glas Wasser.
- Zur Mahlzeit darf es bei *Lebe leichter* auch mal ein nicht kalorienfreies Getränk sein. Denke aber daran, dass das Glas Saft, Limonade, Cola, Radler in jedem Fall das Gesamtbudget des Tages »belastet«. Schorle ist daher eine klügere Wahl als Limonade oder Fruchtsaft. Bei Limonade und Cola sparst du Kalorien, wenn du die Light-Variante wählst.
- Zur Mahlzeit getrunken gilt ein Glas Alkohol nicht als Maxi. Trotzdem solltest du nicht öfter als zwei Mal in der Woche Alkohol trinken, wenn du gut abnehmen willst. Unterschätze nicht den Kaloriengehalt von Bier, Wein und Co.
- Aber: Während der Arbeit trinkst du ja sicher nichts von alledem.
- Vorspeise ja oder nein?
- Triff die Entscheidung, bevor du dich zu Tisch setzt.
- Nachtisch ja oder nein?
- Als leichten Abschluss deiner Mahlzeit im Restaurant empfehlen wir eine Tasse Kaffee, einen Cappuccino oder einen Espresso. Wenn es noch etwas mit Biss sein soll, einen Obstsalat oder ein Sorbet.
- Die Portionen im Restaurant sind meist viel zu groß. Eine gute Lösung: Teile dir das Gericht mit jemandem. Oder bestelle zwei verschiedene Vorspeisen.

Lass den Brotkorb links liegen oder befördere ihn auf den Nebentisch, wenn er dich in Versuchung führt.

Folgende Zubereitungsarten weisen auf einen hohen Fettgehalt hin: paniert, frittiert, gratiniert, überbacken, im Speckmantel und natürlich »in Rahmsoße«. Schlanke Zubereitungsarten hingegen sind: Natur, gegrillt, gedünstet, im eigenen Saft.

Scheue dich nicht, Gerichte à la carte umzubestellen. Lass dir Salzkartoffeln statt der Kroketten bringen. Tausche das panierte Schnitzel gegen ein Schnitzel natur.

BEATES TIPP:
Ich bestelle mir bewusst Gerichte, die ich noch nicht kenne, und scheue mich nicht, den Kellner nach seinem persönlichen »Geheimtipp« zu fragen.

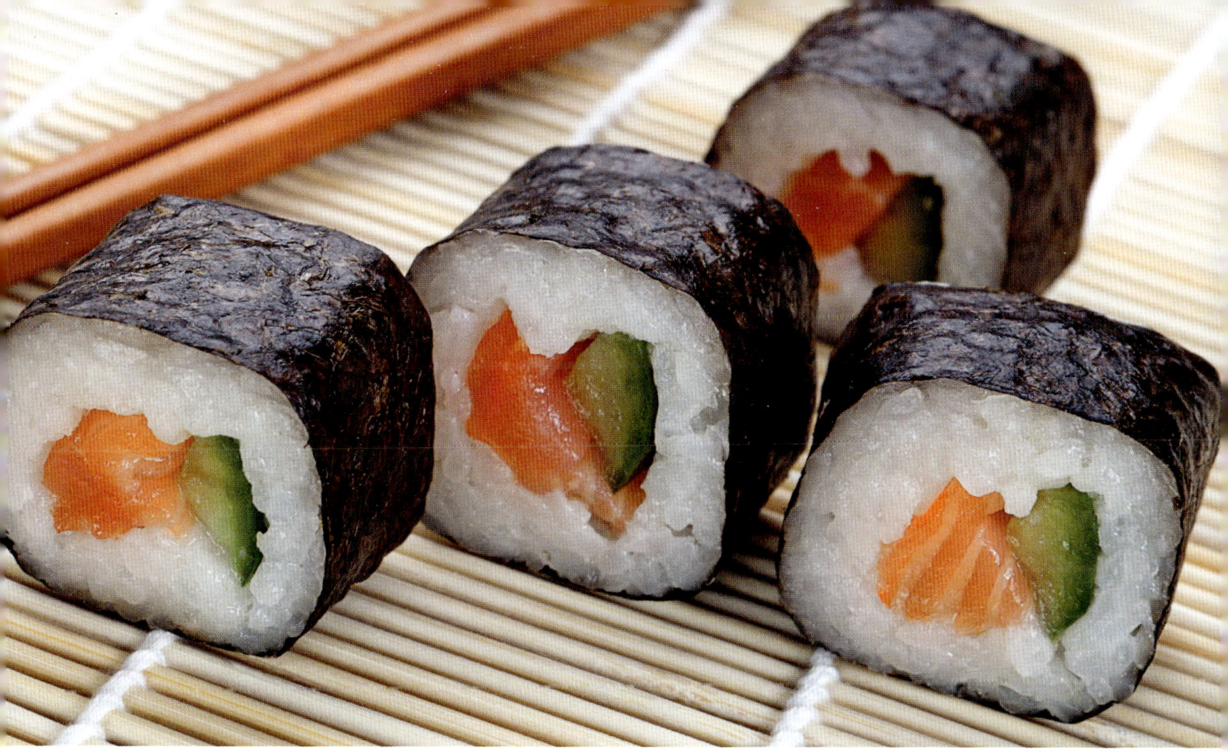

Welches Restaurant?

Sushi-Restaurants bieten oft günstige, leichte Mittagsgerichte an. Wenn du mal was anderes als Wasser trinken willst, bestelle dir doch mal einen Jasmintee dazu.

Im Steakhouse kannst du ein gegrilltes Steak mit Salat bestellen. Oder wie wäre es mit einer Ofenkartoffel mit Kräuterquark?

Italienische Restaurants bieten eine gute Auswahl an schlanken Salaten oder Pastagerichten. Besser als Spaghetti Carbonara sind Spaghetti mit einfacher Tomatensoße. Gegrillter Fisch und Meeresfrüchte sind immer eine gute Wahl.

Balkanrestaurants bieten viel Fleisch und reichlich Frittiertes. Besser Souflaki als Gyros. Besser Falafel als Döner Kebab mit Lammfleisch. Verzichte auf den Ouzo.

Im Fast-Food-Restaurant ist der Hamburger mit einem Salat leichter als der Cheeseburger. Hier gibt es schlanke Wraps und weniger schlanke. Und du bekommst auf jeden Fall den Platzhalter Salat.

Beim Asia-Imbiss ist gedünstetes Gemüse mit Hähnchen eine bessere Wahl, während die Nudelgerichte oft mit sehr viel Öl angebraten werden. Die asiatische Küche ist in Asien sehr leicht. Hierzulande verwenden die Betreiber andere Zutaten. Deshalb unbedingt die Portionsgröße im Auge behalten, wenn dir deine Abnahme wichtig ist.

Wo auch immer: Iss mit Strategie und Köpfchen.

Selbst gemacht und mitgebracht

Die Alternative zur Kantine oder dem Restaurantbesuch: Das eigene Essen mitbringen.

Wenn du beim abendlichen Kochen regelmäßig eine zusätzliche Portion für den nächsten Tag mit zubereitest, sparst du Zeit und Geld. Außerdem weißt du, was dich erwartet.

Damit beim Transport nichts ausläuft, kannst du das Essen über Nacht in einer kleinen Tupperdose einfrieren und dann tiefgekühlt mit zur Arbeit nehmen. Bis zum Mittag ist das Essen wieder aufgetaut und muss nun nur noch in der Mikrowelle erwärmt werden. Mit frischem Obst oder Gemüse lassen sich solche Gerichte optimal ergänzen.

Gibt's an deiner Arbeitsstelle Kollegen, die auch gegen ihre Pfunde kämpfen? Dann tut euch doch zusammen. Wechselt euch mit dem Vorbereiten des Mittagessens ab. So macht das Abnehmen gleich noch mehr Spaß.

Unsere Rezepte zum Mitnehmen lassen sich unkompliziert multiplizieren. Du sparst Arbeit und bekommst neben der gegenseitigen Motivation und Kontrolle auch noch neue Ideen.

Gisela:

Mein geregelter Berufsalltag ist mir bei der Einhaltung der drei Mahlzeiten pro Tag eine große Hilfe: Frühstück zu Hause, Mittagessen im Büro und Abendessen dann wieder daheim. Es hilft mir sehr, dass ich mein Mittagessen im Büro in der Mikrowelle erwärmen kann. So bin ich gleich zufriedener. Zweimal in der Woche spreche ich mich mit einer Kollegin ab. Einmal bringt sie das Essen mit, einmal ich. Und wenn mir die Zeit vom Frühstück zur Mittagspause lang wird, rechne ich die verbleibende Zeit aus und sage mir: »Noch eine Stunde. Dann gibt es was ganz Tolles zu essen!« Darauf erst einmal einen großen Schluck Wasser und alles ist bestens.

BEATES TIPP:
Gemüsesuppe lässt sich gut in großen Mengen zubereiten. Was übrig bleibt, friere ich portionsweise ein und taue sie nach Bedarf auf. Wenn ich einen ganzen Tag unterwegs bin, nehme ich mir eine Thermoskanne mit Gemüsesuppe mit. Sie wärmt und macht satt.

Rezepte zum Mitnehmen

Klößchen-Allerlei (Resteverwertung vom Wochenende, bürofein gemacht)

Für die Mittagspause am Montag im Büro hier eine Idee zur Kloßteig-Resteverwertung.

Aus dem rohen Kloßteig besonders kleine Klößchen formen und in ein mikrowellengeeignetes Gefäß geben. Je nachdem, was der Kühlschrank nach dem Wochenende hergibt, kann das Gericht mit Schinkenwürfeln und klein geschnittenem Gemüse geschmacklich abgerundet werden.

Egal, ob Lauchringe, Champignons oder Frühlingszwiebeln – der Fantasie und weiteren Resteverwertung sind keine Grenzen gesetzt!

Die ausgewählten Zutaten einfach zusammen mit etwas geraspeltem Käse oder Mozzarella über die Klößchen geben. Mit Pfeffer, Salz und anderen Kräutern würzen und für 15 Minuten bei 600 Watt in der Mikrowelle garen lassen. Fertig ist deine warme Büromahlzeit.

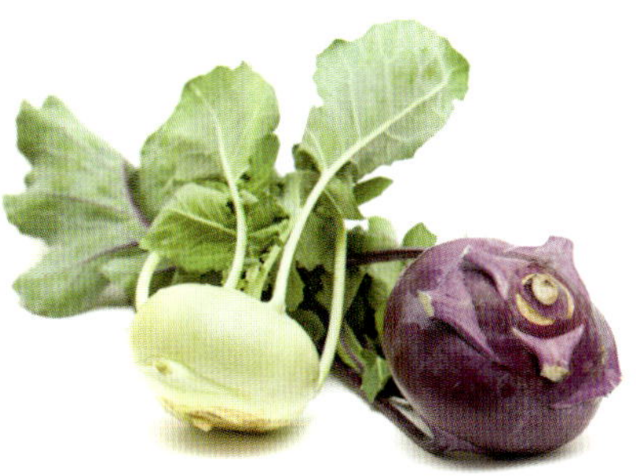

Thunfisch-Ei-Sandwich

Zutaten:
1 Vollkornbrötchen
1 TL Joghurt
1 EL Ketchup
Salz
20 g Thunfisch in eigenem Saft
1 gekochtes Ei in Scheiben
2 Scheiben Gurke
2 Paprikastreifen
2 Tomatenscheiben

Zubereitung:
1. Das Brötchen aufschneiden und das Innere vom »Deckel« herausnehmen.
2. Joghurt, Ketchup und Salz vermischen und in die Lücken füllen. Dann das Brötchen mit Thunfisch, Ei und Gemüse belegen und alles gut zusammendrücken.

Kohlrabisalat

Zutaten:
1 großer Kohlrabi (ca. 200 g)
1 Apfel
50 g saure Sahne
1 TL Senf
1 EL Milch
¼ TL Salz, 1 Prise Pfeffer
1 EL Schnittlauch
1 Vollkornbrötchen

Zubereitung:

1. Kohlrabi und Apfel schälen, beides grob raspeln.
2. Übrige Zutaten vermengen und mit den Raspeln mischen. Das Vollkornbrötchen dazu essen.

DOPPELKOCHTIPP:
Der Salat kann in der doppelten Menge für zwei Tage hergestellt werden.

Schneller Tortellini-Salat

Zutaten:
150 g Tortellini mit Spinat-Ricotta-Füllung (aus dem Kühlregal)
¼ Stange Lauch
6 kleine frische Champignons
1 große Tomate
5 schwarze Oliven (entsteint)
4 EL fettarmer Joghurt
1 TL Olivenöl
½ TL Kräuter der Provence

Zubereitung:

1. Die Tortellini in einem Topf mit 1 l gesalzenem Wasser zum Kochen bringen und 2 Minuten gar ziehen lassen.
2. Inzwischen die Tomate waschen, in kleine Würfel schneiden, in eine Schüssel geben und mit Salz und Pfeffer würzen. Das Lauchstück putzen, waschen, halbieren und in ganz feine Streifen schneiden. Die Champignons putzen, waschen und in dünne Scheiben schneiden. Die Oliven in Ringe schneiden und zusammen mit Lauch und Champignons zu den Tomatenstückchen geben. Alles miteinander vermischen.
   Die fertigen Tortellini in ein Sieb abgießen und ein paar Minuten abkühlen lassen.
3. Für das Dressing Joghurt und Öl gut vermischen und mit Pfeffer, Salz und der Kräuter-der-Provence-Mischung verrühren. Die Tortellini zu dem rohen Gemüse geben, mit dem Dressing übergießen und vorsichtig unterheben. Alles gut durchziehen lassen.

Hirsesalat

Zutaten:
40 g Hirse
80 ml Wasser
1 kleine Zucchini
1 rote Paprika
100 g Mais aus der Dose
1 kleine rote Zwiebel
2 EL Heikes Salatsoße
(Rezept auf Seite 137)

Zubereitung:

1. Hirse in Wasser aufkochen, 10 Minuten quellen lassen.
2. Zwiebel Schälen und fein hacken, Gemüse waschen, putzen und in kleine Würfel schneiden.
   Alle Zutaten vermischen und gut durchziehen lassen.

Couscous-Salat I

Zutaten:
50 g Couscous
80 ml kochendes Wasser
1 TL Vegeta
½ Salatgurke
1 Tomate
½ rote Paprika
2 EL Zitronensaft
2 TL Sonnenblumenöl
4 EL kräftige Gemüsebrühe
Salz, Pfeffer
2 EL frische Petersilie

Zubereitung:
1. Couscous und Vegeta vermengen, mit kochendem Wasser übergießen. 5 Minuten quellen lassen.
2. In der Zwischenzeit das Gemüse waschen, putzen und würfeln. Petersilie hacken.
3. Aus Zitronensaft, Öl und Gemüsebrühe ein Dressing herstellen. Alle Zutaten vermengen und mit Salz und Pfeffer abschmecken.

DOPPELKOCHTIPP:
Der Salat kann in der doppelten Menge für zwei Tage hergestellt werden.

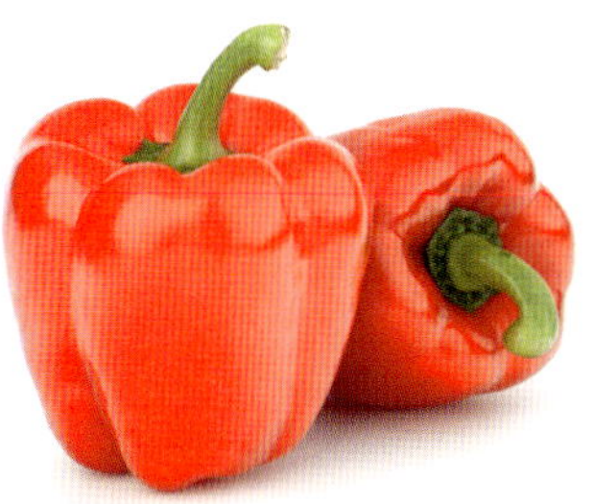

Gefüllte Paprika und Vollkornbrot (lässt sich gut am Abend vorher zubereiten)

Zutaten:
1 gelbe Paprika
50 g Fetakäse
1 Scheibe Vollkorntoast
1 TL Pizzagewürz
½ TL Salz
½ TL Paprikapulver rosenscharf
1 Prise Pfeffer frisch gemahlen
1 kleine Knoblauchzehe
4 TL Olivenöl
1 EL Rotweinessig
2 TL Zitronensaft
3 TL Tiefkühl-Petersilie
1 Scheibe Vollkornbrot
1 TL Butter
1 Scheibe Putenbrustaufschnitt

Zubereitung:
1. Paprika waschen, halbieren, entkernen. Schafskäse und Toastbrot in 1 cm große Würfel schneiden. Knoblauchzehe pressen. Käse, Toastwürfel und Knoblauch mischen. Mit Pizzagewürz, Pfeffer und Paprikapulver würzen. Mit je 1 TL Olivenöl beträufeln und im auf 250 °C vorgeheizten Backofen 8–9 Minuten überbacken, bis der Schafskäse leicht gebräunt ist.

2. Inzwischen aus dem restlichen Öl, dem Essig, dem Zitronensaft, Pfeffer, Salz und Petersilie ein Dressing zubereiten. Die Paprikahälften damit beträufeln, sobald sie aus dem Ofen kommen. Etwas abkühlen lassen, in ein Gefäß mit Deckel füllen und über Nacht im Kühlschrank durchziehen lassen.
3. Am nächsten Morgen 1 Scheibe Vollkornbrot mit Butter bestreichen und dünn mit Truthahnbrust belegen. In Butterbrotdose legen und zusammen mit der Paprikadose zur Arbeit mitnehmen.

Roter Linsensalat

Zutaten:
60 g rote Linsen
100 ml Wasser
1 rote Paprika
1 Möhre
1 kleine rote Zwiebel
1 Apfel
1 gekochtes Ei
40 g Fetakäse oder Mozzarella
2 TL Öl
1 EL Balsamicoessig
Salz, Pfeffer, 1 Prise Zucker

Zubereitung:
1. Linsen in Wasser ca. 15 Minuten garen, abkühlen lassen.
2. Gemüse waschen, putzen, Möhre, Apfel und Zwiebel schälen. Gemüse, Ei und Käse in kleine Würfel schneiden.
3. Aus Öl, Essig, Salz, Pfeffer und Zucker ein Dressing herstellen. Alle Zutaten vermischen und gut durchziehen lassen. Ergibt einen großen Teller.

Thunfisch-Salat für 2 Tage

Zutaten:
1 Dose Thunfisch in Wasser
je 1 Paprikaschote (rot, gelb, grün)
2 Tomaten
½ Dose Mais
1 kleine Zwiebel
2 EL Schnittlauch
1 kleine Knoblauchzehe
2 TL gemischte Tiefkühl-Kräuter
½ TL Sojasoße
1 Prise Currypulver
1 TL Zucker
½ TL Senf
6 TL Balsamicoessig
2 EL Rapsöl
Salz, Pfeffer, 1 Spritzer Tabasco
nach Geschmack etwas Zitronensaft

Zubereitung:
1. Gemüse waschen und putzen. Zwiebel in dünne Streifen schneiden. Tomaten und Paprika würfeln. Knoblauchzehe pressen.
2. Alle Zutaten vermengen und 2 Stunden im Kühlschrank ziehen lassen. Dazu ein Vollkornbrötchen.

SUPPENTIPP

Blog von Heike| 13.12.2011

Okay, ich muss mich mal outen.
Hab doch tatsächlich in diesem laufenden Lebe-leichter-Kurs 4 kg abgenommen.
Eigentlich war der Bänderriss Auslöser. Da stieg so eine leichte Panik in mir auf, dass ich sicherlich zunehmen würde, wenn ich mich nicht bewegen kann. Also hab ich noch ein bisschen besser auf meine »Teller« geachtet. Und schwups, waren vier Kilo runter, natürlich beweg ich mich wieder regelmäßig!!!
Ein ganz heißer Tipp für euch, der mir gerade auch enorm hilft: SUPPEN.
Wenn ich abends eine Einladung habe, esse ich mittags zwei Teller Suppe. Wenn ich mittags zu viel gegessen habe, esse ich abends zwei Teller Suppe. Wenn ich am Wochenende zu undiszipliniert war, esse ich in der nächsten Woche mindestens zweimal Suppe.
Schmeckt so oberlecker, macht warm, versorgt uns zusätzlich mit Flüssigkeit, hält satt und macht zufrieden.
Und geht ganz leicht und schnell:
1 Zwiebel
1 Knoblauchzehe
In 1 EL Öl andünsten
Gemüse deiner Wahl dazu

- Paprika und Tomaten
- Sellerie, Möhren, Tomaten, Lauch
- Kohlrabi und Kartoffeln
- Blumenkohl und Kartoffeln
- Paprika, Tomatenmark
- Was du so im Gemüsefach hast

Mit 1 Liter Brühe aufgießen, weich kochen lassen.
2 EL Schmand dazu und alles pürieren.
2 Teller kannst du davon essen und noch ein Stück Schokolade zum Nachtisch genießen.
Lass es dir schmecken.

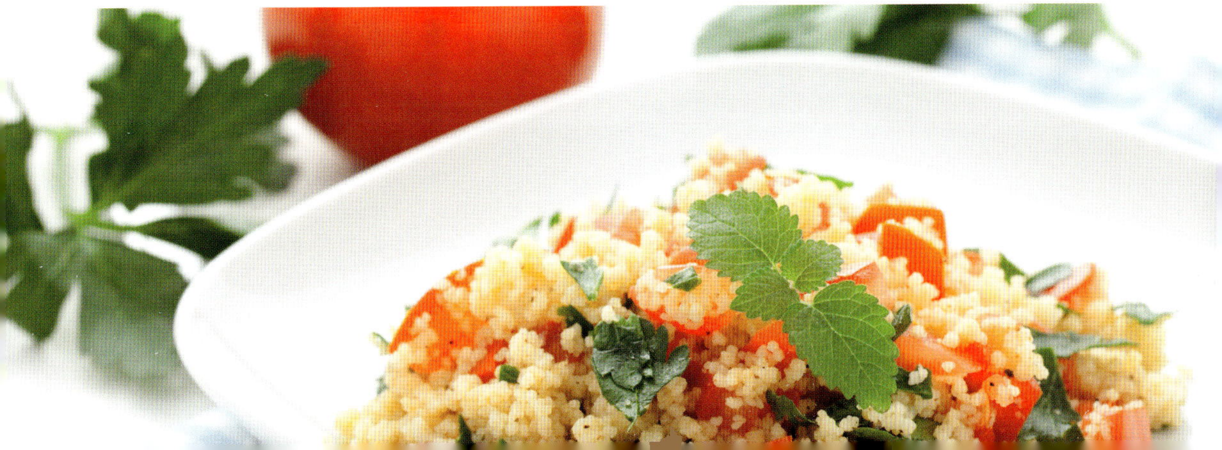

Gute Wahl im Supermarkt

In der Nähe deines Büros gibt es einen Supermarkt? Dann verfügst du über eine weitere Alternative. Für einige der folgenden Rezepte benötigst du eine Mikrowelle.

Gefüllte Paprika aus der Mikrowelle

Zutaten:
1 große rote Paprika
2 Tomaten
1 Beutel Expressreis
30 g Fetakäse

Zubereitung:

1. Die Paprika aushöhlen, säubern und in zwei Teile teilen. Währenddessen einen Beutel Expressreis in der Mikrowelle erwärmen.
2. Beide Paprikahälften mit dem Reis füllen, mit zwei gewürfelten Tomaten und dem Fetakäse bestreuen – und noch mal in der Mikrowelle überbacken.

Gemüseauflauf aus der Mikrowelle

Zutaten:
1 Schale Dampfgargemüse
200 g Hüttenkäse
etwas geraspelten Käse
2 Tomaten

Zubereitung:

1. Dampfgemüse nach Packungsanweisung zubereiten.
2. Mit 200 g Hüttenkäse bestreichen, zwei zerkleinerte Tomaten und einige Käseraspeln auf den Hüttenkäse geben und nochmals wenige Minuten überbacken.

Let's wrap!

Das englische Wort für wickeln, einhüllen heißt »to wrap«. Der Wrap ist hierzulande wohl das bekannteste mexikanische Erzeugnis. In einer Büroküche lässt er sich blitzschnell zubereiten. Du brauchst dafür nur eine Mikrowelle.

Die Rezeptvielfalt für bürotaugliche Wraps ist nahezu unbegrenzt, denn für die Füllung aus dem Kühlschrank gibt es keine festen Regeln. Putenstreifen, Thunfisch, Salami, Wurst oder Würstchen, Käse – eben ganz nach Geschmack und Vorrat im Büro-Kühlschrank.

Wer lächelt, zieht Leichtigkeit in sein Leben.

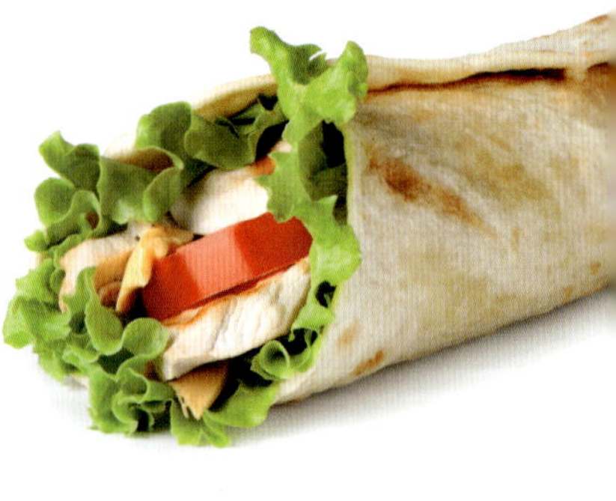

Regeln für die Zubereitung:
Erwärme einen oder zwei handelsübliche Weizentortillas. Wichtig: Halte die Tortillas vorher kurz unter laufendes Wasser oder befeuchte sie mit warmem Wasser, dann werden sie schön weich. Nur wenige Sekunden in der Mikrowelle genügen. Nicht länger, sonst werden sie matschig.

Danach wird der Fladen mit einer Soße bestrichen (Joghurt, Crème fraîche, Senf-Honig-Soße, Remoulade, Salsasoße, Miracel Whip …) und anschließend nicht zu dick mit den restlichen Zutaten belegt und fest eingerollt (unten und oben ein Stück einklappen, und dann rollen.)

Zum Einpacken eignet sich eine Serviette, die mit Garn für Halt sorgt, und dann das Ganze noch mal mit Alufolie umwickeln, falls du den Wrap transportieren willst.

Wraps gibt es in unterschiedlichen Größen. Bereite für ein Mittagessen einen großen oder zwei kleine Wraps zu.

Grundrezept für eine Person
1–2 Tortilla Wraps oder Naan-Fladen

- 3 Esslöffel Naturjoghurt, saure Sahne oder andere Soße pro Wrap/Naan
- Belag nach Geschmack, z. B. Tomatenstückchen, Gurkenscheiben, Radieschen, Paprikastreifen, Zwiebelringe, dünn geschnittener Putenbrustaufschnitt oder Schinken, gut abgetropfter Thunfisch aus der Dose, Käsestreifen
- Gewürzmischung aus der Mühle nach Geschmack
- Salz und Pfeffer nach Geschmack, ist aber in manchen Gewürzmischungen bereits enthalten.

Zubereitung:

1. Wrap oder Fladen leicht mit Wasser befeuchten und für 45 Sekunden in die Mikrowelle geben.
2. Joghurt oder andere Soße kreisförmig auf dem Wrap oder Fladen verteilen. Gewürze nach Belieben auf die Soße mahlen, wie gewünscht belegen, Wrap fest zusammenrollen, das Unterteil in eine Serviette wickeln und genießen. Guten Appetit!

Mediterran

- Tortilla Wrap
- 3 EL Joghurt
- Tomatenscheiben
- Paprikastückchen
- Schafskäsewürfel
- Oliven
- Mediterrane Gewürzmischung

Mexikanisch

- Tortilla Wrap
- 3 EL Joghurt
- Tomatenscheiben
- Avocadostückchen
- Paprikastreifen
- Maiskörner
- Schinkenstreifen
- Käsestreifen
- Mexikanische Gewürzmischung

Indisch

- Naan-Fladen
- 3 EL saure Sahne
- Zwiebelringe
- Tomatenscheiben
- Gurken
- Putenbrustaufschnitt
- Indische Gewürzmischung

Gefüllter Pfannkuchen

Zutaten:
1–2 Fertigpfannkuchen
Cherrytomaten
30 g Fetakäse

Zubereitung:

1. Pfannkuchen auf einem Teller ausbreiten und mit kleinen Cherrytomaten belegen, mit Feta bestreuen und zusammenklappen.
2. In der Mikrowelle erwärmen. Blitzideen ohne Mikrowelle

Ein Berg Gesundes

Zutaten:
¼ Eisbergsalat
½ Zucchini
Cocktailtomaten
1 Paprika
1 Packung Putenstreifen (gegart)
1 Klecks saure Sahne oder Kräuterquark

Zubereitung:

1. Gemüse waschen, zerkleinern und zusammen mit den vorgegarten Putenstreifen auf einen Teller füllen.
2. Mit einem Klecks saurer Sahne oder Kräuterquark toppen.

Bürosalat

Zutaten:
1 Eichblattsalat
Rote Zwiebelringe
2 Tomaten
1 Paprika in Streifen
Balsamico-Dressing
1 Mozzarellakugel

Zubereitung:

1. Gemüse waschen, schneiden und auf einem großen Teller anrichten.
2. Mozzarella in dünne Scheiben schneiden und auf den Salat legen. Mit Balsamico-Dressing beträufeln.

Leichter Wurstsalat

Zutaten:
200 g Schinkenwurst 3 % Fett
1 Paprika
1 Essiggurke
10 Silberzwiebeln
100 g Cocktailtomaten
1 gekochtes Ei
1 TL Öl
2 TL Essig
½ TL Senf
1 Prise Salz
1 Prise Pfeffer
1 Spritzer Maggi

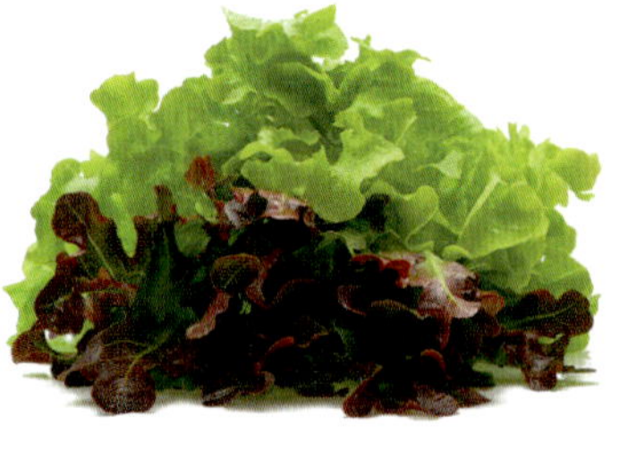

Zubereitung:

1. Wurst in Streifen, Paprika, Gurke und Ei in Würfel schneiden, Tomaten und Silberzwiebeln halbieren.
2. Aus Öl, Essig, Senf, Salz, Pfeffer und Maggi eine Marinade herstellen. Alle Zutaten mischen und gut durchziehen lassen.

Salat mit Räucherlachs

Zutaten:

Blattsalat aus der Tüte
Räucherlachs
Tomaten
Mozzarella
Balsamicodressing

Zubereitung:

1. Den Salat auf einem tiefen Teller ausbreiten. Den Mozzarella in hauchdünne Scheiben schneiden und auf dem Salat verteilen. Mit den Tomaten genauso verfahren. Als Letztes den Lachs in feinen Streifen darauflegen.
2. Mit einem Dressing toppen. Zum Lachs ist ein Balsamico-Dressing sehr zu empfehlen.
3. Abwandlung: Gib statt des Räucherlachses ein Schälchen Krabbencocktail auf den Salat und träufele ebenfalls ein paar Spritzer Balsamico-Dressing darüber.

TIPP

Salatsoßenrezepte findest du auf Seite 137.

Große Ziele erreicht man nicht durch Kraft, sondern durch Ausdauer.

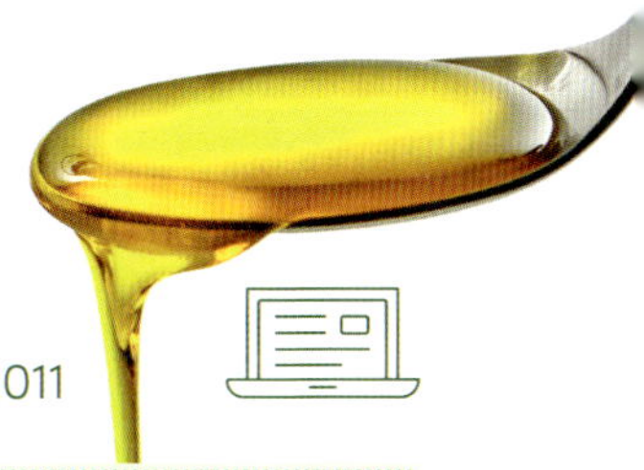

ALLEINE WOHNEN
Heikes Blog | 13.02.2011

Heute gab es bei uns Reis mit Gemüse und heller Soße aus dem Thermomix. Alles sehr lecker, und ich bemerkte: »Wenn ich alleine leben würde, gäbe es das bei mir, glaube ich, jeden Tag. Gemüse abwechselnd mit Reis oder Kartoffeln und der hellen Soße. Mehr bräuchte ich gar nicht.« Daraufhin Manuel: »Na, dann sind wir doch froh, dass wir nicht bei dir wohnen, wenn du alleine wohnst.«

Deine Hauptmahlzeit des Tages

Du hast die Möglichkeit, zum Mittagessen zu Hause zu sein? Hier hast du den größten Einfluss auf eine schlanke Zubereitungsart. Obendrein sparst du bares Geld. In Kapitel 9 findest du eine Basisliste für deinen Vorrat.

Klug bevorratet kannst du in Minutenschnelle eine frische, warme Mahlzeit kochen, auch wenn du nicht zum Einkaufen gekommen bist.

Lass dich auf Seite 137 an zeitsparende Methoden wie das Vorkochen, Einfrieren und Kettenkochen erinnern. Welche Küchenhelfer machen sich in der schnellen Küche bezahlt? Profitiere von einigen unkonventionellen Ideen, die du dann nach deinem Geschmack abwandeln kannst.

Sicher ist: Leichtes Kochen kann blitzschnell gehen. Damit du mehr Zeit zum Essen und Genießen hast.

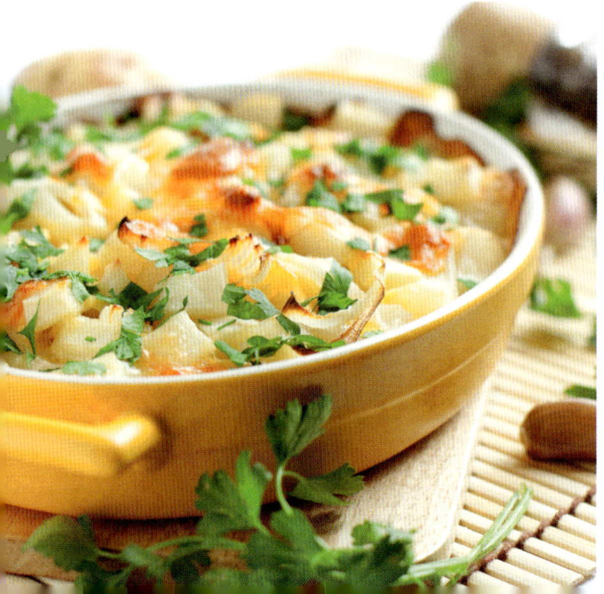

SCHLICHTE VARIANTE ZUM LEICHTERWERDEN

Beates Blog | 13. 10.2011

Michaela kenne ich seit fast 15 Jahren. Früher war sie mollig. Seit einigen Jahren ist sie schlank. Was keineswegs mit mir zu tun hat. Eines Tages schaute sie kritisch an sich herunter und entdeckte diverse Speckröllchen. Sie überlegte kurz, wie die wohl zustande gekommen waren, und sagte sich: »Mädchen, das muss doch wohl nicht sein.« Fortan verzichtete sie auf das Feierabendbierchen und diverse Süßigkeiten, die sich in ihren anstrengenden Tagesablauf eingeschlichen hatten, verkleinerte ihre Portionen und ist seitdem schlank.

Rezepte für leichte Hauptmahlzeiten

Wirsingpfanne

Für 2 Tage

Zutaten:

1 Zwiebel
1 TL Öl
250 g mageres Hackfleisch
1 kleiner Wirsing (ersatzweise auch Chinakohl)
300 ml Wasser

1 EL Gemüsebrühe
1 Päckchen Soße zum Braten
oder 2–3 EL saure Sahne

Zubereitung:

1. Zwiebel schälen und in Würfel schneiden. Im Öl glasig dünsten. Fleisch dazugeben und von allen Seiten anbraten. Das Gemüse in feine Streifen schneiden, zu der Fleischmasse geben, mit Wasser aufgießen, würzen. Ca. 30 Minuten köcheln lassen.
2. Wenn das Gemüse weich ist, das Soßenpulver unterrühren oder die saure Sahne einrühren und abschmecken. Dazu 2 kleine Kartoffeln servieren.

Zitronenkartoffeln mit Lachs

Zutaten:
3 mittelgroße Kartoffeln
1 Schalotte
2 EL Zitronensaft
2 TL Pflanzenöl
Salz oder Gemüsebrühe, Pfeffer, Rosmarin, Thymian
125 g Lachs frisch oder aufgetaut

Zubereitung:

1. Kartoffeln und Schalotte schälen und würfeln. Mit dem Zitronensaft und dem Öl mischen, würzen und in eine kleine, mit Öl ausgepinselte Auflaufform geben. Im vorgeheizten Ofen bei 180 °C ca. 40 Minuten backen.
2. Den Lachs abspülen, trockentupfen und mit Salz und Pfeffer würzen. Nach 20 Minuten auf die Kartoffelwürfel legen und die restliche Zeit mitgaren. Wenn der Lachs noch gefroren ist, gleich zu Beginn mit auf die Kartoffeln legen.

Bandnudeln mit Gemüse

Zutaten:
100 g Bandnudeln
1 Karotte
1 kleine Zucchini
1 Zwiebel
1 Knoblauchzehe
1 EL Olivenöl
150 ml Gemüsebrühe
Salz
1 EL Parmesan

Zubereitung:

1. Knoblauch klein hacken, Zwiebel in Würfel schneiden. Knoblauch und Zwiebel in 1 EL Olivenöl andünsten. Karotte und Zucchini klein schneiden, zu dem Knoblauch-Zwiebel-Gemisch geben und mit 150 ml Gemüsebrühe ablöschen. Bei geringer Hitze das Gemüse gar köcheln lassen.
2. In der Zwischenzeit die Bandnudeln in Salzwasser gar kochen, abgießen und sofort mit der Gemüsemischung vermengen. Mit Parmesan bestreuen.

Reis-Feta-Topf

Zutaten:
60 g Parboiledreis
1 ½ Tassen Wasser
1 Tasse passierte Tomaten
1 TL Gemüsebrühe
1 TL italienische Kräuter
1 rote Paprika
1 kleine Zucchini
60 g Fetakäse

Zubereitung:
1. Gemüsebrühe zum Wasser geben. Reis in Wasser und den passierten Tomaten 10 Minuten kochen lassen.
2. Das klein geschnittene Gemüse und die Kräuter dazugeben, alles nochmals 10 Minuten bei geringer Wärmezufuhr unter gelegentlichem Rühren köcheln lassen. Am Ende der Garzeit den Fetakäse unterheben.

Fischauflauf

Zutaten:
200 g frisches oder aufgetautes Fischfilet (Pangasius, Seelachs, Victoriabarsch etc.)
100 g saure Sahne oder Crème légère
Gemüsebrühe, Salz, Pfeffer
Dill
200 g Tiefkühl-Kaisergemüse
2-3 Kartoffeln

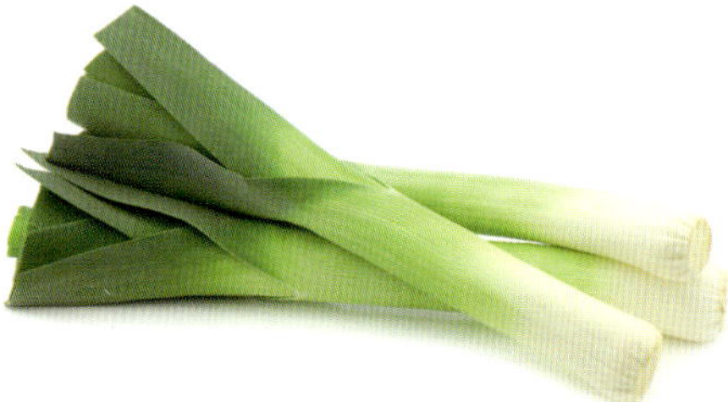

Zubereitung:
1. Das Fischfilet in eine Auflaufform geben. Saure Sahne kräftig mit Kräutersalz, Dill, Salz und Pfeffer würzen, über den Fisch streichen.
2. Das Gemüse in ein Sieb geben, mit kochendem Wasser übergießen, danach auf den Fisch verteilen. Backofen auf 200 °C vorheizen, den Fischauflauf 20–30 Minuten backen.
3. In der Zwischenzeit Kartoffeln schälen und in Salzwasser gar kochen.

DOPPELKOCHTIPP:
Die doppelte Menge Kartoffeln kochen und am nächsten Tag eine Bauernpfanne zubereiten.

Käse-Lauch-Suppe für 2 Tage

Zutaten:
200 g mageres Rinderhackfleisch
1 Zwiebel
1 TL Öl
2 Stangen Lauch
50 g magere Schinkenwürfel
1 kleine Dose Pizzatomaten
300 ml Gemüsebrühe
1 kleine Dose Champignons
2 Ecken leichter Schmelzkäse

Zubereitung:
1. Zwiebel schälen und in Würfel schneiden. Zusammen mit den Schinkenwürfeln und dem Hackfleisch kurz in Öl anbraten.

2. Lauch in Ringe schneiden mit den Pizzatomaten zu der Hackfleischmasse geben. Mit Gemüsebrühe aufgießen. 20 Minuten bei geringer Wärmezufuhr köcheln lassen.
3. Champignons und Schmelzkäse dazugeben, einmal aufkochen und weitere 5 Minuten ziehen lassen.

Ebly-Geflügel-Gemüse-Pfanne

Zutaten:

50 g Ebly
100 g Hähnchenbrustfilet
½ Stange Lauch
1 Möhre
50–70 g Mais nach Geschmack
150 g Champignons
100 g Kirschtomaten
40 g Kräuter Crème légère

Zubereitung:

1. Ebly nach Packungsanweisung zubereiten. Hähnchenbrustfilet würfeln, Gemüse putzen, Lauch, Möhren und Champignons in dünne Scheiben schneiden, Tomaten halbieren.
2. Hähnchenbrustfilet kurz in Öl anbraten, das Gemüse außer den Tomaten dazugeben, 10 Minuten in geschlossenem Topf bei geringer Wärmezufuhr köcheln lassen.
3. Ebly und Tomaten dazugeben, kurz erhitzen, mit Salz und Pfeffer abschmecken.
   Zum Schluss Crème légère unterrühren.

LEBE-LEICHTER-TIPP:
Mache den Teller-Service. Fülle alle Teller in der Küche. Lass die Schüssel und Töpfe auf dem Herd stehen. Ist dein Teller leer, gibt's nichts mehr.

Nasi Goreng

Zutaten:

50 g Vollkornreis (Rohgewicht), gekocht (siehe Tipp Seite 94)
100 ml Wasser
1 Stange Lauch, in Streifen geschnitten
½ rote Paprikaschote in Streifen geschnitten
1 Knoblauchzehe, fein gehackt
1 TL Öl
1 TL Sojasoße
½ TL Sambal Oelek
1 Ei
100 g Salatgurke

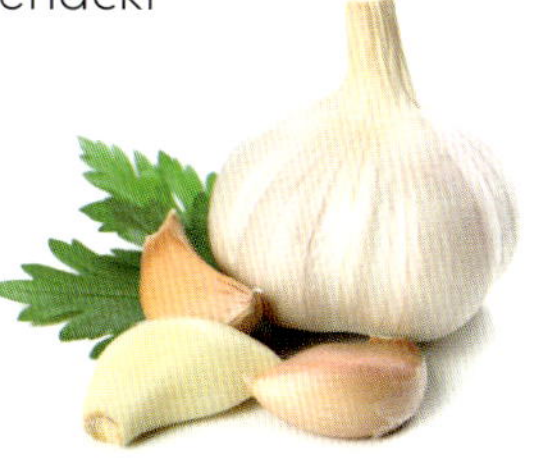

Zubereitung:

1. Reis mit Wasser am Vormittag einmal aufkochen, zudecken und bis zum Abend aufquellen lassen. Kein Salz beigeben!
2. Lauch und Paprika in Streifen schneiden. Knoblauch fein hacken. Gemüse mit Knoblauch im Öl braten. Bei Bedarf einen kleinen Schuss Wasser beimengen. Wenn das Gemüse bissfest ist, den gekochten Reis dazugeben und kurz mitbraten. Mit Sojasoße und Sambal Oelek abschmecken, evtl. noch etwas salzen.

3. Spiegelei fettfrei braten, oder Ei mit wenig Salz aufschlagen und ein Omelette backen, in Streifen schneiden. Nasi Goreng auf einem Teller anrichten. Das Spiegelei oder die Eierstreifchen darübergeben. Die Salatgurke in dicke Scheiben schneiden und roh dazu servieren.

TIPP:
Doppelte Menge Reis kochen und am nächsten Tag für den Reisauflauf verwenden.

Reisauflauf

Zutaten:
120 g gegarter Reis
100 g Hähnchenbrustfilet, gewürfelt
1 TL Öl, 1 Zwiebel in Ringen
1 Paprikaschote
1 Dose Pizzatomaten
1 Löffel Schmand
Salz, Pfeffer, Chili
30 g geriebener Käse

Zubereitung:
1. Hähnchen und Zwiebeln in Öl anbraten, Gemüse dazugeben, etwas köcheln lassen. Schmand unterheben.
2. Reis in eine Auflaufform geben, Gemüse-Fleisch-Mischung darüber verteilen. Mit Käse bestreuen und 20 Minuten bei 200 °C im Ofen überbacken.

Gemüsefrittata

Zutaten:
1 Zucchini 150 g
100 g Champignons
100 g Zuckerschoten
1 Zwiebel
2 Eier
2 EL Milch
50 g gekochter Schinken
1 EL Schnittlauch
1 TL Öl

Zubereitung:
1. Die Zwiebel schälen und in feine Würfel schneiden. Das Gemüse putzen und in kleine Stücke schneiden. Zwiebel in Öl 2 Minuten andünsten, Gemüse zugeben und bei schwacher Hitze bissfest dünsten.
2. Eier mit Milch, Schinken, Salz und Schnittlauch verquirlen, über das Gemüse geben. Bei geschlossener Pfanne ca. 5 Minuten stocken lassen, wenden und noch weitere 2 Minuten in der Pfanne lassen.

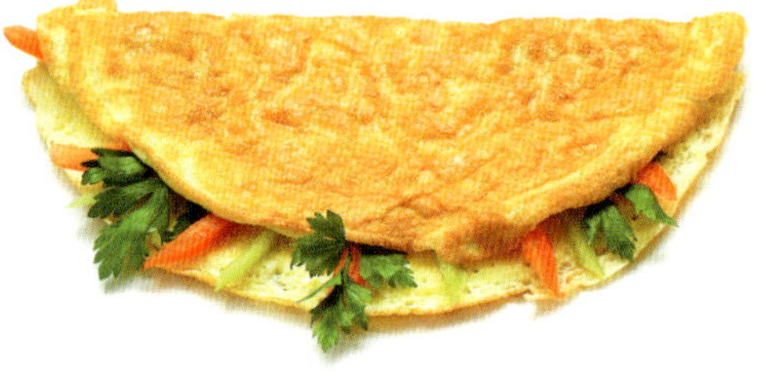

WOK-GERICHT

TIPP:
Wok-Gerichte eignen sich hervorragend für die schnelle, leichte Küche

Zutaten:
1 kleine Zwiebel
1 TL Öl
200 g Tiefkühl-Asia-Gemüse-Mischung
200 ml Gemüsebrühe
60 g Wok-Nudeln
1 EL Sojasoße
1 Prise Salz, 1 Prise Curry, 1 Prise Pfeffer
Ein kleines Stück Ingwer (Haselnussgröße)

Zubereitung:
1. Die Zwiebel in Streifen schneiden, in einer Pfanne im Öl andünsten. Das Gemüse zugeben und gut anbraten.
2. Brühe angießen, die Nudeln zugeben und unter gelegentlichem Rühren in etwa 5 Minuten garen. Mit den Gewürzen scharf abschmecken.
3. Nach Belieben 30 g gegarte Hühnerbrust oder Bratenreste zugeben und zum Schluss mit erhitzen.

Sahne-Hering

Zutaten:
1 Bismarckhering aus dem Glas
125 g Magermilchjoghurt 0,1 % Fett
1 EL Sahne
1 säuerlicher Apfel
2 kleine Gewürzgurken
1 Zwiebel
Etwas Sud vom Hering
3 Kartoffeln

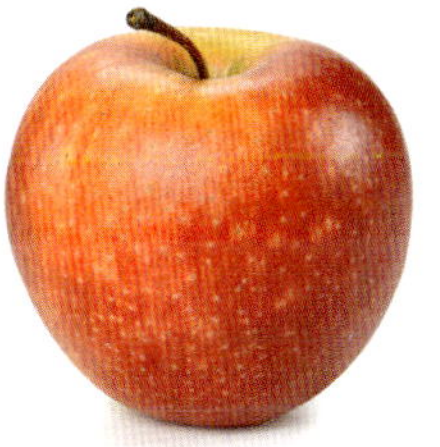

Zubereitung:
1. Hering, Äpfel und Gurken in kleine Stücke, Zwiebel in Ringe schneiden. Mit den restlichen Zutaten vermengen, 1 Stunde ziehen lassen.
2. Kartoffeln mit Schale in Salzwasser gar kochen.

DOPPELKOCHTIPP:
Die dreifache Menge an Kartoffeln kochen und am nächsten Tag Kartoffelsalat für zwei Tage zubereiten.

Kartoffelsalat für 2 Tage

Zutaten:
6 große Kartoffeln
1 Zwiebel
75 g magere Schinkenwürfel
1 EL Öl, 50 ml Essig
100 ml sehr würzige Gemüsebrühe
2 Gewürzgurken
Salz, Pfeffer

Zubereitung:
1. Kartoffeln am Vortag kochen, schälen. Kartoffeln und Gewürzgurken in Stücke schneiden, in eine Schüssel geben.

2. Zwiebeln hacken und in 1 EL Öl anbraten, Schinkenwürfel kurz mitbraten lassen. Mit Essig und Gemüsebrühe ablöschen und etwas einkochen lassen.
3. Das Ganze über die Kartoffeln geben. Mit Salz und Pfeffer abschmecken. Dazu ein Stück Obst nach Wahl.

Sauerkraut-Kartoffelpfanne

Zutaten:
1 kleine Dose Sauerkraut
2–3 Kartoffeln
1 Zwiebel
50 g magerere Schinkelwürfel
1 EL Öl
Salz, Pfeffer, Chili,
nach Bedarf 2 EL saure Sahne

Zubereitung:
1. Kartoffeln in Salzwasser garen und abtropfen lassen. Die Zwiebel in kleine Würfel schneiden und zusammen mit den Schinkenwürfeln und dem Öl in einer Pfanne anschwitzen. Das Sauerkraut dazugeben und ebenfalls kurz mitdünsten.
2. Die Kartoffeln unterheben und ebenfalls kurz mit anbraten.
   Mit Salz, Pfeffer und je nach Geschmack auch Chili würzen. Wer es gern etwas saftiger mag – etwas Gemüsebrühe dazugeben und 2 EL saure Sahne unterrühren. Die Sauerkrautpfanne schmeckt auch sehr gut mit Spätzle.

SUPPENTIPPS:
Steht abends ein Restaurantbesuch an oder bist du eingeladen? Weißt du mittags schon, dass das Kalorienbudget abends etwas überschritten wird? Plane für solche Tage bei den anderen Mahlzeiten etwas sparsamer. Bewährt haben sich die Gemüsesuppen.

Gemüsesuppe

Zutaten:
300 g Gemüse deiner Wahl
(z. B. Kohlrabi, Blumenkohl, Zucchini)
300 ml kräftige Gemüsebrühe
2 Ecken Schmelzkäse

Zubereitung:
1. Gemüse waschen, in kleine Würfel schneiden und in der Gemüsebrühe weich kochen.
2. Schmelzkäse dazugeben und alles pürieren.

Gemüsesuppe schmeckt unpüriert und ungebunden genauso gut.

TIPP:
Von Gemüsesuppe darfst du immer zwei Teller essen.

DIE SUPPEN MEINER MUTTER

Beates Blog | 15.11.2011

Während unsere Suppe auf dem Herd brodelt (heute muss es schnell gehen, denn gleich wollen die Handwerker in die Küche), ereilt mich der Gedanke, dass manch ein Suppenkasper Suppe im Allgemeinen mit nach Kohl riechenden Treppenhäusern in Verbindung bringen könnte.

Daher eine kleine Aufzählung der Suppen meiner Mutter, bei der es NIE nach Kohl riecht, sondern immer himmlisch lecker.

- Schnibbelbohnensuppe
- Kartoffelsuppe
- Möhrencremesuppe
- Weihnachtssuppe
- Gulaschsuppe
- Grießklößchensuppe
- Tomatensuppe
- Linsensuppe

Die meisten Suppen meiner Mutter kommen ohne Fleisch aus. Na ja, die Gulaschsuppe nicht.

Sie sind stets aus (garten)frischen Zutaten, oft püriert und liebevoll mit Petersilie, Dill, Pistazien, gerösteten Kürbiskernen oder anderen Hinguckern garniert.

Gestern gab es nur deshalb keine Kürbiscremesuppe, weil der Kürbis soooo hart war und meine Eltern ihre 80- und 91-jährigen Kräfte sparen wollten, um meinen Besuch zu genießen. Da war die Zucchini-Tomatencremesuppe einfach schneller gemacht. Mit frischen Kräutern abgeschmeckt und etwas Crème fraîche. Versteht ihr, warum ich Suppenfan bin?

Auf einem meiner Geschirrtücher steht folgende Weisheit: »Fünf sind geladen, zehn sind gekommen, gieß Wasser zur Suppe, heiß alle willkommen.«

Suppe schmeckt jedem und reicht immer. Und aufgewärmt schmeckt sie besonders gut!

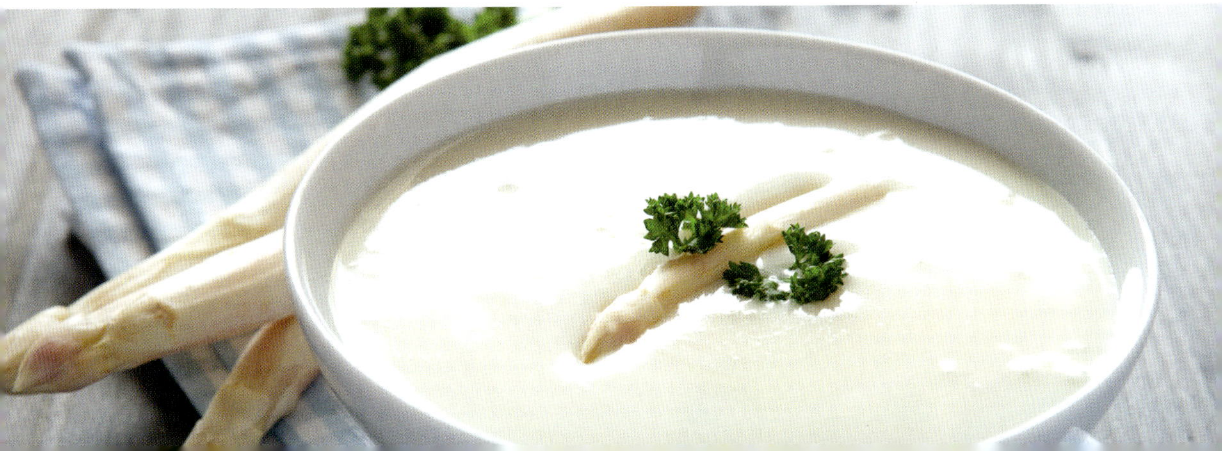

Die süße Versuchung am Nachmittag

Gönne dir nach dem Mittagessen gerne noch einen kleinen Nachtisch (ein Mini), wenn dir der Sinn nach einem süßen Abschluss steht. Er sollte aber direkt im Anschluss an die Mahlzeit erfolgen, wenn der Blutzuckerspiegel noch erhöht ist. Damit du leichter einschätzen kannst, welches Volumen solch ein einmal täglich erlaubter Nachtisch haben darf, haben wir hier einige Beispiele für dich aufgelistet.

Eine gutes Maß für einen Nachtisch sind die kleinen Glasteelichthalter von IKEA.

Es passen ungefähr 100 g hinein. Das Auge und der Magen gewöhnen sich an diese Portionseinheit, wenn man beides lange genug darauf trainiert.

WANN MAN GLÜCKLICH IST

Heikes Blog | 08.11.2011

Nach dem Mittagessen gibt es bei uns immer Nachtisch. Und gibt's den nicht, stelle ich eine Schale Süßigkeiten hin, wo jeder sich etwas nehmen darf. Ein bis zwei kleine Stückchen, danach wird die Schüssel wieder weggestellt, die Jungs wissen meist, wo sie ist, und anstatt die wundersame Vermehrung findet bei uns der ständige wundersame Verlust statt.

Gestern stehen Celebrations auf dem Tisch. Joana fragt, wie viel sie bekommt.

Ich: »Zwei Stück!«

Sie: »Zwei von jeder Sorte?«, und hat schon die Hand in der Schüssel.

Ich: »Nix da, zwei insgesamt, da musst du dich entscheiden, welche du magst.«

Wir greifen uns jede zwei Stücke, mein Mann lehnt dankend ab, was er nicht immer tut.

Und dann erklärt mein Mann Joana, warum es besser wäre gar nicht erst anzufangen, und woher das kommt, dass sie nach zwei Stückchen immer gerne noch mehr möchte.

»Weißt du, wenn du Schokolade isst, dann wird ein Glückshormon ausgeschüttet, das macht dich ganz glücklich. Und weil du das so toll findest, und du noch mehr glücklich sein möchtest, isst du noch mehr Schokolade, damit du eben weiter glücklich bist. Und ich esse lieber gar nichts, und bin einfach so glücklich.«

Also Leute, so einfach ist das: Seid einfach SO glücklich, dann braucht ihr gar keine Schokolade.

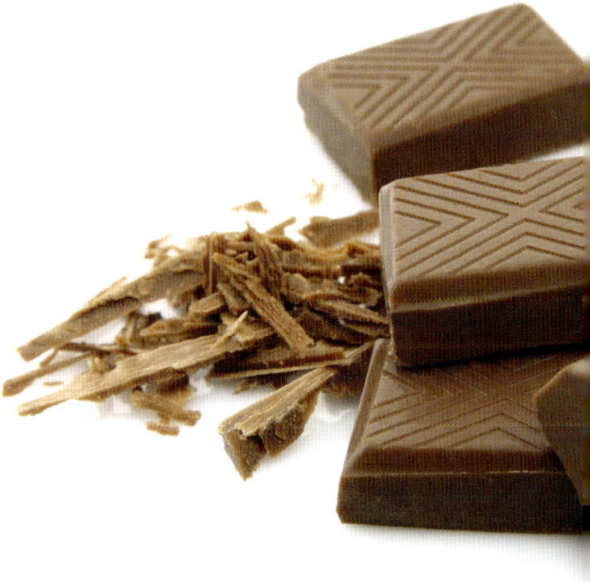

Hier einige Vorschläge für einen portionsgerechten Nachtisch

- 1 kleiner Becher Naturjoghurt mit Früchten
- 1 kleiner Becher Fruchtjoghurt
- Schoko- oder Vanillepudding z. B von Dr. Oetker mit Stevia und 1,5 % Milch zubereitet
- 1 gehäufter EL Mousse au Chocolat
- Götterspeise mit Süßstoff zubereitet
- 100 g Rote Grütze mit 2 EL Vanillesoße
- 100 g Obstsalat mit 1 TL gehackten Nüssen
- 2 Ferrero Küsschen
- 1 Ferrero Rocher®
- 1 Riegel Schokolade z. B. Yogurette® oder Merci
- 1 Trüffelpraline
- 1 kleines Tütchen Gummibärchen
- 2 Löffelbiskuits
- 2 Butterkekse
- 1 Schokoladenkeks

Apfelsalat

Zutaten:
1 Apfel
1 TL Honig
1 TL frisch gepresster Zitronensaft
1 TL gehackte Nüsse
1 EL Schmand

Zubereitung:
1. 1 Apfel auf dem Gurkenhobel in Scheiben schneiden, übrige Zutaten unterheben.

Bratapfel aus der Mikrowelle

Zutaten:
1 säuerlicher Apfel
Zimt, Zucker

Zubereitung:
1. Schneide den Apfel in kleine Stücke. Gebe die Apfelstücke mit einem Schluck Wasser für ca. 5 Minuten in die Mikrowelle.
2. Nach Geschmack mit Zucker und Zimt oder Kakaopulver bestreuen.

Schokoladen-Ananas-Traum

Zutaten:
3 Scheiben frische Ananas
1 Stück Zartbitterschokolade

Zubereitung:
1. Koche Wasser im Wasserkocher auf. In der Zwischenzeit lege das Stück Schokolade in die Ecke eines Gefrierbeutels und verschließe dieses mit einem Clip. Lege den Gefrier-

beutel für 10 Minuten in das heiße Wasser, bis die Schokolade geschmolzen ist.
2. Lege die Ananasscheiben auf einen Teller. Schneide eine kleine Spitze des Gefrierbeutels ab, sodass du kleine Tropfen oder Fäden über die Ananas ziehen kannst. Stelle den Teller mit der Ananas für ca. 20 Minuten in den Kühlschrank.

Schokobanane

Zutaten:
1 kleine Banane
1 TL Nutella oder
1 Stück Zartbitterschokode

Zubereitung:
1. Die Banane längs halbieren. Mit einem Teelöffel Nutella bestreichen und in der Mikrowelle kurz erwärmen.
2. Oder: Die Banane längs halbieren und in der Mikrowelle erhitzen. Schokolade wie beim Schokolade-Ananas-Traum schmelzen und die Banane damit überziehen.

Amarettini-Quark

Zutaten:
3 EL Magerquark
etwas Sprudel zum Glattrühren
1 TL Cappuccinopulver ohne Zucker
5 Amarettini

Zubereitung:
1. Rühre den Quark mit dem Sprudel glatt.
2. Rühre das Cappuccinopulver ein und füge die Amarettini zu.

Sorbet

Zutaten:
1 Handvoll Tiefkühlobst
100 g Joghurt oder Buttermilch
Süßstoff, Stevia oder Zucker

Zubereitung:
1. Mit einem guten Stabmixer pürieren und sofort verzehren.

Nur schwarzer Kaffee und Espresso hat nichts

Bei *Lebe leichter* brauchst du keine Kalorien zu zählen. Und doch solltest du ein Gefühl dafür entwickeln, welche Kaffeespezialitäten und Süßwaren auch in kleinen Mengen sehr zu Buche schlagen.

Diese und folgende Vergleichstabelle soll dich dafür sensibilisieren, wie rasch der Kaloriengehalt auch bei geringen Mengen Süßwaren in die Höhe schnellt.

Abnehmen wirst du nur dann, wenn du weniger Energie (Kalorien) aufnimmst, als du verbrauchst. Erst dann entsteht ein Defizit und der Körper bedient sich von den Energiedepots an Bauch und Hüfte. Da liegen solche Energiereserven, man könnte ganze Städte beleuchten!

Vergleichen lohnt sich
Dies sind keine *Lebe-leichter*-Vorschläge für Maxis oder Minis. Aber solltest du dir ein Mini oder ein Maxi gönnen, dann hilft es dir zu wissen, dass ein Mini ca. 100 kcal sind und ein Maxi ca. 300–400 kcal.

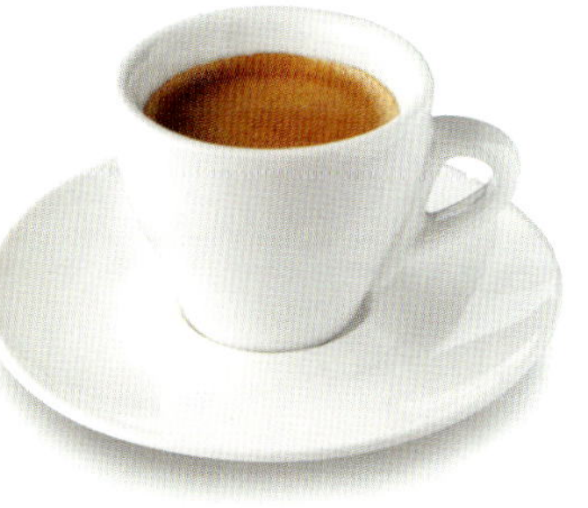

Kaffee	**kcal**
1 Espresso	0 kcal
1 Espresso macchiato mit fettarmer Milch	5 kcal
1 Tasse Kaffee mit Milch	14 kcal
1 Latte macchiato	50 kcal
1 Tasse Kaffee Latte mit Vollmilch	65 kcal
1 Caramel macchiato	75 kcal
1 Caffè mocca mit fettarmer Milch	130 kcal
Heiße Schokolade	**kcal**
1 Glas heiße Schokolade mit fettarmer Milch	140 kcal
1 Tasse Kakao mit fettarmer Milch	160 kcal
1 Tasse Kakao mit Vollmilch	200 kcal
1 Glas heiße Schokolade mit Vollmilch und Schlagsahne	230 kcal
1 Glas heiße weiße Schokolade mit Vollmilch und Schlagsahn	280 kcal

Beate:

Schokolade ist für mich kein Problem mehr. Warum? Ich kaufe sie nie, weil ich weiß, dass ich ihr zu Hause nicht widerstehen kann. Statt immer wieder zu erleben, dass ich die angebrochene Tafel aufesse, kaufe ich sie erst gar nicht ein. Bekommen wir Süßigkeiten geschenkt oder angeboten, nehme ich gerne ein Stück oder zwei. Und sehe zu, dass ich sie schnellstens teile, wenn sie bei uns zu Hause liegen.

Heike:

Schokolade ist ein Problem für mich. Warum? Genau wie Beate, kann ich bei einer angebrochenen Packung meistens nicht widerstehen. Außer mittags, da weiß ich, es gibt ein Stück, das reicht. Bei uns liegt immer Schokolade herum, meine Willensstärke ist täglich gefordert. Meistens halte ich gut durch, weil ich weiß, was ich will. Manchmal erliege ich allerdings meiner Lust. Meine beste Strategie: gar nicht erst anfangen.

Disziplin ist die Fähigkeit, sich zu merken, was man will.

Mini	**kcal**	**Maxi**	**kcal**
1 Stück Schokolade 6 g	32	1 kleiner Schoko-Cookie	96
1 Kinder Country	130	1 Snickers (59 g)	300
1 Schoko-Milchreis Vanille	109	1 Fantasia Schokoball	172
1 Schokopudding Optiwell	102	1 Stracciatella Rahmjoghurt	166
1 Doppelkeks mit Kakaocremefüllung	70	1 Blaubeer-Muffin	433

9 TIPPS FÜR DEN UMGANG MIT SÜSSIGKEITEN

1. Genieße regelmäßig nach der Mahlzeit eine dosierte Kleinigkeit. So kommt der Heißhunger nach Süßem erst gar nicht auf.
2. Lass dir ein Stückchen teure Edelschokolade auf der Zunge zergehen. Am besten Zartbitter.
3. Schließe die Abendmahlzeit mit einer Tasse Malzkaffee ab. Das macht zusätzlich satt und zufrieden.
4. Probiere es mit einem aromatisierten Roibusch- oder Yogi-Tee. Gerade die Sorten Chai-, Sweet Chai oder Schokolade stillen den Heißhunger auf etwas Süßes.
5. Räume Süßigkeiten konsequent aus deinem Sichtfeld. Wer ständig Süßes vor Augen hat, greift häufiger zu.
6. Probiere die »Nur-heute-Methode«. Sage dir: Nur heute esse ich mal gar keine Süßigkeiten.
7. Investiere das gerade gesparte Geld (das du nicht für Kuchen oder Eis ausgegeben hast) in einen persönlichen Wunsch.
8. Erinnere dich an dein Ziel. Ist der Aussetzer es wert, in dieser Woche nicht abzunehmen?
9. Sei der Held des Tages! Du lässt die Finger davon – aus eigener Einsicht! – und tust gerade etwas sehr Gutes für deine Gesundheit.

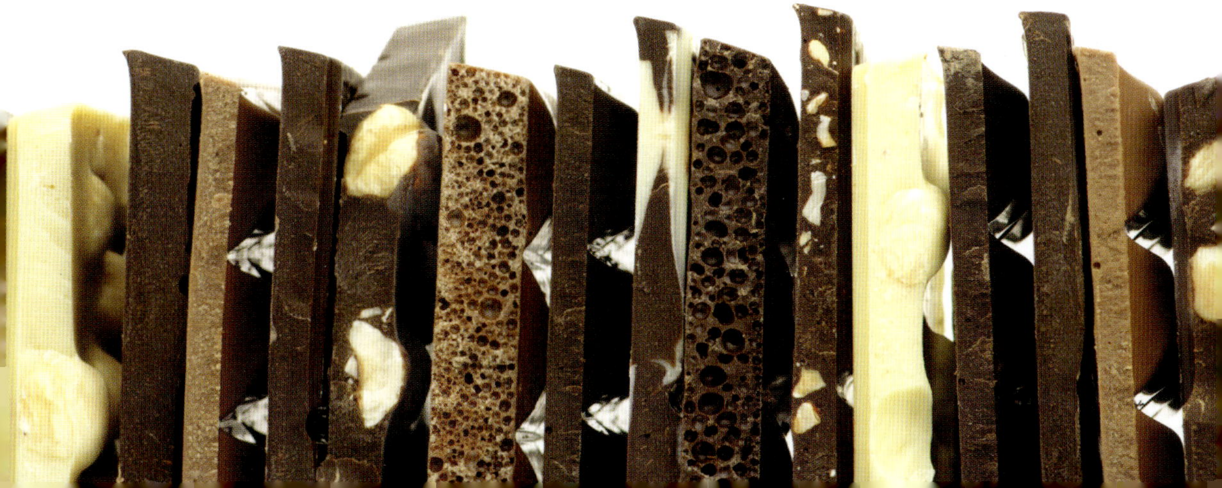

Die Lieblingsmaxis unserer *Lebe-leichter*-Coaches

Getränke-Maxis

- 400 ml Wein/Sekt
- 500 ml Bier
- 500 ml Radler
- 500 ml süße Weinschorle
- 750 ml alkoholfreies Bier
- 600 ml Cola oder Limonade

Deftige Maxis

- 1 Laugenbrezel, evtl. mit wenig Butter
- 75 g Chips
- 100 g Salzstangen oder Salzbrezeln
- 50 g Nüsse
- 70 g Mikrowellen-Popcorn mit Salz oder Zucker

Süße Maxis

- 1 Schokokussbrötchen
- 1 Magnum beliebige Sorte
- 200 g Apfelkuchen mit Hefeteig
- Apfelkrapfen ca. 200 g
- 1 Stück gedeckter Apfelkuchen, Mürbteig
- 1 Stück Linzer Torte
- 250 g oder 3 Kugeln Eis
- 100 g Gummibärchen
- 250 g Rahmjoghurt mit Erdbeeren
- 70 g Schokolade
- 200 g Apfelstrudel
- 1 Stück Sahnetorte
- 6 Raffaellos
- 4 Schokoladen-Cookies
- 1 Mövenpick Macao Mandel
- 1 Schokoriegel, z. B. Snickers, Mars, Bounty
- 1 Crêpe mit Zucker und Zimt oder Nutella
- 4 Schokotrüffel

Kombinierte Maxis: einige Beispiele

- 200 ml trockener Rotwein,
  50 g Gouda Würfel,
  100 g Weintrauben
- Latte macchiato tall und
  1 Apfeltasche bei McDonald's
- 1 Glas Rotwein mit 50 g Cracker

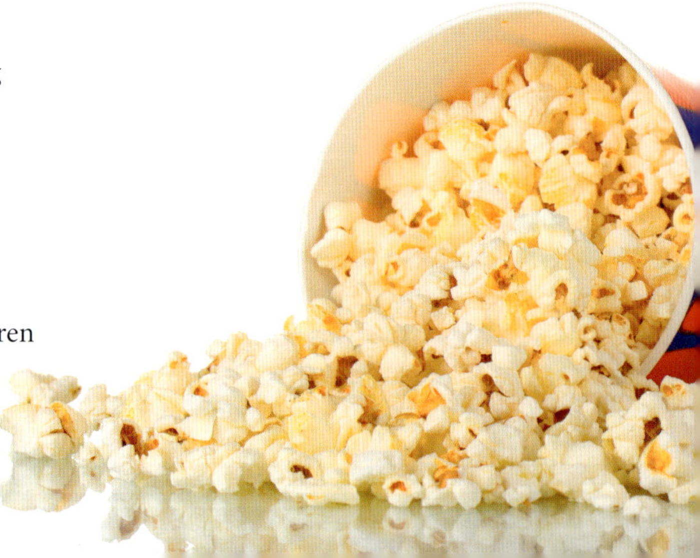

Disziplin ist die
Fähigkeit,
Belohnungen
auf später
zu vertagen.

8 BEREIT FÜR DIE ZWEITE HALBZEIT?

Die Pause nutzen

Du hast noch ein paar Minuten, bevor du an deinen Arbeitsplatz zurückkehrst?

Die Königsvariante ist, wenn du noch Zeit für einen Spaziergang findest. Entweder du gehst ganz allein, oder du verabredest dich dazu. Spazierengehen steigert deine Leistungsfähigkeit.

Von diesem Walk & Talk profitierst du in mehrfacher Hinsicht. Du tankst frische Luft. Das Tageslicht hat einen günstigen Einfluss auf deine Seele. Die Bewegung tut dir gut. Und beim gegenseitigen Austausch kommen dir oft die besten Ideen.

Kennst du das kleinste Fitnessstudio der Welt? Das Theraband®, in verschiedenen Stärken in jedem Sanitätsgeschäft erhältlich, passt sogar in die Hosentasche. Auf Seite 170 findest du einige effektive Übungen zum Muskelaufbau. So kannst du sogar in einer kurzen Pause ein paar Kraftübungen machen.

Vielleicht hast du aber auch die Gelegenheit, ein kurzes Mittagsschläfchen zu machen. Die innere Uhr des Menschen ist zwischen 13 und 14 Uhr auf ein kleines Leistungstief programmiert. Ein Power Nap von 15 Minuten bringt dir so viel wie 1½ Stunden Nachtschlaf. Stell dir deinen Handywecker auf 15 Minuten und du kannst entspannt abtauchen.

Zurück am Arbeitsplatz

Richte dir deinen Platz wieder zweckmäßig her. Rücke in den Vordergrund, was du brauchst und was du fördern willst. Steht die Wasserflasche am Platz? Du kannst am Computer eine Erinnerungsfunktion fürs Trinken installieren. Hast du deinen Vorsatz, leichter zu leben, auch an deinem Arbeitsplatz vor Augen?

Beate:

Während ich im Außendienst arbeitete, baumelte meine Erinnerung, leichter zu leben, in Form eines checkkartengroßen, eingeschweißten Spruchs am Rückspiegel meines Wagens und brachte mich täglich zum Lächeln: Die Sieger des Sommers werden im Winter gemacht.

Auf Maries Fensterbank in der Küche steht ein Topf mit Petersilie. Dort hat sie mit zwei Silberdrähten ihren Vorsatz visualisiert: Sie hat daraus die Ziffern geformt, die sie bald auf der Waage sehen möchte. Ist ein Ziel erreicht, wird der Draht neu gebogen.

Christian setzt auf den Trick mit der Eieruhr. Sie hilft ihm, eine Stunde lang konzentriert bei einer Aufgabe zu bleiben. Solange die Eieruhr läuft, wird weder im Internet gesurft noch werden E-Mails gecheckt. Danach gibt's natürlich eine Pause.

Gewöhne dich nach Möglichkeit an Arbeitsintervalle im Stunden- oder 1½-Stunden-Takt. Trainiere es regelrecht, dich während dieser Zeit mit ungeteilter Aufmerksamkeit deinem Projekt zu widmen.

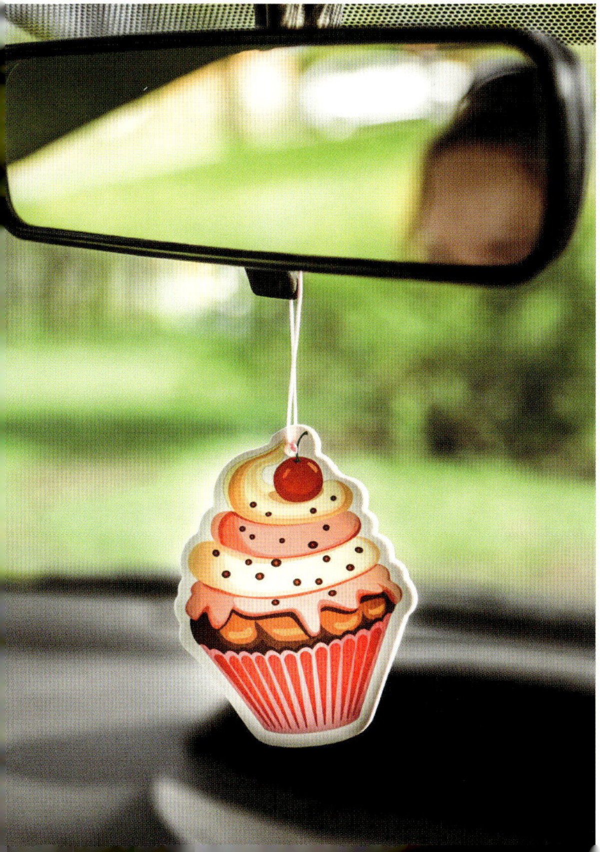

Nimm Haltung an

Wechsel trotz höchster Konzentration so oft wie möglich deine Sitzposition. Kannst du so an deinem Platz sitzen, dass die Knie im 90°-Winkel gebeugt sind? Strecke mehrmals hintereinander die Beine aus, halte die Spannung und ziehe sie wieder an. Das fördert die Durchblutung und sorgt für ein bisschen Muskelarbeit.

Aktiviere die Venenpumpe. Hebe dafür im Wechsel deine Fersen an und senke sie dann wieder ab. Das verbessert die Durchblutung der Waden und beugt Krampfadern und Besenreisern vor.

Auch den Oberkörper solltest du immer wieder bewegen. Setze dich ab und zu auf einen Sitzball. Effektive Übung für zwischendurch: Drehe den Kopf so weit wie möglich nach rechts. Schaue dir über deine rechte Schulter. Federe nach. Jetzt langsam zur Mitte zurück. Nun drehe den Kopf so weit wie möglich nach links. Nachfedern.

Und jetzt über die linke Schulter schauen. 10-mal rechts, 10-mal links.

»Vielschreibtischer« könnten in eine bewegliche Sitzauflage investieren.

Angela:

Ich habe mir eine bewegliche Sitzauflage geleistet. Dadurch muss ich ständig meine Haltung ausgleichen. Seit ich diese Sitzauflage habe, bin ich nicht mehr so verspannt und habe weniger Kreuzschmerzen. Die Investition hat sich gelohnt.

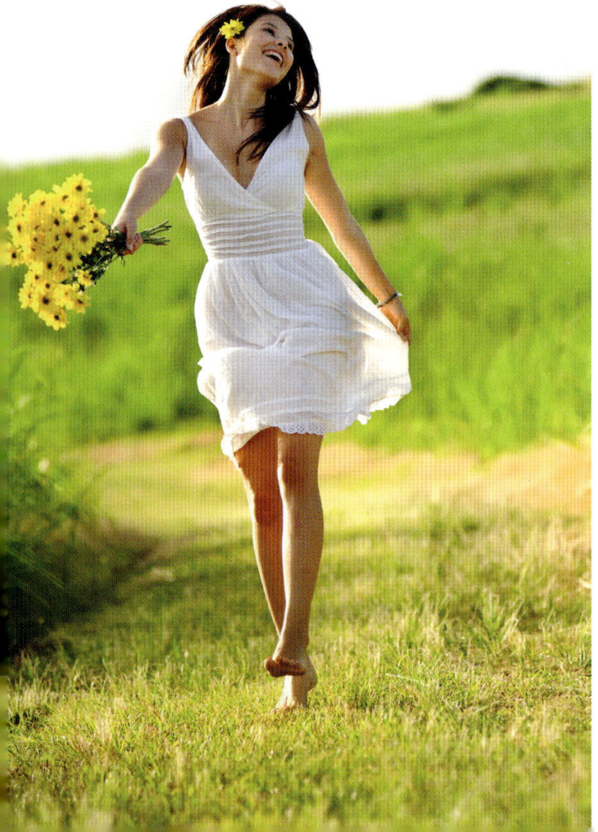

Eine leicht zurückgelehnte oder vorgebeugte Haltung belastet die Wirbelsäule übrigens weniger als das oft propagierte aufrechte Sitzen. Der Rücken wird am wenigsten belastet, wenn sich der Oberkörper beim Sitzen im 135°-Winkel zu den Beinen befindet.

Beim Tippen am Computer sollen Ellenbogen und Oberarme einen rechten Winkel bilden und deine Handgelenke möglichst gerade bleiben. Kreise öfter mit deinen Schultern.

Lachen heißt, das Leben lieben

Wer bewusst leichter lebt und sooft wie möglich lacht, wird auch anstrengende Arbeitstage besser wegstecken. Lachen ist wie sozialer Klebstoff.
Es bringt ein positives Klima ins Büro. *Lebe leichter* empfiehlt dir allen Ernstes, deine durchschnittliche Lacherquote mindestens zu verdoppeln. Suche Gelegenheiten, zu lachen!

> Nichts in der Welt ist so ansteckend wie Gelächter und gute Laune.
>
> CHARLES DICKENS

Wer lacht, wird besser mit Stress fertig. Lachen fördert die Durchblutung und damit die Leistungsfähigkeit. Lachen baut Spannungen ab. Wer lacht, schläft besser und besitzt mehr Abwehrkräfte. Lachen ist das ideale Muskeltraining. Es mobilisiert fast alle Muskeln, von 15 Gesichtsmuskeln über das Zwerchfell bis hin zu Unterleib und Beinen. Lachen bildet Hormone. Es kommt zur Ausschüttung von Endorphinen, die Schmerzen dämpfen.

Die Bibel sagt, ein frohes Herz tut gut wie Medizin – und *Lebe leichter* verordnet dir die doppelte Dosis.

Dem Fröhlichen gehört die Welt,
die Sonne und das Himmelszelt.

THEODOR FONTANE

Tea-Time und andere Rituale

Sitzt du schon an deinem Lieblingsplatz zu Hause oder bist du noch an deinem Schreibtisch im Büro? Führe ein Ritual zwischen Arbeit und Feierabend ein. Vor dir steht eine heiße Tasse Tee. Du schnupperst den Duft und trinkst genüsslich Schluck für Schluck. Du spürst, wie die Pause dir guttut. Danach bist du bereit, umzuschalten.

Jürgen kommt abends nach Hause, zieht seinen Anzug aus und seine Freizeitkleidung an. Jetzt ist er »angekommen«. Sein Feierabend kann beginnen.

Bettina macht beim Heimfahren einen kleinen Umweg und hält an ihrer Walkingstrecke. Die Stöcke hat sie im Auto. Eine halbe Stunde laufen – und sie hat umgeschaltet.

Wenn Martin nach Hause kommt, geht er schnurstracks ins Bad und unter die Dusche. Mit dem Schweiß des Tages wäscht er auch die Gedanken rund um das Tagesgeschehen ab. Jetzt ist Zeit zum Entspannen.

Lisa arbeitet mitten in der Innenstadt. Bevor Sie mit Straßenbahn und Zug nach Hause fährt, bummelt sie ein Viertelstündchen durch ihren Lieblingsbuchladen. Die Gedanken des Arbeitstages lässt sie hinter sich.

Je schneller heißt nicht desto besser.

Rituale geben unserem Alltag Struktur. Sie helfen aber auch, uns auf eine beabsichtigte Veränderung einzustimmen. Auf Seite 147 findest du Ideen, die deinem Alltag Struktur verleihen – und die mit Essen nichts zu tun haben. Denn das wolltest du doch ändern.

Finde deine persönlichen Abschluss- und Feierabendrituale. Lass dich von unseren Ideen auf Seite 150 inspirieren.

RITUALE BEIM ESSEN

Beates Blog | 27.01.2012

»Ich schließe meine Mahlzeit regelmäßig mit einem kleinen Ritual ab ...«, doziert eine Teilnehmerin in meinem Morgentreffen.
»Wo haben Sie denn den tollen Satz her?«, frage ich sie.
»Das haben Sie doch gesagt ... letzte Woche ...!« –
»Was, so interessante Sachen sag ich?« Zwar war mir nicht bewusst, dass ich diesen Satz gesagt habe, aber ich praktiziere es.
Nach meinem Frühstück – wie immer zwei dünne Scheiben getoastetes Vollkornbrot, Frischkäse und Honig, K & K (Kiwi und Kaffee) – zelebriere ich mein IKEA-Riesenwasserglas mit 300 ml Wasser und einer Sprudeltablette Magnesium (aus dem Geheimversteck, weil meine Kinder so wild drauf sind). Nach dem Teller Mittagessen gibt's meist als Nachtisch eine Quarkspeise ... weil Quark so schön satt macht und ich so ein Hungerlappen bin ... und abends gibt's noch einen schönen Tee. Im Moment Sweet Chai aus meinem Geheimversteck. Müssen Sie eigentlich auch Sachen verstecken?

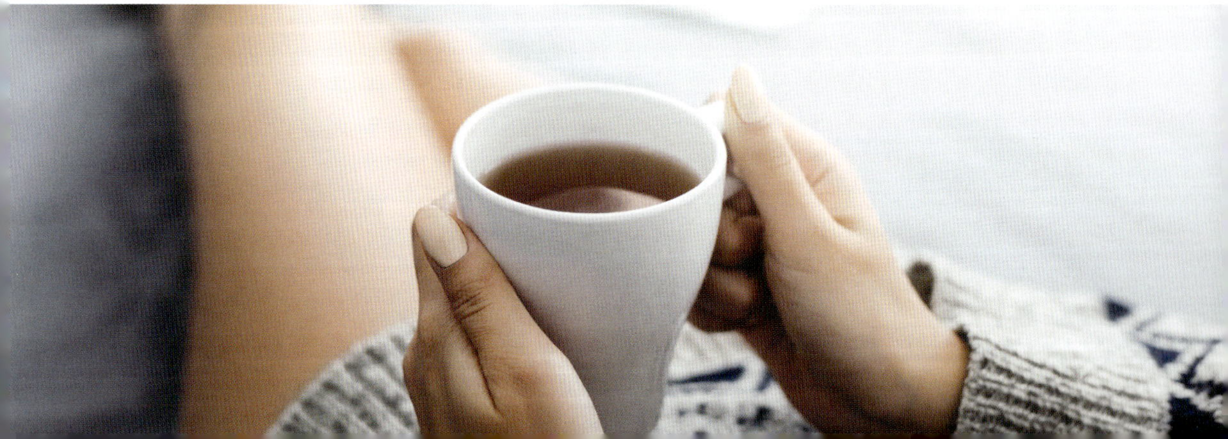

Du kannst nicht zurückgehen und den Anfang ändern. Aber du kannst heute beginnen, das Ende zu ändern.

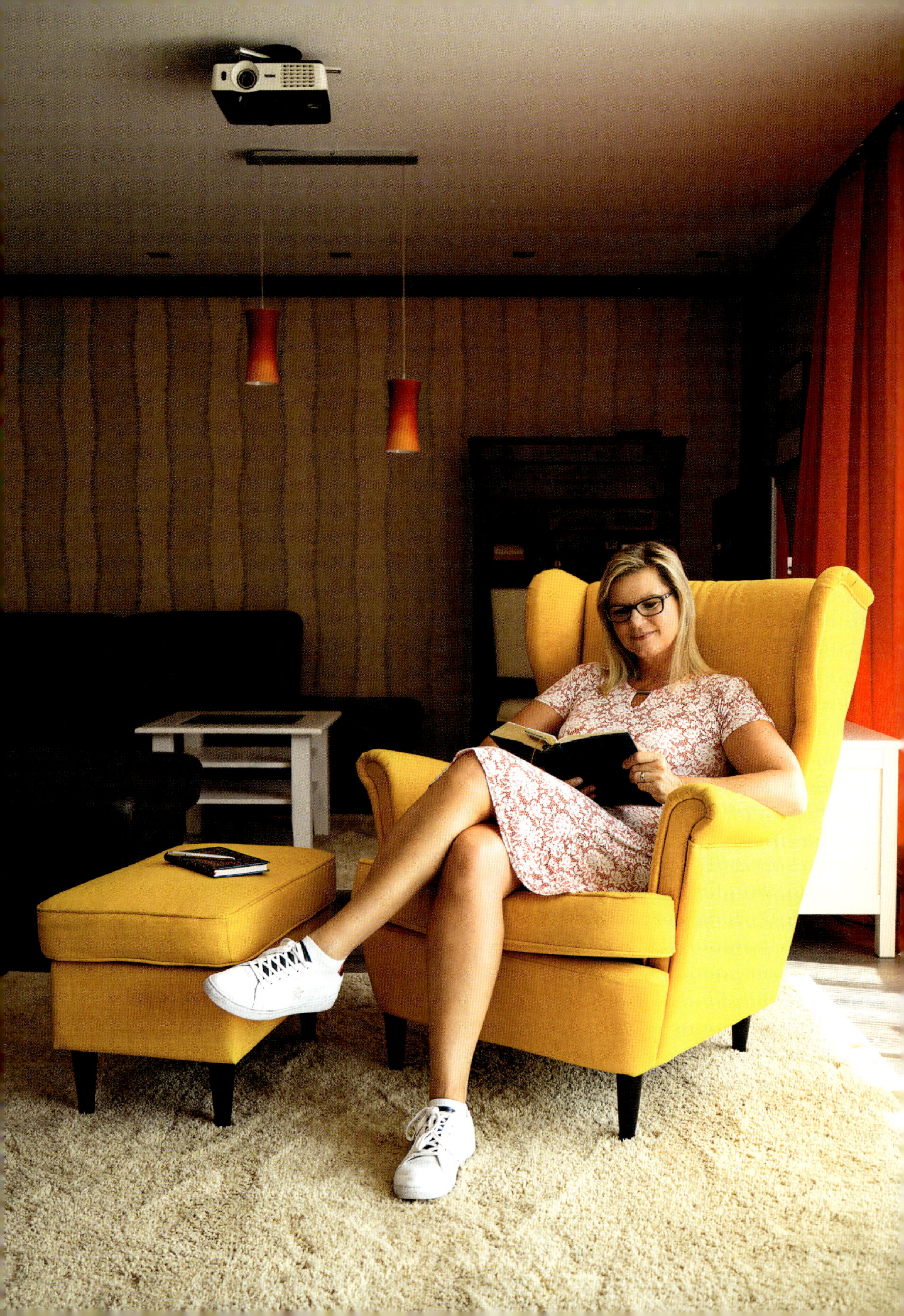

9 ENDLICH FEIERABEND

Nach dem langen Arbeitstag hast du dir deinen Feierabend verdient. Unsere Rezepte sind in wenigen Minuten zubereitet. Iss so früh wie möglich zu Abend. Nimm dir Zeit. Iss langsam. Die Sättigung setzt erst nach 20 Minuten ein. Schön, wenn du dann zufrieden am Tisch sitzt und deine Mahlzeit genussvoll ausklingen lässt.

Essen ist ein Bedürfnis, genießen eine Kunst.

FRANCOIS DE LA ROCHEFOUCAULD

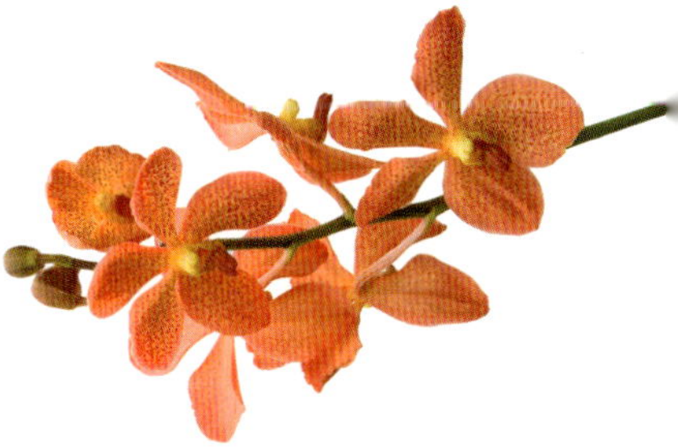

Abendessen

DINGE GEREGELT KRIEGEN

Beates Blog | 16.09.2012

Wie man bei einer Hochzeit bei Vollmond unter Bäumen mit einem Glas Wein in der Hand über Wohnungputzen und Ausmisten reden kann, ist mir im Nachhinein ein Rätsel. Ich hatte Christine länger nicht mehr gesehen und die Rede kam aufs Putzen.
»Ich schreib mir jetzt eine Wochenliste mit 5 Punkten, die ich jeden Tag mache«, erklärt mir Christine, die auf diese Weise nun schon ihr Schlafzimmer ... diese Schublade ... dieses Badezimmerfach ... entrümpelt hat. Weil mich das Thema Haushalt auch nach 28 Jahren nicht kalt lässt und ich grade keine Putzfee habe, frage ich:
»Steht da auch so was wie Badezimmerspiegel putzen drauf?«
»Spiegel putze ich nur alle 2 Wochen ...«, meint Christine.
»Die werden ja nicht so schnell dreckig.« Kommt daher, weil Christine keine Kinder hat, die sich beim Zähneputzen grundsätzlich im Spiegel betrachten ...
Meine Liste wird definitiv anders aussehen. Für heute ist der Spiegel geputzt und ich fahre nach Lauf, um dort Lebe leichter vorzustellen. Bis ich heimkomme, ist der Spiegel wieder dreckig.

In 10 Minuten auf dem Tisch

Du wünschst dir eine Idee, wie du mit einem Tiefkühlprodukt im Handumdrehen eine warme Mahlzeit zubereiten kannst? In unserem Beispiel kannst du dich nach zehn Minuten zu Tisch setzen:

1. Tiefkühlgemüse (unser Vorschlag: Chinagemüse) in der Mikrowelle auftauen.
2. Eine Hähnchenbrust in Streifen schneiden und in wenig Öl anbraten, würzen.
3. Einen Beutel Expressreis in der Mikrowelle nach Packungsanweisung zubereiten.
4. Währenddessen Fleisch und Gemüse mischen, abschmecken und den Tisch decken.
5. Guten Appetit. Wenn du eine große Portion gekocht hast, reicht sie auch für morgen.

Mediterranes Putenschnitzel

Zutaten:
1 mittelgroße Zucchini, ca. 300 g
1 Putenschnitzel oder 1 Hähnchenbrust
60 g Fetakäse
2 EL Bruschetta-Aufstrich aus dem Glas
Salz
Pfeffer
1 Scheibe getoastetes Vollkornbrot

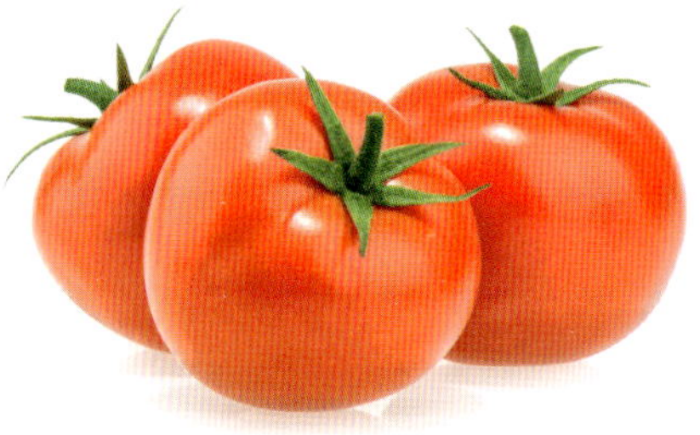

Zubereitung:
1. Fleisch von beiden Seiten scharf anbraten, salzen, pfeffern. Zucchini raspeln, mit dem Feta und dem Bruschetta-Aufstrich vermischen und evtl. mit Salz und Pfeffer abschmecken.
2. Fleisch in eine kleine Auflaufform geben, mit der Zucchini-Käse-Masse bedecken. 20 Minuten bei 200 °C überbacken. Dazu eine Scheibe getoastetes Vollkornbrot.

Bauernpfanne mit Tomatensalat

Zutaten:
2–3 Kartoffeln (am Vortag gekocht)
2 Eier
50 g magere Schinkenwürfel
1 TL Öl
Salz, Pfeffer
2 Tomaten
1 EL Schmand

Zubereitung:
1. Kartoffeln in kleine Würfel schneiden. Schinkenwürfel kurz in Öl anbraten, die Kartoffeln dazugeben und bei gelegentlichem Wenden braun braten.
2. Eier verquirlen, salzen, pfeffern und auf die Kartoffeln gießen. Kartoffel-Ei-Mischung mit dem Pfannenwender zur Mitte schieben, bis alles gestockt ist.
3. Tomaten in Würfel schneiden, mit Schmand und 1 Prise Salz vermischen.

Bunte Gemüsepfanne mit Mozzarella

Zutaten:
1 Tomate
300 g Gemüse nach Wahl
(z. B. Karotte, Zucchini, rote und gelbe Paprika, 1 Frühlingszwiebel)
1 Schuss Gemüsebrühe
1 Kugel Mozzarella (125 g)
Salz, Pfeffer, italienische Kräuter

Zubereitung:
1. Gemüse in kleine Stücke schneiden, Tomate würfeln. Alles zusammen in einer beschichteten Pfanne fettfrei anbraten. Einen kleinen Schuss Gemüsebrühe dazugeben und das Gemüse ungefähr 10 Minuten bissfest schmoren lassen.
Mit Salz, Pfeffer und den italienischen Kräutern abschmecken.
2. Mozzarella in Scheiben schneiden und auf dem Gemüse verteilen. Pfanne mit einem Deckel schließen und den Käse ca. 5 Minuten schmelzen lassen.

Überbackene Maultaschen mit grünem Salat

Zutaten:
3 Maultaschen
(Gemüse- oder Fleischfüllung)
½ Dose Pizzatomaten
2 EL geriebener Käse
1 TL Gemüsebrühe, 1 Prise Pfeffer, 1 TL Zucker
¼ TL Basilikum oder 2 frische Blätter, gehackt
Salat (Lollo Rosso, Feldsalat, Endivien etc.)
2 EL Heikes Salatsoße

Zubereitung:
1. Maultaschen in fingerdicke Scheiben schneiden, in eine kleine Auflaufform geben. Pizzatomaten in einem Topf aufkochen, mit Gemüsebrühe, Pfeffer, 1 TL Zucker und Basilikum abschmecken.
2. Soße über die Maultaschen gießen und mit Käse bestreuen. 20 Minuten im Ofen bei 180 °C Ober-/Unterhitze überbacken.
3. Salat waschen, trocken schütteln und mit Salatsoße vermischen.

Hirtenpfannenkuchen vom Blech

Zutaten:
Für den Teig:
3 EL Mehl
3 EL Milch
3 EL Mineralwasser
1 Ei
1 Prise Salz
Für den Belag:
100 g Tiefkühl-Blattspinat, aufgetaut
½ Zwiebel
½ Knoblauchzehe
1 TL Öl, 1 Prise Salz, 1 Prise Pfeffer
1 Prise Muskatnuss
1 Tomate
50 g Fetakäse

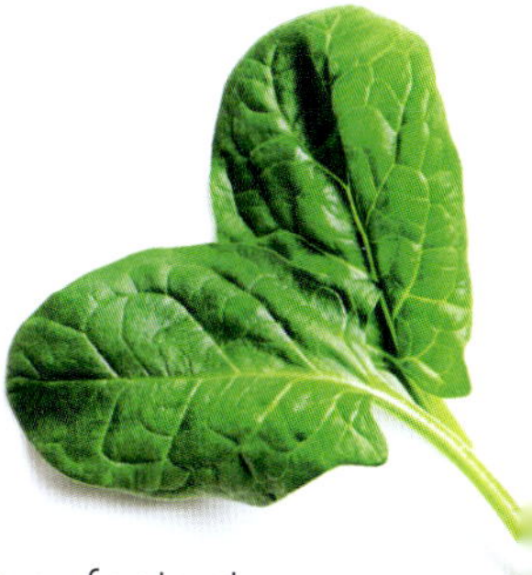

Zubereitung:

1. Mehl, Milch und Ei verquirlen, 10 Minuten quellen lassen. Backofen (Ober-/Unterhitze 175 °C / Umluft 150 °C) vorheizen.
2. Zwiebel und Knoblauch klein schneiden und in 1 TL Öl andünsten. Spinat dazugeben, mit Salz, Pfeffer und etwas Muskatnuss würzen. Beiseitestellen. Tomate in Scheiben schneiden, Fetakäse zerbröseln.
3. Mineralwasser in den Pfannkuchenteig rühren. Den Teig gleichmäßig auf ein mit Backpapier ausgelegtes Backblech gießen. Spinat darauf verteilen, mit Tomatenscheiben und Fetakäse belegen und im Backofen 25 Minuten backen.

Champignon-Pfanne

Zutaten:

400 g Champignons, geputzt
75 g magere Schinkenwürfel
1 Zwiebel
1 TL Öl
Salz und Pfeffer

Zubereitung:

1. Zwiebel und Schinkenwürfel in Öl zwei Minuten anbraten.
2. Champignons dazugeben und unter Rühren köcheln lassen, bis die Flüssigkeit verdampft ist. Mit Salz und Pfeffer würzen.

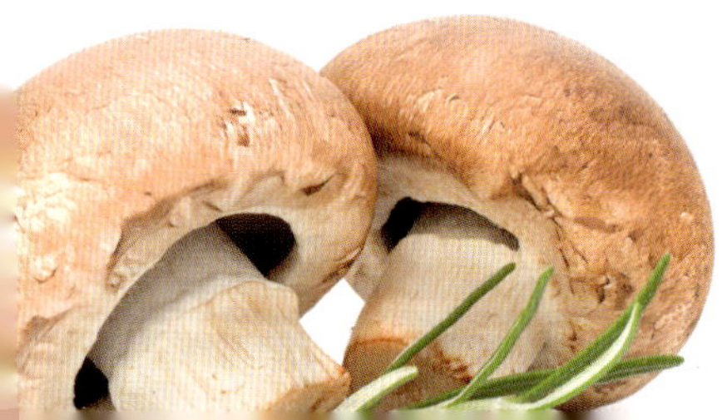

Kartoffel-Blech

für 2 Tage

Zutaten:

400 g Kartoffeln
400 g Gemüse nach Wahl (z. B. Paprika, Zucchini, Zwiebeln, Lauch, Brokkoli)
1 EL Öl
2 TL Gemüsebrühe
1 TL Estragon
½ TL Rosmarin
2 TL heller Balsamico

Zubereitung:

1. Kartoffeln schälen und vierteln. Gemüse waschen, putzen und in kleine Stücke schneiden. Alle Zutaten mit Öl, Essig, den Gewürzen und Kräutern vermischen.
2. Auf ein Backblech geben. Bei 200 °C im vorgeheizten Backofen ca. 45 Minuten garen. Nach der halben Garzeit wenden.

Gebackener Schafskäse

Zutaten:

100 g Schafskäse light
1 Tomate
½ Paprika
½ Zucchini
4 milde eingelegte Peperoni
2 Knoblauchzehen
Salz
Oregano
1 Stück Fladenbrot ca. 50 g

Zubereitung:

1. Tomaten, Zucchini, Knoblauch und Paprika in Scheiben schneiden, etwas salzen, mit den Peperoni in einer Auflaufform schichten. Etwas Flüssigkeit von den Peperoni dazugießen.
2. Den Schafskäse auf das Gemüse legen, mit Oregano bestreuen. Bei 160 °C ca. 30 Minuten im Ofen backen. Dazu Fladenbrot.

Flammkuchen-Brötchen

Für 2 Tage – 2 Brötchenhälften gleich essen, die anderen beiden am nächsten Tag mitnehmen, schmeckt auch kalt.

Zutaten:

2 Aufbackbrötchen jeweils 50 g
50 g saure Sahne
50 g magere Schinkenwürfel
1 Zwiebel
2 EL geriebener Käse

Zubereitung:

1. Zwiebel schälen und hacken. Zwiebel mit saurer Sahne, Schinkenwürfeln und geriebenem Käse mischen, auf die aufgeschnittenen Brötchenhälften streichen.
2. Brötchen auf ein Backblech setzen und in vorgeheiztem Backofen bei 200 °C ca. 20 Minuten backen. Dazu 2 aufgeschnittene, gesalzene Tomaten.

Couscoussalat

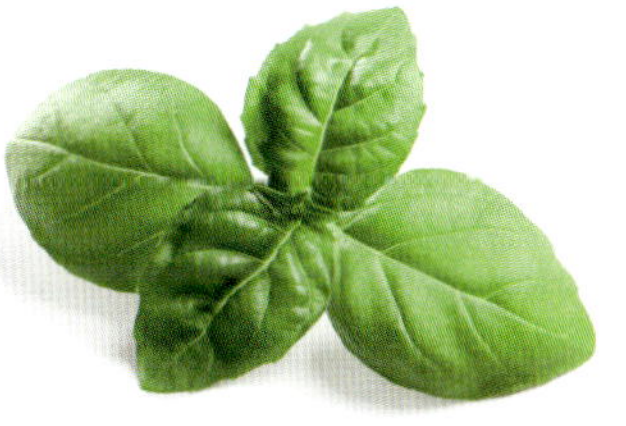

Zutaten:

60 g Couscous
60 ml Gemüsebrühe
½ Gurke
½ rote Paprika
Cocktailtomaten
2–3 Frühlingszwiebeln oder
1 Staudensellerie
2–3 Blätter Basilikum
Zitronensaft, Salz, Pfeffer

Zubereitung:

1. Den Couscous mit heißer Gemüsebrühe (1 TL gekörnte Brühe, 60 ml heißes Wasser) übergießen und quellen lassen.
2. Zutaten würfeln bzw. klein schneiden. Mit dem warmen Couscous mischen und mit Zitronensaft, Salz, Pfeffer und Basilikum abschmecken. Ist in Rekordzeit fertig und lässt sich gut mitnehmen.

Rote-Bete-Orangen-Salat mit feurigem Schnittlauchdip

Zutaten:

1 große gekochte Rote Bete, 120 g
1 Blutorange
25 g Schmand
50 g Hüttenkäse
½ TL Honig
1 Spritzer Zitronensaft
2 EL Schnittlauch
½ entkernte Chilischote
2 TL Olivenöl, Salz, Pfeffer

Zubereitung:
1. Rote Bete in Scheiben schneiden, Orangen filetieren, beides mit Olivenöl in einer Schüssel vermengen, salzen und pfeffern.
2. In einer zweiten kleinen Schüssel Schmand mit Hüttenkäse, Honig und Zitronensaft glatt rühren.
   Mit Salz abschmecken. Schnittlauch und Chilischote fein hacken, mit Dip vermengen.
   Salat in einer Schale anrichten, Dip löffelweise daraufgeben.

TIPP:
Diesen Dip kann man auch gut zu Salat geben!

Fruchtiger Reissalat

Zutaten:
60 g Naturreis
150 ml Wasser
1 hart gekochtes Ei, in Scheiben
4 frische Champignons, in Scheiben
5 Cocktailtomaten, halbiert
½ Mango, in Würfel geschnitten (alternativ 50 g Mandarinenschnitze aus der Dose)
1 EL gehobelte Mandelblättchen
30 g Emmentaler oder anderer Schnittkäse, gewürfelt
1 TL Olivenöl
Saft von ½ Zitrone
½ TL Salz, 1 Prise Pfeffer,
1 Prise Currypulver
Ein kleines Stück frischer Ingwer (haselnussgroß)
Blatt-Petersilie, klein gehackt

Zubereitung:
1. Den Reis in Wasser gar kochen.
   Das Ei, die Champignons, die Tomaten, die Mango, die Mandelblättchen und den Käse zum Reis geben.
2. Aus Öl, Zitronensaft und den Gewürzen ein Dressing rühren, mit allen Zutaten vermischen und den Salat ziehen lassen.

Kichererbsensalat

Zutaten:
150 g Kichererbsen aus der Dose
¼ Salatgurke, 2 Oliven
100 g Cocktailtomaten
½ Paprika
2 EL Heikes Salatsoße

Zubereitung:
1. Gurke schälen und in Würfel schneiden. Oliven in Scheiben schneiden, Tomaten halbieren.
   Kichererbsen gut abtropfen lassen.
2. Alle Zutaten vermengen und gut durchziehen lassen.

Brokkolisalat

Zutaten:
150 g Brokkoli
½ rote Paprika
1 säuerlicher Apfel
1 EL Olivenöl

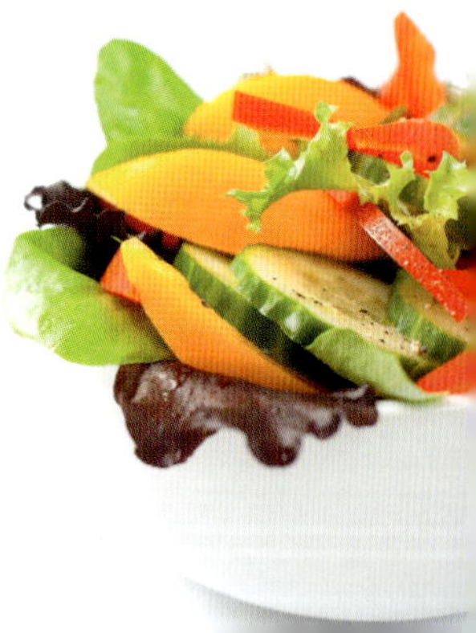

4 TL Zitrone
½ TL Honig oder Zucker
½ TL Senf
1 TL Gemüsebrühe, 1 Prise Pfeffer
20 g Kürbis- oder Sonnenblumenkerne

Zubereitung:

1. Gemüse waschen und putzen. Apfel schälen. Brokkoli in sehr kleine Röschen hacken, Apfel und Paprika in kleine Würfel schneiden.
2. Mit den übrigen Zutaten vermischen und gut durchziehen lassen. Dazu ein Vollkornbrötchen essen.

Brokkoli-Käse-Salat

Zutaten:
200 g Brokkoli
1 Tomate
1 rote Zwiebel
50 g Fetakäse
1 EL Zitronensaft
1 EL Sojasoße
1 EL Olivenöl
1 TL süßer Senf
1 TL Ahornsirup

Zubereitung:

1. Brokkoli putzen, blanchieren und in mundgerechte Stücke teilen. Tomate und Fetakäse würfeln, Zwiebel in feine Halbringe schneiden.
2. Aus Zitronensaft, Sojasoße, Olivenöl, Senf und Ahornsirup ein Dressing herstellen. Alle Zutaten vermischen und gut durchziehen lassen. Dazu ein Vollkornbrötchen essen.

FAST IMMER

Heikes Blog | 07.02.2012

Wusstet ihr eigentlich, dass ich jeden Tag (außer samstags) eine warme Mahlzeit koche?
Dass es bei mir nur in ganz seltenen Fällen mal etwas Fertiges gibt? Wenn ich absolut gar keine Zeit habe, dann gibt's meistens Nudeln mit Tomatensoße. Die hab ich in Flaschen vorrätig.
Dazu gibt's immer einen Salat. Und hab ich keinen im Kühlschrank, nehme ich ein Glas Schwarzwurzeln oder gelbe Wachsbohnen. Salatsoße ist meistens auch schon auf Vorrat im Kühlschrank. Und wenn ich noch so wenig Zeit habe, mir würde im Traum nicht einfallen, regelmäßig Fertigessen auf den Tisch zu bringen.
Mein Speiseplan diese Woche:
Gestern: Gemüsesuppe, Kaiserschmarren mit Apfelmus
Heute: Schnitzel, grüne Bohnen, Möhren, Kartoffeln
Morgen: Schweinekrustenbraten, Rosenkohl und Kartoffeln
Donnerstag: Risotto mit Staudensellerie und Basilikum
Freitag: Maultaschensuppe mit Topinambur und Pastinaken
Samstag: Koch ich nicht
Sonntag: Mal sehen

Eine Pause für den Magen

Die ideale Zeit für dein Abendessen liegt zwischen 17 und 19 Uhr. So hat der Körper am Abend und in der Nacht eine besonders lange Fettverbrennungsphase. *Lebe leichter* gibt keine detaillierten Empfehlungen, wie du deinen Teller füllen sollst. Wir plädieren für ausgewogene Mahlzeiten mit einem Drittel Obst und Gemüse auf jedem Teller. Unsere Rezeptvorschläge dienen lediglich dazu, deine Fantasie zu beflügeln. Außerdem bekommst du ein gutes Gespür für angemessene Portionsgrößen. Bei *Lebe leichter* sind alle Lebensmittel erlaubt, jedoch mengenmäßig auf einen oder zwei Teller beschränkt. Mit dieser Regel bleibt auch die Menge der Kohlenhydrate in einem moderaten Rahmen. Halte dich während deiner Abnahme an dieses einfache Prinzip. Sorge dafür, dass du nicht zu spät zu Abend isst – und du wirst dich über deine gute Abnahme freuen. Versprochen.

In den *Lebe-leichter*-Kursen machen Teilnehmer aber durchaus positive Erfahrungen, wenn sie ein- oder zweimal in der Woche beim Abendessen zu den eiweiß- und kalziumreichen Milchprodukten greifen. Der Kalziumgehalt in Milch und Milchprodukten beeinflusst die Abnahme positiv.

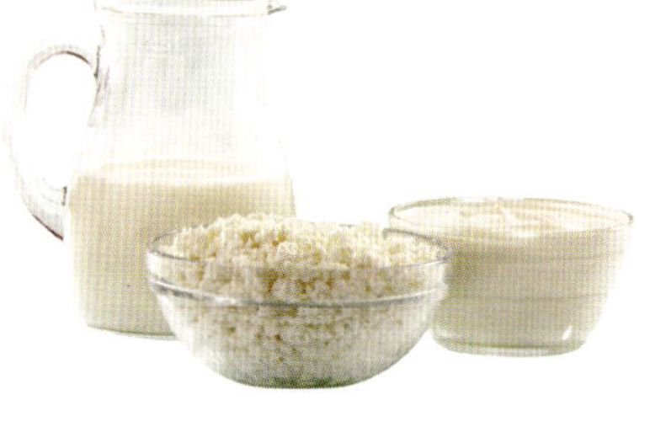

Trotzdem lautet unsere Empfehlung: Je ausgewogener und normaler, desto besser. Und nach dem Abendessen: Esspause.

Ist dein Abendessen beendet, tust du gut daran, abzuräumen und die Reste zu verstauen. Kein Fest mit dem Rest. Vielleicht reicht das Übriggebliebene für deine Mahlzeit morgen im Büro. Friere es ein und nimm es am nächsten Morgen tiefgekühlt mit ins Büro. Eine saubere Sache.

Bloginspiriert

Seit zwei Wochen besucht Anne einen *Lebe-leichter*-Kurs. Hält sich an die wenigen Grundregeln des *Lebe-leichter*-6x1, bewegt sich genügend und nimmt gut ab.

Schon vor Beginn des Kurses hat sie die Blogeinträge von uns verfolgt. Deshalb war sie gleich beim Einstieg auf »nichts« vorbereitet:

HUNGER
Beates Blog | 02.01.2012

Die Feiertage sind vorbei.
Und nachdem ich in acht Tagen als gertenschlankes Vorbild vor meinen neuen Teilnehmern stehen soll, beschloss ich also gestern, dem ärgerlichen Weihnachtskilo den Kampf zu erklären.

Denn ob ihr es glaubt oder nicht: Eine zwickende Hose in Größe 38 ist genauso unangenehm wie in Größe 48.
So ein oder zwei Kilo kommen so: Du isst eigentlich nur ein bisschen mehr als sonst. Machst aber öfter eine kleine Ausnahme. Hier ein Glas Wein. Am Abend noch was aus dem Kühlschrank. Etwas zwischendurch. Nach Tagen, wo du weißt, es war zu viel, gehst du lieber nicht auf die Waage. Das machst du doch am gleichen Tag wieder wett, oder?
Wenn du dann doch auf der Waage warst, bist du oft angenehm überrascht. Huch? Bei all dem, was du in den letzten Tagen/Wochen ... gegessen hast, hättest du Schlimmeres erwartet ... Du wähnst dich in Sicherheit.
Und dann: 1,8 Kilo mehr. Versuchst, auszugleichen. Wendest sämtliche Tricks an, von denen du in deiner Diätkarriere gehört hast.
Die 1,8 Kilo bleiben.
Dann: Reumütig kehrst du zu dem schlichten Programm zurück: 3 Mahlzeiten am Tag mit dem Essen, was dir schmeckt.
Auf jedem Teller ein Platzhalter Obst oder Gemüse. Nichts zwischendurch. Nach dem Abendbrot nichts. Nicht um 21.00 Uhr. Nicht um 22.00 Uhr. Auch kein Joghurt. Kein Obst. Einfach nichts. Okay, Tee, Wasser ...
Heute Nacht knurrte mein Bauch ganz böse. Ich spürte förmlich, wie mein Körper sich einen Snack von meinen Hüften holte. Brav blieb ich im Bettchen und genoss den Triumph. Am nächsten Morgen: Ein glattes Kilo hat er sich geholt ... Jetzt noch 800 g und das Vorbild stimmt wieder und die Hose kneift nicht mehr.
PS: Für Neueinsteiger und alle, die das Konzept mal unverbindlich testen wollen. Es ist genial normal. Drei Mahlzeiten am Tag mit einem Teller voll, allerdings nach BMI gestaffelt. Zwischen Frühstück, Mittagessen und Abendessen möglichst 4–5 Stunden Pause. Nach dem Abendessen bis zum Frühstück möglichst 10 Stunden Pause.
Die ersten drei Tage müsst ihr euch durchbeißen. Dann wird es leicht. Einfacher als jede Diät. Genial normal. Wenn ihr Hilfe braucht ... Überall fangen jetzt neue Lebe-leichter-Kurse an. Und wer daran nicht teilnehmen kann oder möchte, meldet sich einfach zum Online-Coaching an und wird dort persönlich betreut.

Und da dachte sich Anne: Nichts wie hin. Die ersten 3 Kilo schmolzen fast beim Bloglesen. Und nach nur zwei Wochen Teilnahme am Kurs sind insgesamt schon 4 Kilo verschwunden. Leichter geht's nicht.

Der Biorhythmus

Versuche mehr nach der inneren Uhr zu essen. Zwei gut verteilte Mahlzeiten während des Tages mit einer vier- bis fünfstündigen Pause dazwischen, und ein portionsmäßig weniger üppiges Abendessen, möglichst nicht zu spät.

Mehr als ein Drittel der Arbeitnehmer hat einen unregelmäßigen Tagesverlauf. Die Flexibilität, die manche Berufe erfordern, führt dazu, dass die festen Strukturen wegfallen, die früher Aufstehen, Zubettgehen und den Rhythmus der Mahlzeiten geprägt haben. Manche Faktoren kannst du nicht beeinflussen. Aber in vielen Fällen hast du durchaus die Möglichkeit, deinen Tagesverlauf zu strukturieren. Dein Körper wird sich freuen.

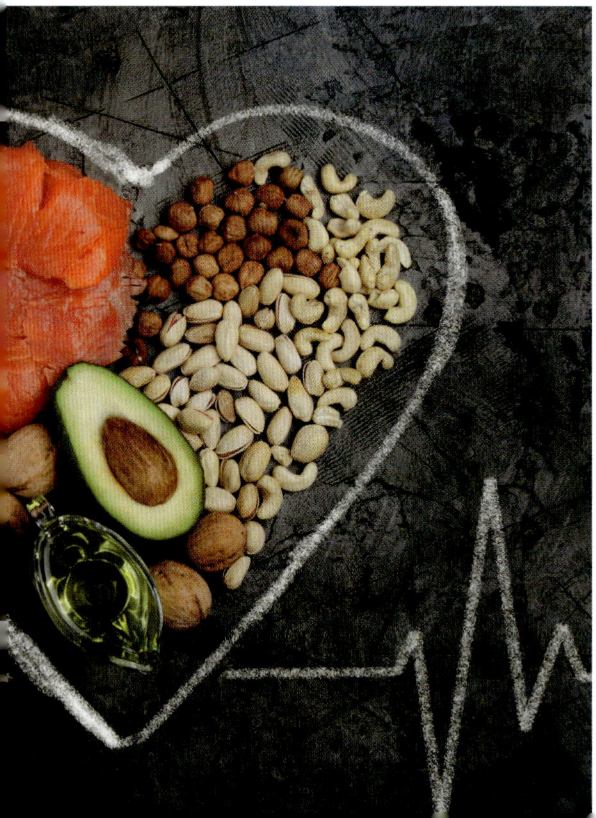

(Siehe auch Seite 128. Lerne die Kunst, einen gesunden Rhythmus zu pflegen.)

Zugegeben: Die Drei-Mahlzeiten-Regelung und das Einhalten der Pausen zwischen den Mahlzeiten, besonders der Pause nach dem Abendessen, ist für den Vielbeschäftigten von heute eine echte Umstellung. Viele Arbeitnehmer kommen erst spät abends nach Hause. Du hast zu Recht das Bedürfnis, dich nun endlich entspannen zu wollen. Und ein gutes Essen, oft deine erste Mahlzeit am Tag, die du ohne Stress einnehmen kannst, gehört nun mal zum gemütlichen Feierabend dazu.

Vor dem Fernseher noch gemütlich etwas knabbern? Diese Gewohnheit sitzt tief – und erfordert einiges Umdenken. Auch bei vielen Hobbys und Freizeitaktivitäten gehört das Snacken, Essen, Trinken – und ganz besonders das Alkoholtrinken mit dazu.

Aber du sparst jede Menge Kalorien, wenn du diese Gewohnheit abstellst. Du schläfst besser und nimmst deutlich schneller ab.

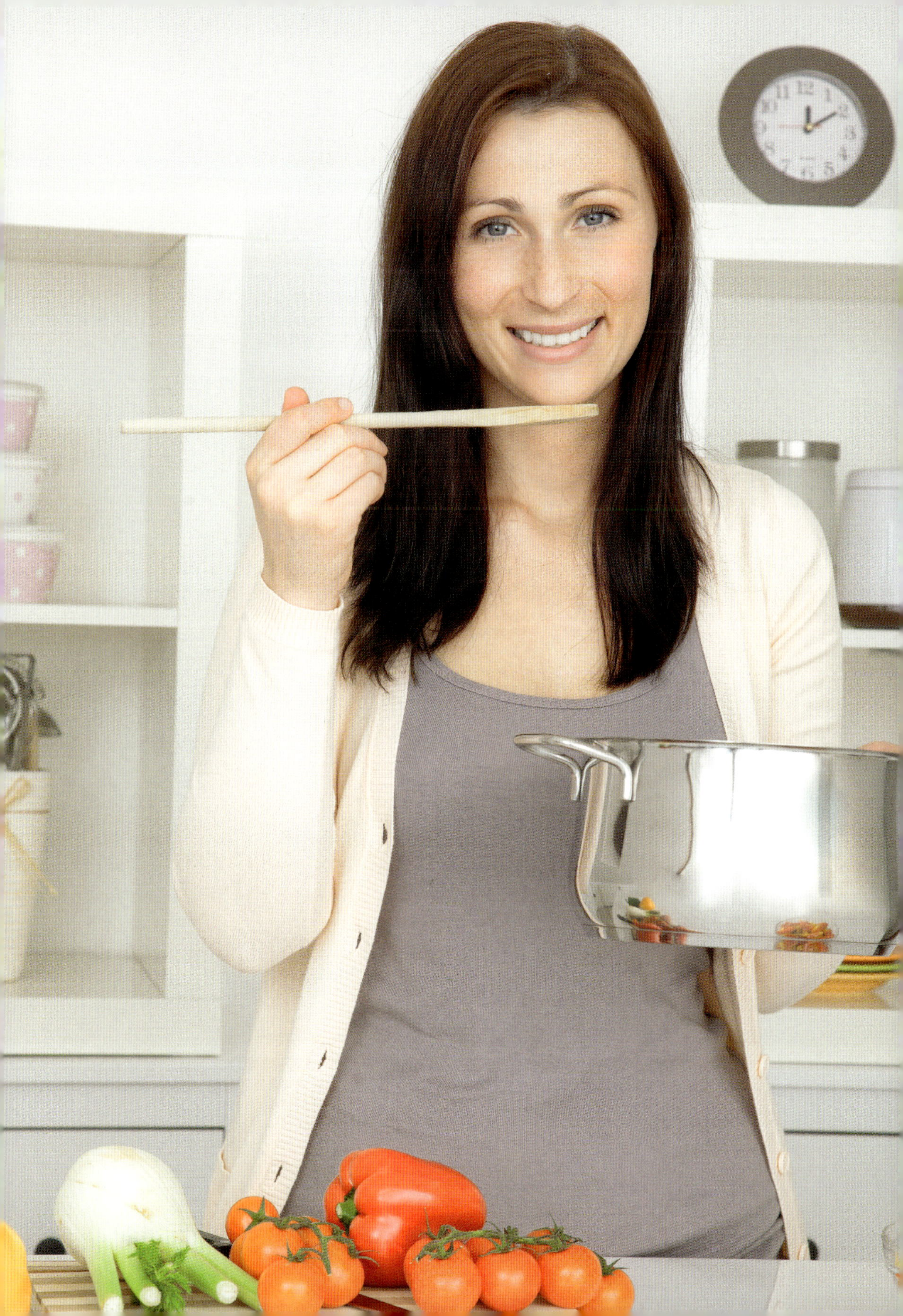

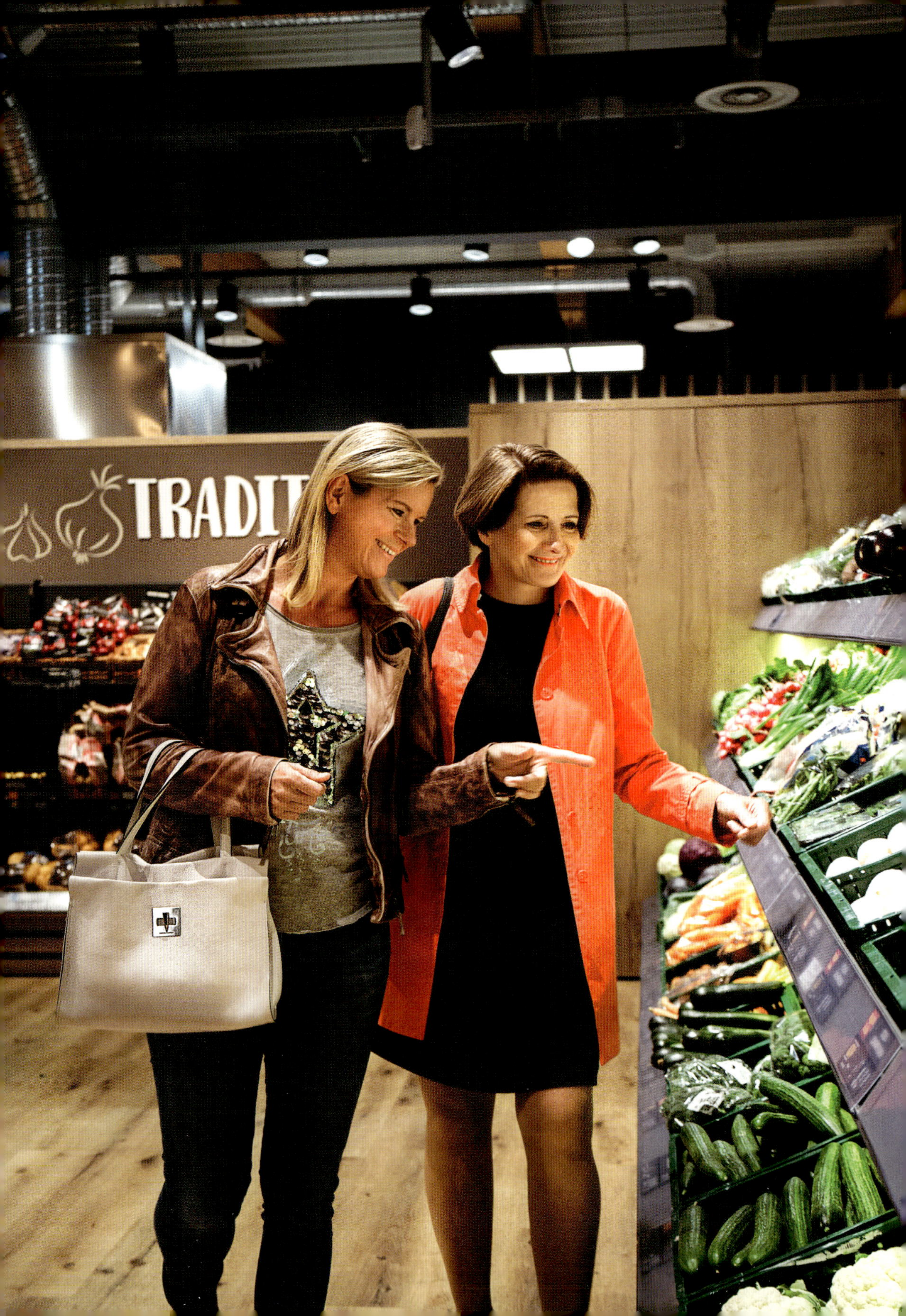
TRADIT

10 GUT GEPLANT IST HALB GEWONNEN

Ein leichtes Wochenende

LEBEN MIT ANDEREN
Beates Blog | 13.11.2011

Wärest du schlank, wenn du nur für dich alleine kochen und einkaufen müsstest? Wärest du schlank, wenn deine Umgebung anders wäre?

In dieser Woche geht es um den Einfluss unserer Mitmenschen auf unser Essverhalten. Wir werden von kuchenbackenden Schwiegermüttern hören, den Geburtstagen der lieben Verwandten, gemüseresistenten Kindern und Männern, die die deftige Küche bevorzugen. Kollegen, die Kuchen mitbringen, und Kunden, die sich mit Süßigkeiten bedanken.

Da werde ich mal von meinen Herausforderungen berichten. Von langen Gemeindesonntagen, an denen sich die Tische des Kuchenbüfetts biegen, von Hauskreisabenden mit Muffins oder sonstigen Herrlichkeiten, von Töchtern, die die Küche schmeißen und mich mit ihren Künsten überraschen, und einem Mann, dem Kalorienzählen suspekt ist.

Gestern hatten wir wieder mal Hochzeit in der Gemeinde.

Ein glückliches Paar, ein rauschendes Fest mit internationalen Gästen, ein Dekotraum in Rosa. Nach dem Sektempfang Kuchenbüfett, direkt danach Mittagessen und nach minimalistischer Pause Abendessen, dem die Hochzeitstorte folgte.

Ich weiß also, von was ich diese Woche rede, und hab's durchaus nicht immer leicht, zu widerstehen.

Aber ich weiß, dass es sich langfristig leichter leichter lebt.

Und ich habe immer die Frage im Hinterkopf: »Ist es das wert? Schmeckt dieses zweite oder dritte Stück Kuchen so gut, dass es sich lohnt, dass ich diese Woche nicht abnehme? Oder dass meine schicke enge Hose wieder kneift?«

Und ziemlich oft lohnt es sich nicht.

Außer bei der letzten Hochzeit.

Da hat sich alles gelohnt.

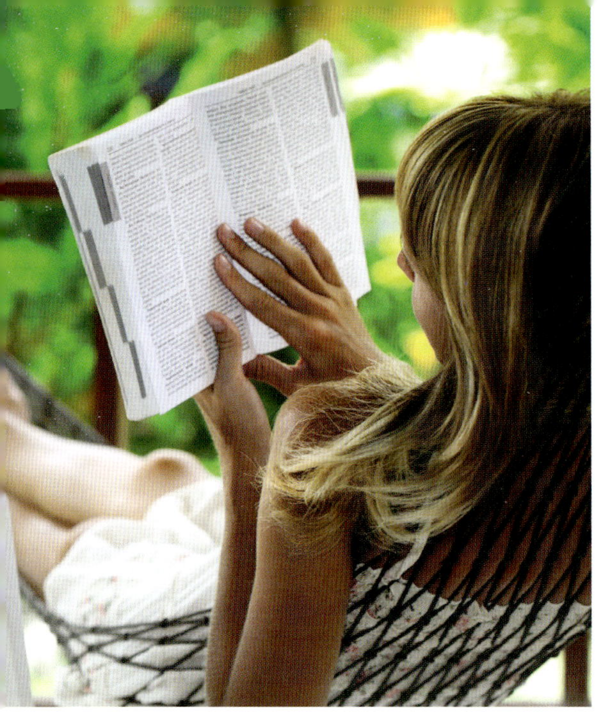

»Wenn nur das Wochenende nicht wäre«, klagen viele Teilnehmer, denn dann wären sie schon längst fertig mit der Abnahme … oder hätten erst gar nicht zugenommen.

Die größte Herausforderung, so meinen sie, sei wohl doch nicht ihr anstrengender Alltag im Job, sondern die Wochenenden, Einladungen, Feiertage und die Ferien.

Denn am Wochenende soll möglichst alles nachgeholt werden, wozu in der Arbeitswoche die Zeit gefehlt hat. Wocheneinkauf und Großputz natürlich und der längst überfällige Gang zum Frisör. Besuche bei der Verwandtschaft stehen auf dem Programm und wollen, genau wie die Geburtstage und Einladungen der Freunde, ins enge Zeitbudget des Wochenendes eingepasst werden.

Noch nicht erwähnt sind die Bedürfnisse der Kinder. Denn auch ihre Wünsche und Vorstellungen vom Wochenende, ihre Sportvereinsverpflichtungen und schulischen Ereignisse bestimmen das Zeitbudget mit. Hinzu kommen Elternabende, Elternstammtisch, Kuchen backen fürs Sommerfest. Und eigentlich wolltest du doch mal wieder ausschlafen!

Vielleicht ist es gar nicht so sehr die immense Alltagsbelastung, die vielen Menschen zu schaffen macht, sondern vielmehr die fehlende Entlastung, die das Fass zum Überlaufen bringt.

Setze am Wochenende auf Kontrastprogramm. Wenn du die ganze Woche mit Kunden oder Kollegen zu tun hast, suche deine Ruhe. Wenn du wochentags nonstop vor dem Computer sitzt, tanke Tageslicht. Bedienst du die ganze Woche andere Menschen? Dann lass es dir am Wochenende richtig gut gehen. Verwöhne dich selbst!

Nimm dir Zeit zum Nichtstun. Lass einfach die Seele baumeln. Plane Dinge ein, die deiner Seele guttun.

Besuche einen Gottesdienst. Ein Konzert. Mache einen Sonntagsspaziergang. Klingt vielleicht altmodisch, tut aber einfach gut. Und du musst dafür nur vor die Haustür gehen!

»Um gesund zu bleiben«, so der Gesundheitspsychologe Dietmar Ohm aus Lübeck, »braucht der Mensch positiven Stress und einen harmonischen Wechsel von Anspannung und Entspannungsphasen.« In besonders intensiven Arbeitsphasen deines Lebens musst du am Wochenende bewusst Ruhe suchen, um dich zu erholen.

Wir finden, Gott hat uns ein befreiendes Konzept an die Hand gegeben: Sechs Tage Arbeit mit einem guten Wechsel zwischen Tag und Nacht. Und am Sonntag ist Ruhetag.

Wusstest du, dass Juden, die den Sabbat halten, weniger infarktgefährdet sind?

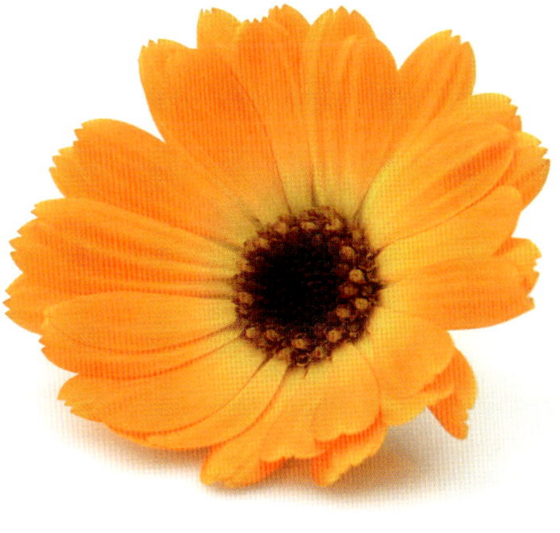

Mahlzeiten verschieben

Gehörst du auch zu denen, die samstags ausschlafen und sehr viel später frühstücken als während der Woche? Der Tagesablauf verschiebt sich. Oft weißt du dann nicht so richtig, wie du die drei Mahlzeiten aufteilen sollst. Beim gemeinsamen Frühstück mit der Familie sitzt du meist auch länger am Tisch und möchtest noch ein zweites Brötchen, mal ein Frühstücksei oder eine andere Besonderheit genießen.

Wenn das die Regel ist, plane doch das Wochenendfrühstück von vornherein als ein Maxi ein. Dein Frühstück könnte auch dein großer Teller sein.
So kannst du das zweite Brötchen ohne schlechtes Gewissen genießen. Viele lassen dann sogar das »reguläre« Mittagessen ausfallen und essen abends reichhaltiger. Bleibe jedoch auch bei einem veränderten Tagesrhythmus bei den drei Mahlzeiten:

Gönne dir bei einem spät eingenommenen Frühstück und einem reichhaltigen Abendessen zwischen den beiden Mahlzeiten zwei Stück Obst, einen Joghurt, einen Becher Frischkäse, ein paar Gemüsesticks. So verhinderst du, dass dein Stoffwechsel am Wochenende immer wieder durcheinanderkommt und dich abends mit Heißhunger auf die Mahlzeit stürzt.

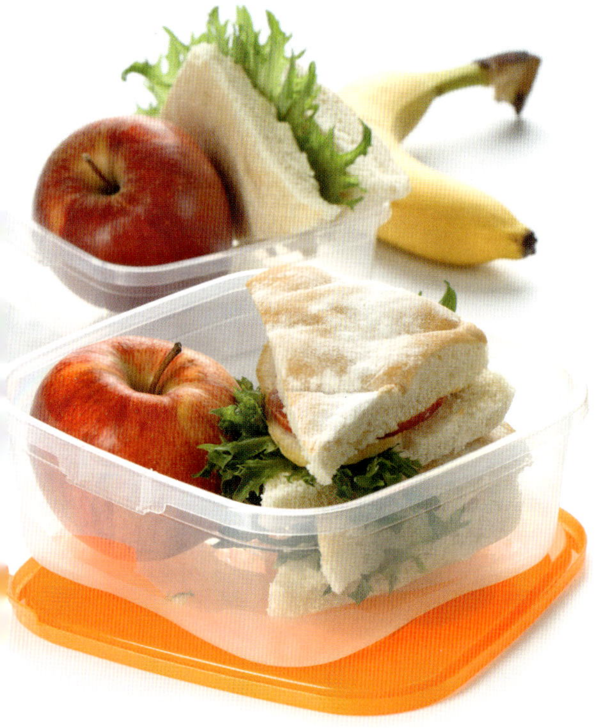

Und wenn es ganz schnell gehen muss, dann nutze eines der Blitzrezepte aus unserem Buch.

EIN HEISSER ODER KALTER TIPP:
Bereite dir eine Tasse gewürzten Tomatensaft zu. Entweder kalt mit Salz und Pfeffer. Oder heiß mit einem TL Brühe. Nimmt den ersten Hunger und ist etwas dickflüssiger als reine Brühe.

Unterwegs

Wenn du am Wochenende häufig unterwegs bist, sei es durch Veranstaltungen deiner Kinder, Ausflüge oder sogar beruflich, dann plane vor.

Für unterwegs kannst du dir genauso ein Vesper richten wie im Arbeitsalltag. Rezepte findest du auf Seite 62.

Oft ist es dann der Abend, der den Rhythmus völlig durcheinanderbringt. Kommst du nach einem ereignisreichen Tag nach Hause, hast nicht nur du, sondern auch die Familie Hunger.

Plane dein Abendessen schon im Vorfeld. Koche vor, sodass du einen Auflauf z. B. nur noch in den Ofen schieben musst. Salat vorwaschen, Gemüse zerkleinern. All das sind Dinge, die vorbereitet werden können.

Gesunder Rhythmus

Lerne, einen gesunden Rhythmus zu pflegen.

Stehe möglichst jeden Tag zur gleichen Zeit auf.

Weiche auch am Wochenende nicht zu stark von deinem täglichen Rhythmus ab, weder beim Aufstehen und Schlafengehen noch bei den Essenszeiten.

Gehe so oft wie möglich ins Freie. Bewege dich regelmäßig an der frischen Luft. Tageslicht stärkt deine innere Uhr.

Esse regelmäßig.

Kultiviere freie Sonntage. Liebevoll und konsequent.

Wenn du solche rhythmusunterstützenden Gewohnheiten pflegst, schlägst du dem Wochenend-Jetlag ein Schnippchen. Und kehrst am Montag voller Power an deinen Arbeitsplatz zurück.

Planung fängt beim Einkauf an

Bei *Lebe leichter* gibt es keine verbotenen Lebensmittel. Denn nicht das Essen muss sich ändern, sondern dein Umgang mit dem Essen. Bei *Lebe leichter* darfst du essen, was du willst, aber nicht wann und auch nicht so viel wie du willst.

Verbrauche ruhig und ohne schlechtes Gewissen auch die gehaltvollen Lebensmittel aus deinem Vorrat. Wähle bei deinen nächsten Einkäufen bewusst Lebensmittel aus, die deinen schlanken Vorsätzen entgegenkommen. Plane auch bewusst Gerichte ein, auf die du nicht verzichten willst. Aber kaufe nichts, dem du nicht widerstehen kannst und von dem du erfahrungsgemäß immer viel zu viel isst. Oder wähle davon die kleinste Verpackungseinheit.

Wer plant, plant den Erfolg.

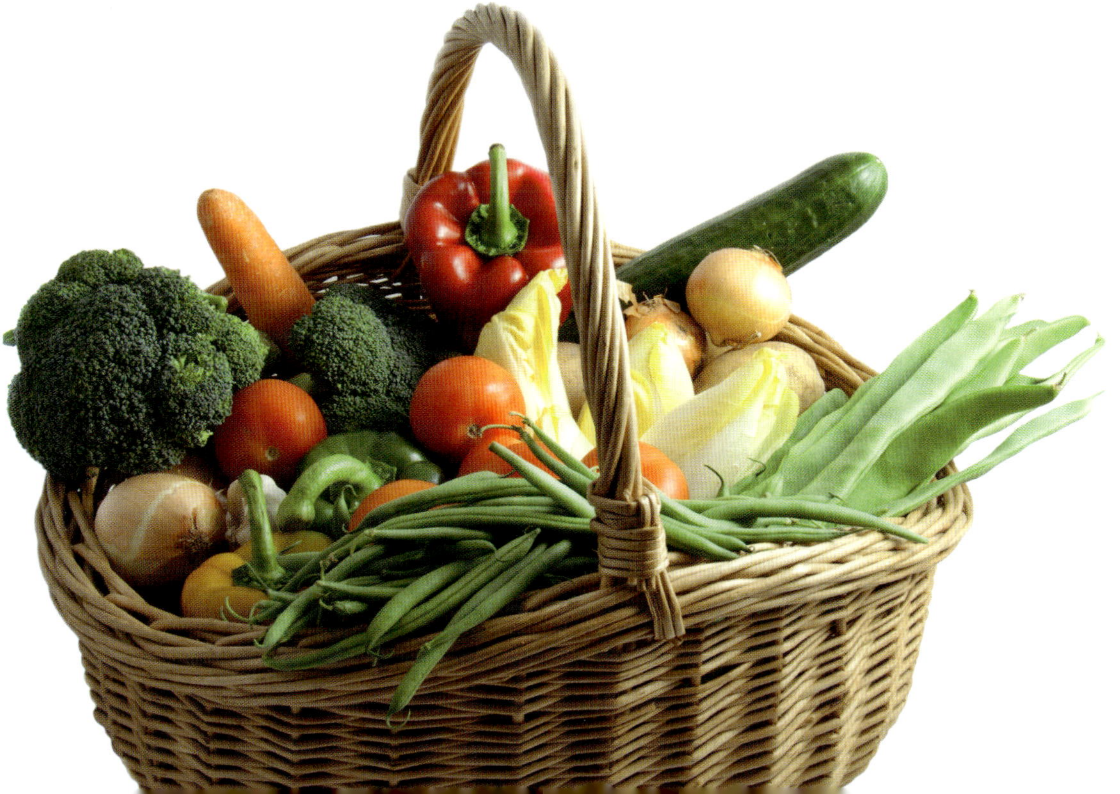

PLAN

Heikes Blog | 10.11.2011

Mach ich immer mal wieder, leider nicht so regelmäßig.

Seit vier Wochen geht es allerdings nicht anders. Der Bänderriss zwingt mich dazu. Wenn du nämlich nicht Auto fahren kannst, darauf angewiesen bist, dass dich jemand fährt, überlegst du dir beim Einkaufen dreimal, was du alles brauchst.

Ist nämlich einfach blöd, wenn du alle Zutaten für einen Kuchen im Thermomix hast und feststellst, dass keine Eier mehr im Kühlschrank sind, weil sich die Jungs ständig abends Rührei braten.

Oder wenn du alle Zutaten zusammenhast, um eine Suppe zu kochen, und feststellst, dass du noch Brokkoli bräuchtest.

Normalerweise kein Problem, schnell ins Auto gesetzt, ins Geschäft gefahren und eingekauft.

Jetzt geht das eben nicht.

Also schreibe ich brav seit vier Wochen Essenspläne. Einmal, höchstens zweimal in der Woche einkaufen reicht dann meistens.

Weil du eben alles gleich einkaufst.

Und weißt du, was ich festgestellt habe?

Der Speiseplan ist abwechslungsreicher und ich gebe weniger Geld aus, weil mir nichts im Kühlschrank verdirbt, was ich eigentlich gar nicht brauche.

Die Panik mittags um 12.00 Uhr entfällt, weil ich immer weiß, was ich koche.

Spart Zeit und Nerven, mach ich jetzt immer so. Das denke ich zumindest jetzt, mal schauen, wie lange die Motivation vorhält.

Diese Woche gibt es:

Dienstag: Ricottaravioli mit Tomatensoße und Salat

Mittwoch: Gemüsesüppchen als Vorspeise, Milchreis mit Erdbeeren

Heute: Gulasch mit Bandnudeln und Salat

Morgen: Pangasiusfilet mit Reis und grünen Bohnen

Samstags koche ich nicht, weil wir spät brunchen

Sonntag: Lasagne mit Salat

Montag: Königsberger Klopse und Rote Bete

Immer nur einen Teller.

Checkliste für den leichten Vorrat

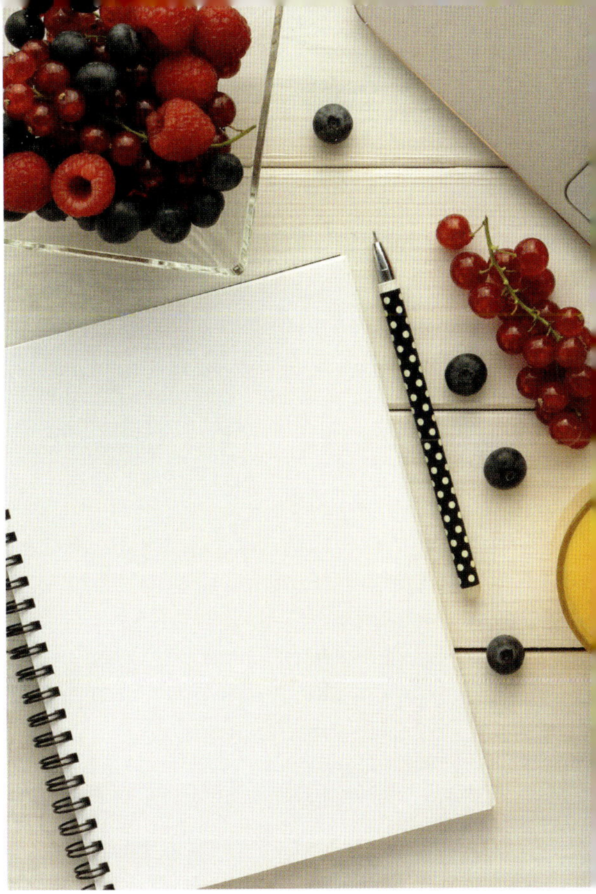

TIPPS FÜR DEN LEICHTEN, SCHNELLEN EINKAUF

- Verschaffe dir einen Überblick über deinen Vorrat. Plane Vorhandenes und die Verwertung von Resten ein.
- Wenn du bereits einen Speiseplan für die Woche entworfen hast, kannst du gezielt dafür einkaufen. Du sparst Zeit, Geld und unnötige Wege. Und das Beste dabei: Die Frage »Was koche ich denn heute?« entfällt.
- Hebe dir deine Speisepläne auf und wiederhole sie nach einer gewissen Zeit.
- Gehe möglichst nicht hungrig einkaufen.
- Nutze zum Einkaufen deinen Stammsupermarkt. Vergleiche können zwar Geld sparen, benötigen aber viel Zeit, während du in deinem Laden die Produkte »im Schlaf« findest.
- Schreibe eine gut strukturierte Einkaufsliste, nach den Gängen im Supermarkt geordnet.
- Nimm mehrere Einkaufstaschen mit und sortiere die Waren sofort, nachdem sie von der Verkäuferin über den Scanner gezogen wurden. Eine Tasche für Obst und Gemüse, eine für alles, was in den Kühlschrank gehört, eine für die Tiefkühlprodukte und eine für die Vorratskammer. So sparst du dir zu Hause Wege und Arbeit.

Leichte Vorratshaltung

Der leichte Einkaufswagen

- Wasser, Tee
- Gemüse: frisch, TK, Dosen, Pizzatomaten
- Obst: frisch, TK
- Milchprodukte: Hartkäse, Schnittkäse, Joghurt, Magerquark, saure Sahne, Milch, Butter und oder Pflanzenmargarine
- Kohlehydrate: Kartoffeln, Reis, Nudeln, Basismüsli, Haferflocken, Knäckebrot, Couscous,
- Fisch: frisch, TK, Dosen im eigenen Saft
- Eiweiß: mageres Fleisch, magerer Aufschnitt, Putenbrust, gekochter Schinken, Lachsschinken, Eier
- Für Soßen: Essig, Öl, Senf, Gemüseboullion

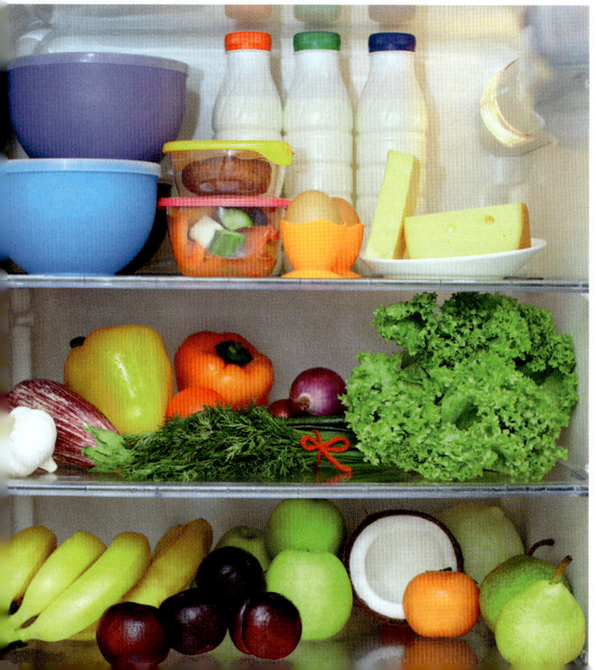

Der schwere Einkaufswagen

- Zuckerhaltige Limonade, Instant-Tee, Alkohol
- Tiefkühlgemüse in Sahnesoße oder verfeinert
- Obst in Dosen oder TK-Obst mit Zucker
- Sahne, Crème fraîche, Crème double
- Pommes frites, Kartoffelecken, Kroketten, zuckerhaltige Cerealien wie Cornflakes, Schokoladenmüsli
- Fischkonserven in Öl, Fischstäbchen
- fette Fleisch- und Wurstsorten wie Salami, Leberkäse, Leberwurst
- gesalzene Snacks mit Geschmacksverstärkern wie Chips, Erdnüsse

Der leichte Kühlschrank

- Tiefkühlfach: TK-Gemüse, Gemüsemischungen wie Wok-Gemüse, TK-Obst, leichte TK-Gerichte, TK-Fleisch, TK-Fisch, Meeresfrüchte, Garnelen, selbst hergestellte TK-Gerichte bzw. Reste, möglichst beschriftet, TK-Kräuter
- Drittes Fach: Harzer Käse, Schinken, Putenbrust
- Zweites Fach: Frischkäse, Hüttenkäse, Mozzarella, Parmesan, Joghurt, Quark, Kräuterquark, Schafskäse, geöffnete Dosen, Butter oder Margarine
- Glasplatte: mageres Fleisch, Fisch, Sushi, Butter oder Margarine
- Gemüsefach: Salat, Tomaten, Gurken, Äpfel, Zitronen, Paprika, Champignons, Zucchini

- Tür: Eier, Senf, Tomatenmark, Salatcreme, Milch, Wasser, Öl, Marmelade

Der schwere Kühlschrank

- Tiefkühlfach: Pizza, Lasagne, Gemüse in Sahnesoße, Frittiertes wie Pommes, Kroketten, Cordon bleu, Fischstäbchen, Schnitzel, Eis
- Drittes Fach: Salami, sehr fetter Käse wie Brie, Leberwurst, Fleischwurst
- Zweites Fach: Pudding, Süßspeisen, Kuchenreste
- Glasplatte: Fertige Frikadellen, Fleischsalate, Leberkäse
- Gemüsefach: Bierdosen, Toastbrot
- Tür: Ketchup, Mayonnaise, Nuss-Nugat-Creme, Limo, Cola, Alkohol, Fruchtnektar

Was außerdem in den Vorrat gehört:

- Wasser
- verschiedene Teesorten
- Kaffee
- Brot
- Vollkornbrot
- Pumpernickel
- Knäckebrot
- Zwieback
- Mehl
- Zucker
- Nüsse
- Honig
- Gewürze
- Hefe, Trockenhefe
- Salz
- Gemüsebrühe
- Öl
- Margarine
- Halbfettmargarine
- Schmelzkäse
- Essig
- Senf
- Tomatenmark
- Sojasoße
- Samen (Sesam, Leinsamen, Kürbiskerne)
- Kakao
- Grieß
- passierte Tomaten, geschälte Tomaten, Pizzatomaten
- Gemüsekonserven
- Sauergemüsekonserven
- getrocknete Linsen
- Bohnen
- Erbsen
- Zwiebeln
- Knoblauch
- Kartoffeln

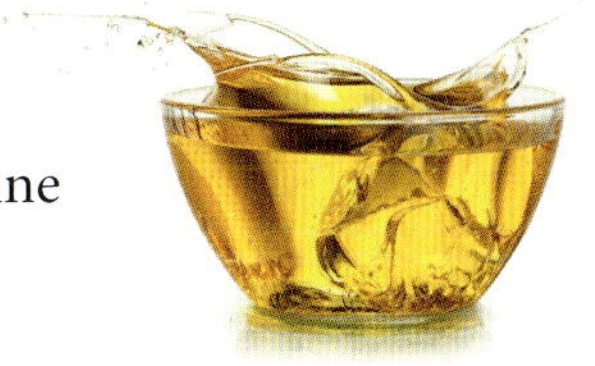

Unentbehrliche Helfer in der leichten Küche

Mit wenigen durchdachten Anschaffungen sparst du dir kostbare Zeit. Gemüseschneiden geht mit einem scharfen Messer doppelt so schnell. Die Freude am Zubereiten steigt und wer weiß: Vielleicht kommen dir beim Lesen unserer Tipps weitere Zeitsparvorschläge.

Hier unsere Must-haves:

- Schnellkochtopf
- Mikrowelle
- Küchenmaschine mit Gemüseraspelvorrichtung
- Heißwasserkocher
- Beschichtete Pfanne mit gut schließendem Deckel
- Verschieden große Töpfe mit gut schließendem Deckel
- Thermoskanne für Suppe (Henkelmann)
- Thermoskanne für Tee
- Auflaufformen
- Große und kleine scharfe Messer, Brotmesser
- Große und kleine Schneidebretter
- Sparschäler
- Schneebesen mit fester Spange
- Salatschleuder
- Große und kleinere Rührschüsseln
- Pürierstab
- Dosen in verschiedenen Größen zum Aufbewahren und Einfrieren
  Frischhaltefolie, Alufolie, Brotbeutel

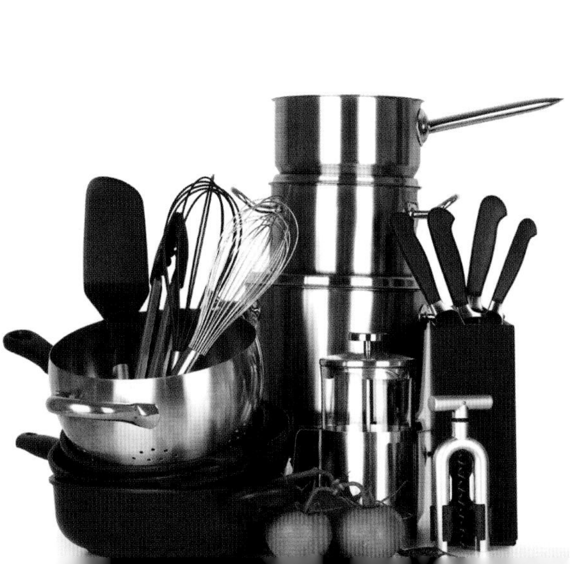

Der Schnellkochtopf

Ein Schnellkochtopf, auch Dampfdrucktopf genannt, spart Zeit und Energie. Er eignet sich für Suppen, Eintöpfe und Gulasch. Aber auch Kartoffeln und Gemüse werden unter erhöhtem Druck im Wasserdampf gedünstet und sind in wesentlich kürzerer Zeit verzehrfertig.

Der Heißwasserkocher

Den Heißwasserkocher halten wir in der schnellen Küche für unentbehrlich. Ob du dir einen Tee, eine heiße Zitrone oder eine Brühe aufsetzen willst: Das heiße Wasser ist im Nu fertig.

Noch praktischer ist die Zeitersparnis beim Ankochen. Während du den Topfboden mit Wasser bedeckst und auf dem Herd heiß werden lässt, erhitzt du gleichzeitig das Wasser im Kocher. Ist es am Siedepunkt, kannst du es dazugießen.

Die Küchenmaschine

Eine Küchenmaschine sollte nicht nur Teig rühren und kneten können, sondern auch über Zusatzelemente verfügen, mit denen du blitzschnell Gemüse schneiden und raspeln kannst. Sie sollte immer einsatzbereit an einem festen Platz auf der Arbeitsplatte in der Küche stehen. Die Zusatzteile sollten leicht zu montieren und zu reinigen sein.

ZEITSPARTIPPS FÜRS LEICHTE KOCHEN

- Große Kartoffeln sind schneller geschält als kleine Kartoffeln.
- Kleine Kartoffelstücke sind schneller gar als große Kartoffeln.
- Kleine Kartoffeln schrubben, längs durchschneiden und mit der Schnittfläche auf ein mit Öl gefettetes Blech legen. Bei 220 Grad ca. 20 Minuten backen. Nach Geschmack das Blech mit grobem Salz, Sesam oder/und Kümmel bestreuen.
- Wähle dünne Fleischstücke, klopfe sie flach oder schnetzel sie.
- Gemüsesorten wie Zucchini, Paprika, Gurke, Tomaten und Pilze brauchen nicht geschält zu werden.
- Bereite dir dein Lieblingsdressing für deinen Salat für die ganze Woche vor.
- Raspel den Käse (grob) gleich kiloweise mit der Küchenmaschine in eine Gefrierdose. Achte darauf, ihn nicht zusammenzudrücken. So kannst du dir bei Bedarf die gewünschte Menge tiefgefroren entnehmen.
- Kaufe Biozitronen im Angebot in Mengen. Reibe die Schale und presse den Saft aus. Fülle beides jeweils in Eiswürfelbehälter. Nach 24 Stunden im Gefrierschrank ist beides gefroren, der Saft und die Zitronenschalen. Löse alles vorsichtig aus den Eiswürfelbehältern und bewahre es in einer gut verschließbaren Gefrierdose im Gefrierschrank auf. Bei Bedarf lassen sich die kleinen Würfel einzeln entnehmen.
- Setze konsequent deinen Heißwasserkocher ein. Rasch ist das Kochwasser für Kartoffeln, Nudeln oder Reis erhitzt und der Garprozess wird um Minuten verkürzt.
- Entnehme dein Tiefkühlgut am Abend vorher der Truhe, dann sparst du wertvolle Auftauzeit in der Mikrowelle.
- Mit Wok- und Pfannengerichten verringerst du den Aufwand beim Spülen. Alles wird in einem Topf gegart.
- Kein frisches Gemüse parat? Mach dir einen Dosen-Salat: 1 Glas oder 1 Dose Brechbohnen, Wachsbohnen, Schwarzwurzeln, Spargel, 2 EL Heikes Salatsoße. Dazu eine Scheibe Brot.
- Wenn du für dein Essen den Ofen benutzt, heize ihn rechtzeitig vor, damit der Garprozess sofort beginnen kann. Während der Garzeit kannst du die Küche säubern, es dir kurz mit einem Buch gemütlich machen oder ein paar Minuten für Bewegung nutzen.

Zeit sparen mit Tiefkühlkost

Wenn du keine Zeit zum Gemüseputzen hast, kannst du guten Gewissens zur Tiefkühlvariante greifen. Durch das Schockgefrieren bleiben Vitamine und Nährstoffe erhalten.

Wähle beim Gemüse möglichst das Originalprodukt und meide die bereits verfeinerten, angereicherten Erzeugnisse wie Buttergemüse und Rahmspinat. Auch bei Fleisch und Fisch fährst du mit dem Basisprodukt am besten.

HIER ZWEI BEISPIELE, WIE STARK DER KALORIENGEHALT VARIIEREN KANN:

Beispiel 1	kcal
100 g tiefgekühlter Blattspinat	18
100 g tiefgekühlter Rahmblattspinat	66
100 g tiefgekühlter Blattspinat mit Mozzarella	99
Beispiel 2	**kcal**
100 g tiefgekühltes Hähnenbrustfilet	79
100 g Cordon bleu	237

Nutze deine Tiefkühltruhe auch, um dich mit Selbstgekochtem zu bevorraten. Portionsweise eingefroren, ergeben Suppen, Nudelsoßen, Aufläufe oder Beilagen mit etwas frisch Gekochtem kombiniert eine blitzschnelle Mahlzeit. Besonders, wenn du bestimmte Zutaten, Lebensmittel oder Geschmacksverstärker nicht verträgst, bist du hier auf der sicheren Seite.

Vielseitige Kurzgarer und Turbosattmacher

Für die schnelle Küche eignen sich besonders solche Lebensmittel, die wenig Vorbereitungszeit erfordern und nur kurz garen müssen. Typische Kurzgarer sind nach 10–15 Minuten verzehrfertig.

Mit den richtigen Zutaten lassen sich daraus zahlreiche Mahlzeiten herstellen. Diese Auflistung beinhaltet sowohl typische Kurzgarer als auch Naturalien, die sich in Minutenschnelle integrieren lassen.

- Nudeln, Reis, besonders Expressreis
- Getreidesorten: Couscous (Weizen/Dinkelgrieß), Bulgur (gerösteter und vorgekochter Hartweizen), Ebly (vorgegarter Weizen), Polenta (Maisgrieß), Amaranth und Quinoa
- Gemüsesorten: Zucchini, Pilze, Brokkoli, Tomaten, Paprika, Lauch, Fenchel, Blumenkohl, Sauerkraut, Mais, Erbsen, Bohnen, Kopf- und Eissalat brauchen nur eine kurze Vorbereitungszeit.
- Rote Linsen garen in nur 10 Minuten und eignen sich gut als eiweiß- und ballaststoffreiche Beilage, sowohl zu Gemüse und Kurzgebratenem als auch als Suppeneinlage.
- Je kleiner das Gemüse geschnitten ist, umso schneller ist es gar. Lass es

dafür in möglichst wenig Wasser und mit Deckel garen. Verwende das Garwasser als Soßenbasis mit.

- Rohkost aus Kohlrabi, Paprika, Gurke und Tomate macht weniger Arbeit als das Verlesen von Feldsalat.
- Fischfilet, Meeresfrüchte
- Fleisch (dünne Stücke auswählen)
- Eier (für Omelette, Pfannkuchen, Spiegelei, Rührei)
- Der Kurzgarer Couscous, kombiniert mit schnell zu verarbeitendem Gemüse, ergibt im Nu eine vollwertige, sättigende Mahlzeit, egal ob fürs Büro oder deinen Feierabend zu Hause. Mein Lieblingsrezept, der Couscoussalat, ist in Rekordzeit fertig. Rezept auf Seite 117.

Vorkochen und Kettenkochen

Heute schon an morgen zu denken, spart Zeit. Einmal kochen, mehrmals essen, lautet die Devise. Denn viele Lebensmittel können gekocht einige Tage im Kühlschrank aufbewahrt werden.

Kartoffeln halten sich gekühlt 3–4 Tage, Nudeln und Reis ca. 2 Tage.

Auch Salatsoße kannst du in größerer Menge herstellen und in Flaschen abgefüllt im Kühlschrank aufbewahren.

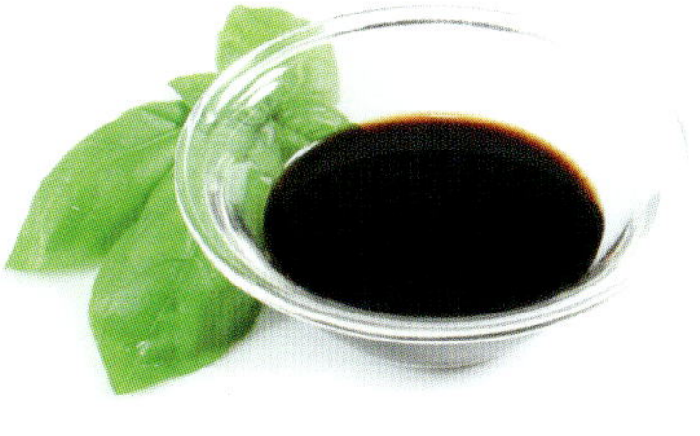

Heikes Salatsoßenrezept

Zutaten:

150 ml weißer Balsamicoessig
150 ml kalt gepresstes Sonnenblumenöl
100 ml Wasser
1 gehäufter EL Gemüsebrühe
1 gehäufter EL Salatkräuter
1 EL Senf
1 gehäufter EL saure Sahne
2–3 TL Honig (nach Geschmack)
¼ TL Pfeffer
1 ausgedrückte Knoblauchzehe

Zubereitung:

1. Alles vermischen und nach Geschmack evtl. noch mit Honig oder Gemüsebrühe abschmecken.

Balsamico-Dressing

Zutaten:

150 ml dunkler Balsamicoessig
150 ml kalt gepresstes Olivenöl
100 ml Zwiebelfond
(1 Zwiebel auskochen)
1 gehäufter EL Gemüsebrühe
1 TL Salz
1 EL Senf
2–3 TL Honig
¼ TL Pfeffer
1 ausgedrückte Knoblauchzehe
(nach Geschmack)

Zubereitung:

1. Alle Zutaten pürieren, nach Geschmack evtl. noch mit Honig oder Gemüsebrühe abschmecken.

In Mengen kochen
Bereite am Wochenende die mehrfache Menge zu und friere die überzähligen Portionen einzeln ein. Zum Beispiel eine Tomatenhackfleischsoße, Gulasch, Geschnetzeltes.

Tomatenhackfleischsoße

Zutaten:
1 kg mageres Rinderhackfleisch
2 Zwiebeln
3 Liter passierte Tomaten
2–3 EL Gemüsebrühe
1 EL Zucker (evtl. etwas mehr, wenn die Tomaten sehr sauer sind)

Zubereitung:
1. Zwiebeln schälen und würfeln. In Öl anbraten, Hackfleisch dazugeben und kräftig anbraten. Mit Vegeta würzen, umrühren. Die Tomaten angießen, den Zucker zufügen, bei geringer Hitze unter gelegentlichem Rühren ca. 1 Stunde köcheln lassen.
2. Abkühlen lassen und portionsweise in Gefrierbehälter füllen. Hält sich im Gefrierschrank sechs Monate. Wenn's schnell gehen soll, ist die Tomatensoße in der Mikrowelle aufgetaut, wenn die Nudeln gar sind. Dazu passt immer ein Salat.

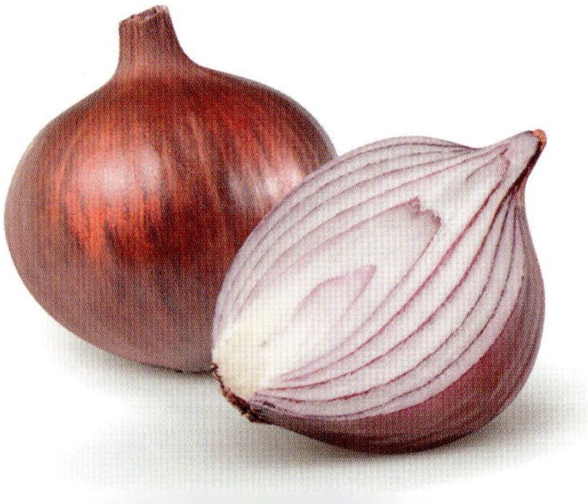

Manuela:
Wenn ich weiß, dass die Mahlzeit für zwei Portionen/Tage reichen soll, fülle ich meinen Teller viel bewusster. Das ist meine Art von gesundem Geiz.

Leckere Kombinationen aus Resten

Reis, Nudeln, Bulgur, Linsen, Couscous und Kartoffeln lassen sich mit rohem oder gekochtem Gemüse zu Pfannengerichten, Salaten oder Bratlingen weiterverarbeiten. Natürlich kannst du auch ganz bewusst Reste »produzieren«, indem du größere Portionen kochst und am nächsten Tag verwendest.

- Blitzklassiker für die Kartoffelverwertung: Kartoffeln mit Quark. Vorgegarte Kartoffeln kurz in der Mikrowelle erhitzen. Dazu Kräuterquark.
- Kartoffelsalat: Pellkartoffeln mit einem Dressing aus Zwiebeln, Essig und Öl, Senf, Schnittlauch und einer Prise Zucker über Nacht marinieren. Sehr lecker, sättigend und kalorienarm. (Ein weiteres Kartoffelsalatrezept findest du auf Seite 95)
- Bauernfrühstück (Rezept auf Seite 114)
- Weitere Resteideen: Kartoffelsuppe, Gemüsesuppe

- Eine schöne Idee für die Resteverwertung von Kloßteig findest du auf Seite 81.
- Dir sind ein paar Kartoffelecken übrig geblieben? Mit einem Quarkdip und frisch geschnittenen Gemüsesticks wird am nächsten Tag ein peppiges Vesper draus.

Reis- oder Nudelreste

Dafür brauchst du gar nicht so große Mengen Reste. Kombiniert mit viel frischem Gemüse, z. B. Champignons, Zucchini … und etwas geschnetzeltem Fleisch hast du im Nu ein leckeres, warmes Pfannengericht.

Pizza-, Zwiebel- oder Gemüsekuchenreste

Diese pikanten Blechkuchen schmecken am nächsten Tag auch kalt. Ein Grund mehr, nicht zu viel zu essen. Setze darauf, dass ein schönes Stück »für morgen« übrig bleibt.

Mit einem schnellen Salat (Mischsalat aus dem Kühlregal, Gurke, Tomate, Eisbergsalat, Paprika und deinem Kühlschrankdressing) und einem Joghurt als Nachtisch kannst du das übrig gebliebene Stück zu einer Büromahlzeit aufpeppen.

Pfannkuchenreste können mit Fleisch, Käse oder Gemüse gefüllt werden oder finden als Suppeneinlage Verwendung.

Wusstest du, dass man mit 250 g Magerquark und einem halben Päckchen Zwiebelsuppenpulver einen leckeren Quarkdip zaubern kann? Evtl. mit Milch und /oder einem Esslöffel Olivenöl cremig rühren. Mit frischen Kräutern aus der Tiefkühltruhe und deinem eigenen Gewürzschrank kannst du den Dip aber auch in wenigen Minuten selbst kreieren.

Fertiggerichte ganz leicht aufgepeppt

Fertiggerichte weisen oft einen hohen Fett- und Kaloriengehalt auf. Deshalb lohnt sich der prüfende Blick auf die Nährwertangaben. Ein Mittagessen sollte 600 Kalorien möglichst nicht übersteigen. Du willst ja leichter werden. Mit frischen Zutaten lassen sich Fertig- und Halbfertiggerichte durchaus zu einer Mahlzeitenalternative ergänzen, wenn es mal schnell gehen muss.

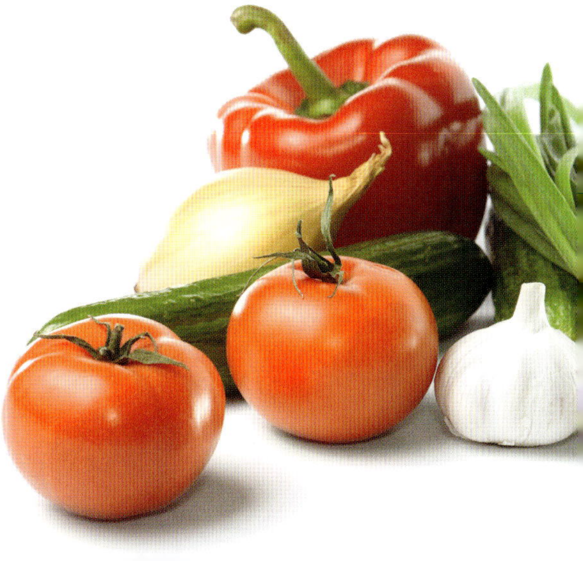

Optimale Ergänzungen

Tomatensoßen
Ob Gusto, Napoli, Arrabiata, Ricotta oder Pesto: Peppe die mehr oder weniger feurigen Tomatensoßen mit Gemüse auf. Frische Tomaten, Paprika und Zucchini sind rasch gegart. Verfeiner die Soße mit frischen Kräutern von deinem Fensterbrett oder aus dem Tiefkühlfach. Dazu passen Reis oder Nudeln.

Fertigsuppen
Suppen aus der Tüte lassen sich mit frischem Gemüse oder Gemüse aus der Tiefkühltruhe um ein Vielfaches aufwerten. Ob Erbsen, Möhren, Brokkoli, Blumenkohl, Lauch oder tiefgekühltes Suppengemüse – so schnell hat sich der Vitamingehalt deiner Tütensuppe schon gesteigert.

Nudeln aus dem Kühlregal
Diese Blitzvariante musst du nur kurz in der Pfanne erhitzen. Kombiniere sie mit den typisch kurzgarenden Gemüsesorten wie Zucchini, Pilze, Paprika und verfeinere dein Menü mit etwas geriebenem Parmesan.

Express-Reis
Während der Reis wenige Minuten in der Mikrowelle gart, kannst du ein Stück Hähnchenbrustfilet oder Putenbrustfilet in der Pfanne anbraten.

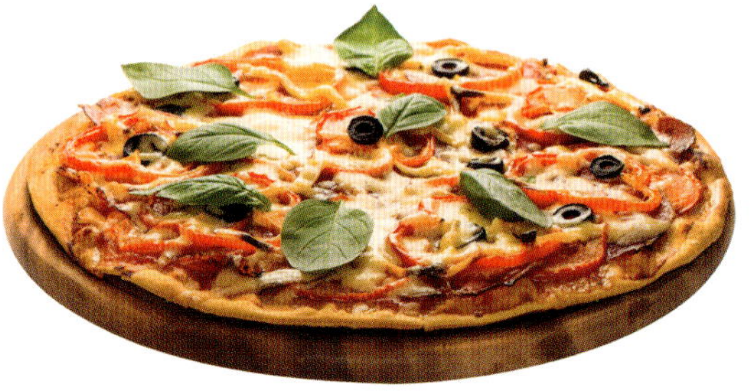

Fertigteige aus dem Kühlregal
Fix eine ofenfrische Pizza in der Light-Variante zubereiten, mit Fertigteigen kein Problem. Einige sind sogar schon ausgerollt und müssen nur aufs Blech gelegt und belegt werden. Mit etwas Tomatensoße bestreichen, Paprika, Tomaten, Schinken, Champignons darauf verteilen und mit Käse bestreuen.

Oder: Mit etwas saurer Sahne bestreichen. Magere Schinkenwürfel und Lauchzwiebeln darauf verteilen, mit etwas Käse bestreuen und schon ist sie ofenfertig.

Pizza
Nach dem *Lebe-leichter*-Konzept ist eine ganze Pizza zu viel für »einen Teller«. Doch warum nicht eine Pizza zubereiten und mit leichten Zutaten strecken, sodass du die zweite Hälfte am nächsten Tag mit ins Büro nehmen kannst? Peppe deine einfache »Margherita« mit Champignons, Artischocken, Tomaten, Paprika und Zucchini auf, aber sei sparsam mit zusätzlichem Streukäse.

Wraps
Die typisch mexikanischen Weizentortillas findest du inzwischen im Mehrfachpack in jedem Supermarkt. Leicht befeuchtet und für wenige Sekunden in der Mikrowelle aufgewärmt, können Sie nach Wunsch gefüllt werden und eignen sich hervorragend für die schnelle Büroküche. Einige Vorschläge findest du auf Seite 87.

Pfannkuchen
Auch Eierpfannkuchen liegen im Zehnerpack in der Kühlung deines Discounters. Sie können mit Gemüse und etwas Käse gefüllt und in der Mikrowelle erhitzt werden, eignen sich aber genauso gut für eine süße Mahlzeit. Mit Apfelmus oder Zucker und Zimt sind Sie ruck, zuck verzehrfertig.

Fertigsalate I
In den Kühlungen der meisten Supermärkte findest du bereits geputzte Salatmischungen. Deponiere im Büro oder im Kühlschrank zu Hause eine Flasche mit Salatdressing, vielleicht sogar ein selbst gemachtes. Dann hast du immer eine sättigende Mahlzeit parat, die du mit Putenstreifen aus dem Kühlschrank, Räucherlachs, Forellenfilet oder Krabbencocktail und einem Brötchen zu einer vollständigen Mahlzeit ergänzen kannst.

Fertigsalate II
Gehaltvolle Fertigsalate wie Kartoffelsalat, Geflügelsalat, Lauchsalat lassen sich durch die Zugabe von Gemüse oder Obst verschlanken und aufwerten. Dazu eignen sich rote Paprika, Gurken, Essiggurken, aber auch Äpfel, Ananas und Mango. Deiner Fantasie sind keine Grenzen gesetzt.

Milchreis oder Pudding aus dem Kühlregal
Füge einfach frisches Obst hinzu – Banane, Apfel, Beeren, Mango oder Ananas. Schnell ist die Portion vergrößert und auch der Kaloriengehalt fällt nicht mehr so ins Gewicht. Vielleicht gab es zum Mittagessen nur eine Suppe oder ein Brot. Dann vergrößerst du durch diesen süßen »Nachtisch plus« das Volumen deiner Mahlzeit, und die Gesamtportion mit dem Teller stimmt wieder.

Joghurt
Werte deinen normalen Naturjoghurt mit frischen oder tiefgekühlten Früchten auf. Deine eigene Kreation enthält weit weniger Zucker und Zusatzstoffe wie die Joghurts mit Fruchtanteil.

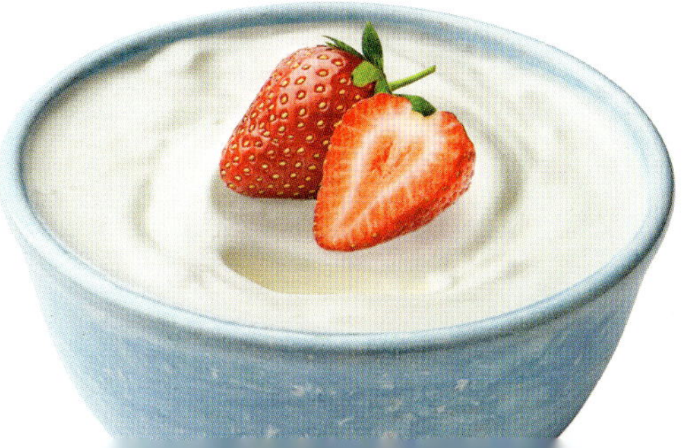

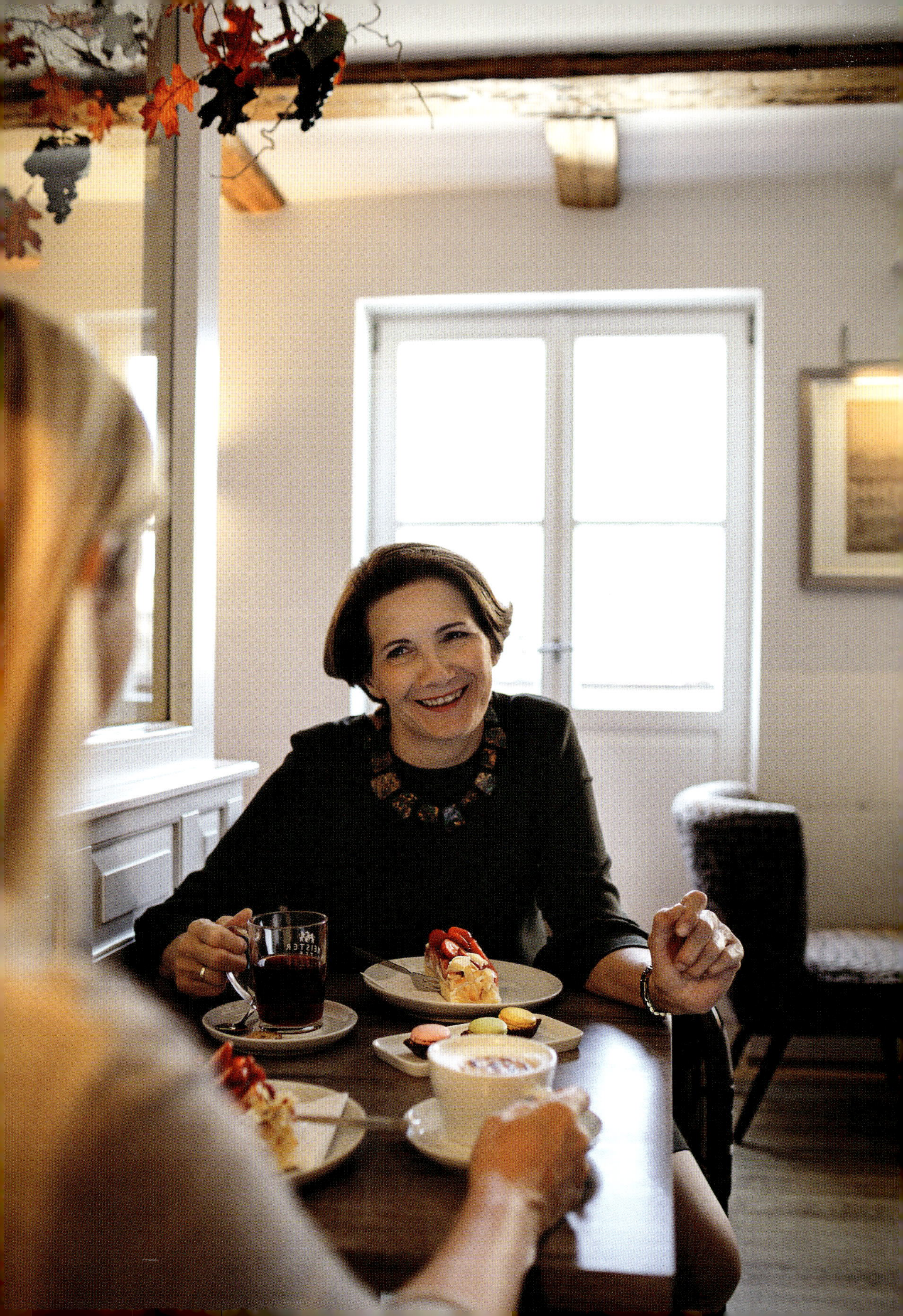

11 ALTERNATIVEN UND ALTERNATIVEN

Mehr Alternativen

»Von was wollen Sie mehr?«, fragten wir anlässlich eines Gesundheitstages ins Publikum. Und bekamen die kreativsten Antworten: »Mehr Komplimente!«, »Mehr Gesundheit!«, »Mehr schicke Klamotten!«, »Mehr Fitness!«. »Mehr Lebensqualität!«, »Mehr Taille!«.

Am besten gefiel uns die Antwort von Marion, einer selbstbewussten Geschäftsfrau mit äußerst schmalem Zeitbudget: »Mehr Alternativen!« Marion sucht ständig nach Möglichkeiten, weiterhin leicht, bewusst und gesund genießen zu können.

Ihre Idee, große Scheiben Metzgerschinken zu nehmen, Sauerkraut darin einzuwickeln und als Alternative zu Grillschnecke & Co zu servieren, hatte bereits am Vormittag für Raunen unter den Zuhörern gesorgt und wurde als Tipp sofort eifrig von einigen mitgeschrieben. Die »Unverbesserlichen« haben gleich noch Käse mit eingewickelt. »Hoffentlich klappt es dann trotzdem mit mehr Taille«, dachten wir uns.

Fachliche Anmerkung: Korrekterweise gehören Geräuchertes und Gepökeltes wie Kassler und Schinken nicht auf den Grill. Durch die hohen Temperaturen können sich Nitrosamine, krebserregende Stoffe, bilden.

Aber unsere Teilnehmer fragen nicht nur nach alternativen Lebensmitteln. Sie möchten Alternativen für einen leichteren Alltag, ein leichteres Leben. Finde deine ganz persönliche Alternative, sei es der Austausch bestimmter Lebensmittel oder die Möglichkeit, das Herz positiv zu füllen, damit es leichter schlägt.

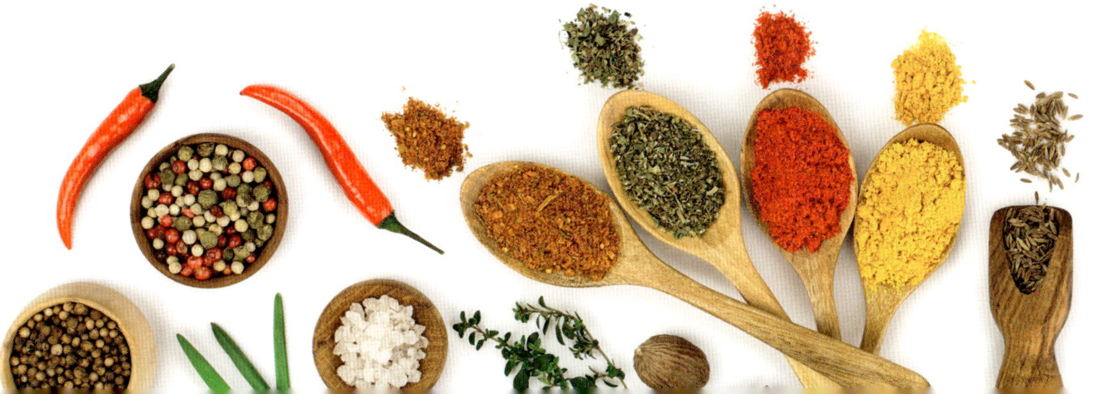

Alternativen in der Küche

Mit Wasser braten: Mineralwasser mit Kohlensäure spart die Fettzugabe beim Braten. Einfach in die Pfanne geben, erhitzen und das Bratgut hinzufügen.

Garen im Tontopf: Darin kannst du Fleisch, Fisch und Gemüse fettfrei schmoren – und in dieser Zeit etwas anderes tun.

Geflügel leichter machen: Vor dem Grillen die Geflügelhaut mehrfach mit der Gabel einstechen. Das Fett läuft während des Bratens leichter ab.

Nutze zum Kuchenbacken Silikon-Backformen. Sie müssen nicht eingefettet werden.

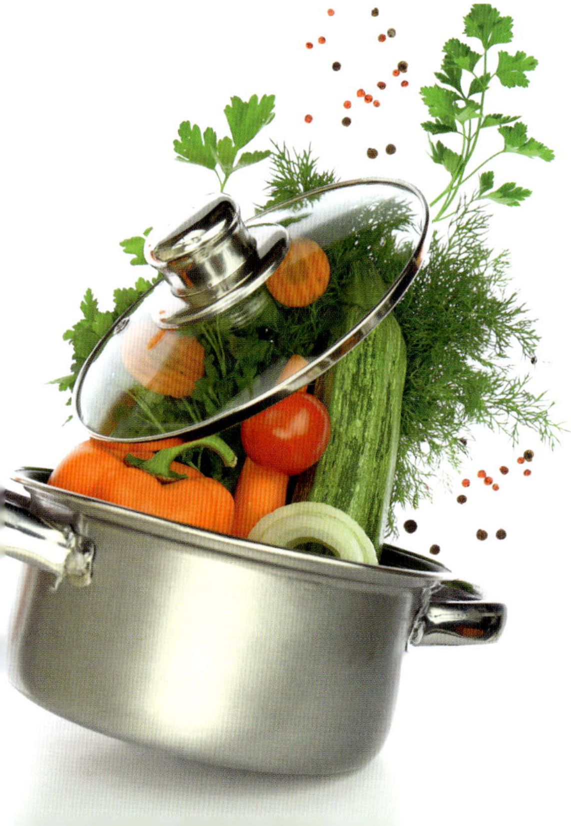

Bereite Kartoffelpuffer im Waffeleisen zu. Dazu musst du das Waffeleisen nur hauchdünn mit Öl einpinseln und sparst 12–18 g Fett pro Kartoffelpuffer.

Pommes lassen sich auch mit Eischnee zubereiten. Kartoffeln in Stifte schneiden, in geschlagenem Eiweiß wenden und im vorgeheizten Ofen bei 200 °C knusprig backen.
Dann erst salzen.

Pommes in einer Heißluftfritteuse zubereiten. Man braucht für 1 kg Kartoffeln nur 1 EL Öl.

Spar dir Fett, indem du Backpapier und Bratfolie nutzt.

Gib so viel Gemüse und pürierte Tomaten an deine Sauce bolognese wie möglich. Je mehr Gemüse, desto leichter die Soße und desto weniger Hackfleisch benötigst du. Bevorzuge mageres Rinderhackfleisch.

Würze scharf. Ein gut gewürztes Essen befriedigt mehr als fader Geschmack. Außerdem trinkst du so automatisch mehr.

Toaste dein Brot. Getoastetes Vollkornbrot schmeckt köstlich, auch ohne viel Butter. Zwei Scheiben getoastetes Vollkornbrot mit Salatblättern, Gurke, Tomaten und Putenbrust – eine schöne Mahlzeit.

Tauschliste

- Sahne – Sahne und Milch 1:1
- Crème fraîche – saure Sahne
- Butter im Kuchen – Halbfettmargarine im Kuchen
- Butter im Rührkuchen – Butter und Apfelmus 1:1, dafür den Zucker etwas reduzieren
- Speckwürfel – magere Schinkenwürfel
- Mozzarella – Harzer Käse
- Frischkäse – Hüttenkase
- Schweineschnitzel – Kalbsschnitzel oder Hähnchenbrustfilet
- Leberwurst – Leberwurst mit Magerquark verrühren 1:1
- Fruchtjoghurt mit 3,5 % Fett – Naturjoghurt mild 1,5 % Fett und 1 TL Marmelade
- Fertigkakao – Milch und Wasser 1:1 mit 1 TL echtem Backkakao und einer Prise Stevia
- Hackfleisch – Tatar oder mageres Hack (beim Metzger nach Schnitzel und magerem Rindfleisch fragen, sich das durch den Fleischwolf drehen lassen)
- Sahne in Suppen – leichter Schmelzkäse oder Frischkäse
- Sahne im Kuchen – Sahne und Magerquark 1:1
- Milchspeiseeis – Fruchtsorbet
- Geräucherter Lachs – geräucherte Forelle
- Chips – selbst gemachtes Popcorn ohne Öl
- Sahne – Rama Cremefine oder Alpro Soja Cuisine
- Limonade – Mineralwasser mit einem Spritzer Zitrone und einem Tropfen/einer Messerspitze Süßstoff
- Sahne auf Kuchen – Quark und Joghurt 1:1 mit dem Handrührgerät aufschlagen. Keinen Magerjoghurt nehmen, da dieser zu säuerlich ist.

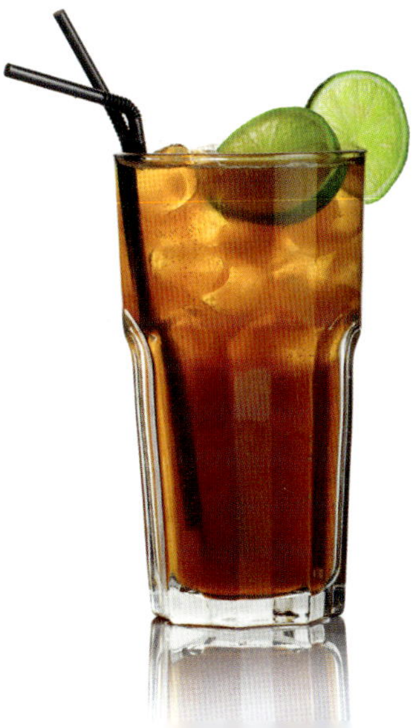

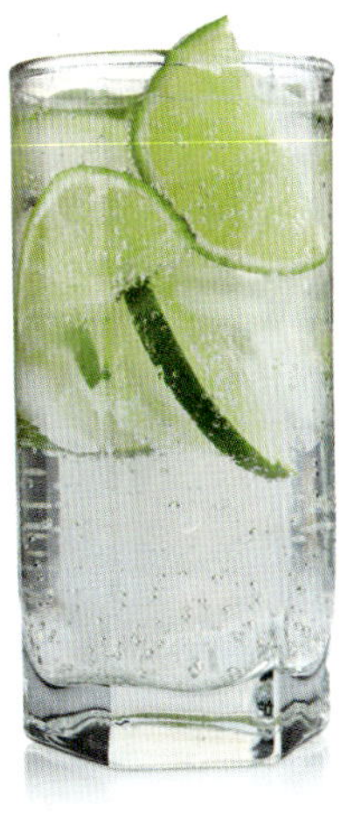

ABENDS NOCH LUST

Heikes Blog | 23.01.2012

Wenn ich abends nach »einem Teller« doch noch irgendwie das Bedürfnis nach »etwas« habe, dann koche ich mir einen Kakao.
• 1 TL echter Backkakao
• 1 Tablette Süßstoff
• 250 ml Milch (ich nehme die 1,5 %, die schmeckt mir am besten)
3 Minuten bei 90 °C, Stufe 3 im Thermomix heiß werden lassen oder 3 Minuten mit dem Schneebesen im Topf auf dem Herd. Schluck für Schluck genießen. Das reicht dann.

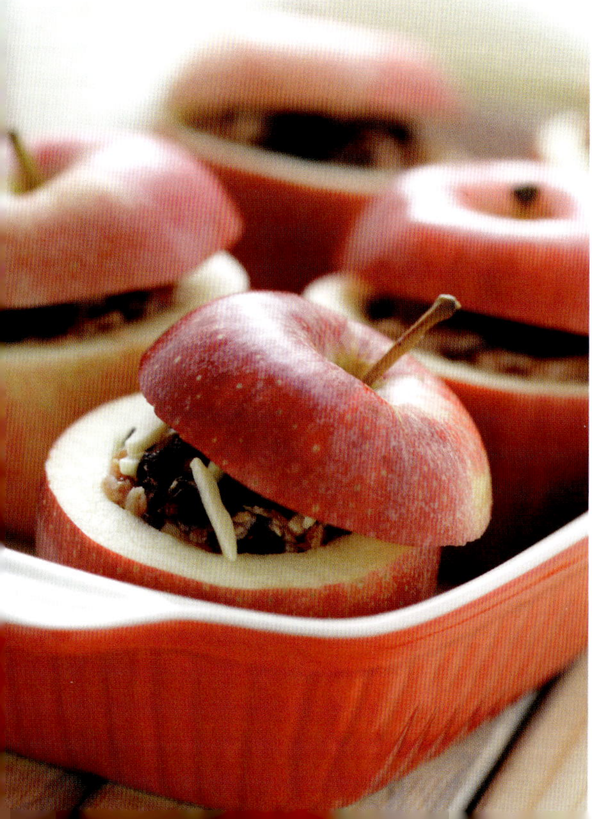

Leichte Alternativen für den Süßhunger

- Lutsche ein kleines Stück gefrorene Schokolade
- Rühre dir 2 TL Kakao und Süßstoff oder Zucker in deinen fettarmen Joghurt.
- Trinke einen Becher Roibusch-Tee mit einem Stück Kandis.
- Gönne dir eine Handvoll eingefrorene, kernlose Weintrauben
- Genieße langsam und bewusst einen Teelöffel Honig oder Nutella.
- Bestreiche dir eine Banane mit etwas Nutella und erwärme sie kurz in der Mikrowelle
- Pikse ein Loch in einen Mohrenkopf und stelle ihn für ein paar Sekunden in die Mikrowelle
- Bereite dir in der Mikrowelle einen Bratapfel zu: Kerngehäuse ausstechen, etwas einritzen, damit er schneller weich ist, mit Zucker und Zimt bestreuen und in der Mikrowelle weich garen.
- Bereite dir ein leichtes Sorbet. Tiefkühlobst mit etwas Buttermilch oder Joghurt und Süßstoff mit dem Stabmixer zu einem Sorbet pürieren. Sofort genießen.

Leichte Blitzrezepte für einen kleinen Teller oder als Maxi

Stracciatella-Quark

2 Stücke Schokolade, Zartbitter, mit dem Messer zerhacken
10 g gehackte Mandeln oder Nüsse, 150 g Magerquark, 1 TL Vanillezucker (nach Geschmack), mit etwas Sprudel cremig rühren. Dazu ein Stück Obst.

Apfel-Crumble

2 Äpfel erst vierteln, Kerngehäuse entfernen und nochmals 2x durchschneiden, in eine Schale geben, 1 TL Zimt/Zucker; 1–2 EL Haferflocken: Alles mischen und für ca. 3–5 Minuten in die Mikrowelle.

Mikro-Eier deftig

2 Eier mit Salz, Pfeffer und Kräutern würzen, gut verrühren
(in mikrogeeigneter Form)
1 Zucchini (ca. 100 g) geraspelt dazu, für 3–5 Minuten in die Mikrowelle.

Mikro-Eier süß

2 Eier mit wenig Zucker und Zimt würzen, gut verrühren
(in mikrogeeigneter Form)
1 Apfel (ca. 100 g) geraspelt dazu, für 3–5 Minuten in die Mikrowelle.

Obst-Quark

250 g Quarkcreme, 150 g Obst nach Wahl, 2 TL gehackte Nüsse.
Alles vermischen.

Alternativen, die nichts mit Essen zu tun haben

- Putz dir die Zähne. Der frische Geschmack im Mund vertreibt den Appetit auf Süßes
- Belohne dich. Wirf nach jeder zusätzlichen Bewegungseinheit von 15 Minuten einen Euro ins Sparschwein. Vom Erlös gönnst du dir später ein neues Kleidungsstück oder eine neue Frisur.
- Plane ein Fest und kaufe dir dafür ein neues Outfit.
- Erinnere dich an dein Ziel. Ist der Aussetzer es wert, in dieser Woche nicht abzunehmen?
- Lenke dich mit Handarbeit ab oder höre ein Hörbuch oder einen Podcast.
- Halbiere deinen Fernseh- und Internetkonsum und investiere die gewonnene Zeit in Bewegung.
- Kuscheldecke, Wärmflasche und ein schönes Buch.
- Küche aufräumen. Alle »gefährlichen« Lebensmittel gut verstauen.
- Kostenloses Bauch-Beine-Po-Training: Lauf die Treppen in deinem Haus 10-mal rauf und runter.

- Melde dich für ein sportliches Event an und trainiere dafür.
- Kauf dir schöne Sportkleidung, die dich motiviert.
- Nimm dir Zeit für Schönheit und Körperpflege. Wer duscht, kann nicht essen.
- Visualisiere dein Ziel und stelle sicher, dass du es mehrmals täglich siehst.
- Such dir Gleichgesinnte. Treib gemeinsam mit ihnen Sport und besuche mit ihnen zusammen einen *Lebe-leichter*-Kurs.

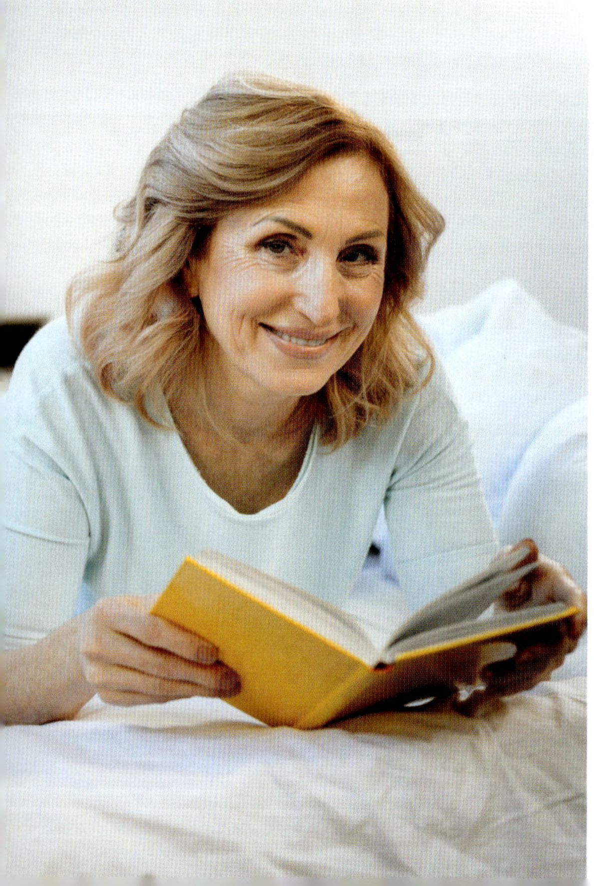

MEINE VISION

Heikes Blog | 18.01.2012

Nicht, dass ich das öfter tun würde, aber so ab und zu, da oute ich mich in meinen Lebe-leichter-Kursen. Wissen ja alle, dass ich eine sehr enge Beziehung zu Gott habe, dass ich Christ nicht nur auf dem Papier bin, sondern mit Körper, Geist und Seele.

Und da hab ich mich doch gestern tatsächlich hinreißen lassen, meinen Teilnehmern zu verraten, dass ich für sie bete, für ihren Erfolg, aber eben nicht nur für den Körper, sondern auch für die Seele und für den Geist.

Ich habe eine Vision. Ich träume davon, dass Menschen wirklich frei werden von diesem ewigen, lebenslangen Fokussieren auf das Gewicht, das Essen, das Nichtessen, die Figur und alles, was damit zusammenhängt.

Nicht das Essen muss sich ändern, wir müssen uns ändern.

Und ich wünsche mir eine regelrechte Befreiung von diesem Wahn, dem wir unser Leben lang erlegen sind. Es kann doch nicht angehen, dass wir primär mit diesem Thema beschäftigt sind und unser ganzes Sein und Tun davon bestimmt wird.

> Ich plädiere für eine Befreiung der Diätdiktatur und der Fokussierung auf das Thema »Essen oder Nicht-essen«.
> Überleg dir mal, wie viel Zeit du dir und deinem Kopf gespart hättest, wenn dieses Thema erledigt wäre. Womit könntest du dein Leben gestalten, was für neue Möglichkeiten würden sich dir bieten?
> Ich wünsche mir, dass wir am Ende unseres Lebens rückblickend noch etwas anderes zu sagen haben als: »Ich habe in meinem Leben 245 kg abgenommen und wieder zugenommen.«

Alternativen für den ganz anderen Hunger

Mittlerweile weißt du, dass Hunger nicht immer etwas mit dem Bedürfnis des Körpers zu tun hat. Manchmal braucht auch die Seele Nahrung. Wenn Hunger nicht das Problem ist, sondern sich die Lust auf etwas zu essen eher im Kopf abspielt, kannst du dir sicher sein, dass nicht dein Bauch, sondern dein Herz gefüllt werden möchte.

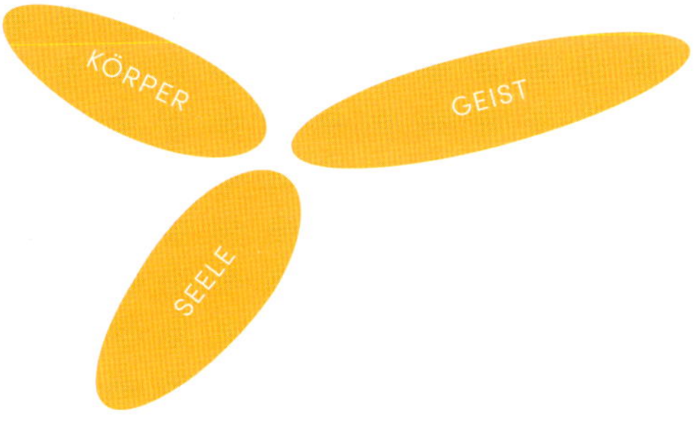

Fällt es dir auch leichter, deinen Bauch zu füllen, statt auf die Bedürfnisse deines Herzens zu achten? Essen ist oft die schnellste Lösung, weil keine Zeit bleibt, der Stimme in unserem Inneren nachzugehen. *Lebe leichter* möchte dich ermutigen, nicht nur die äußerlichen, sondern auch die innerlichen Pfunde zu verlieren. Komm dir selbst auf die Spur. Lerne den Hunger des Herzens wahrzunehmen.

Was die Seele braucht

Jeder Mensch hat unterschiedliche Bedürfnisse, je nach Charakter und Temperament. Aber es gibt bestimmte Sehnsüchte, die stecken in jedem Menschen. Liebe, Freude, Angenommensein, Lob, Anerkennung, Frieden, Zeiten der Stille, eine ausfüllende Tätigkeit, Beziehungen, Gesundheit, die Sinnfrage des Lebens. Während Männer sich eher mit der Frage beschäftigen: »Habe ich Erfolg? Wem kann ich vertrauen?«, möchten Frauen ihre Frage nach dem eigenen Wert und ihr Bedürfnis nach Beziehungen beantwortet wissen. Auch das Thema Schönheit spielt eine wesentliche Rolle. Den Wunsch, schön zu sein, hat Gott in das Herz jeder Frau gepflanzt. Kein eitler Wunsch, sondern eine völlig legitime Frage. Der Mann übernimmt eher die Rolle des Beschützers und Versorgers.

Werden die Fragen deines Herzens nicht beantwortet, bleibt eine Leere, die du füllen möchtest. Deshalb ist es wichtig, über deine Herzensangelegenheiten Bescheid zu wissen. Den Zustand deines hungrigen Herzens zu erkennen und zu verändern.

Eine andere Art von Alternativen

Weißt du eigentlich, wie entscheidend es ist, dass du dich selbst wichtig nimmst? Das hat nichts mit Egoismus zu tun, sondern mit der Tatsache, dass du genauso wertvoll bist wie jeder andere Mensch auch. Jesus hat uns ein neues, das wichtigste Gebot mitgegeben:

> Liebe deinen Nächsten wie dich selbst.
>
> MARKUS 12,31

Du darfst weiterhin für deinen Nächsten da sein, für deine Kinder, den Partner, die Familie, die Freunde, die Arbeitskollegen, die Gemeinde. Aber vergiss dich selbst dabei nicht. Lerne, dich selbst genauso zu lieben. Mit allem, was dazugehört. Wusstest du, dass du so, wie du jetzt bist, auch mit ein paar Pfunden zu viel, wertvoll, geliebt und wunderschön bist? Glaubst du, dass sich an deiner inneren Einstellung zu dir selbst etwas ändern wird, wenn du 10, 20 oder 50 kg abgenommen hast? Glaubst du, dass du dann glücklicher bist?

Beginne heute schon, gut zu dir selbst zu sein. Achte auf deine persönlichen Wünsche. Was braucht dein Herz? In welchen Herzkammern sitzen vielleicht noch irgendwelche Verletzungen, ob aus der Vergangenheit oder der Gegenwart? Was kannst du dafür tun, um diese Herzenskammern zu füllen?

Wie wäre es mit einer Wohlfühlliste? Kleinigkeiten, die das Herz im Alltag erfreuen sollen.

Wir geben dir ein paar Beispiele. Führe die Liste fort und plane täglich ein paar dieser Aktivitäten in deinen Alltag ein.

50 Ideen für Wohlfühlminuten

1) Spazieren gehen, joggen oder walken
2) Bibellesen
3) Entspannungsübung
4) Ein Buch lesen
5) Beten
6) Freunde treffen
7) Mit einer Freundin oder einem Freund telefonieren
8) Schaumbad mit Kerzenschein und Duftöl, evtl. einer Lektüre
9) Im Lieblingsstuhl entspannen
10) Handarbeiten
11) Tipp zum Chatten/Internet: Wecker stellen und Rechner ausmachen, wenn die Zeit um ist.
12) Kochen/Backen

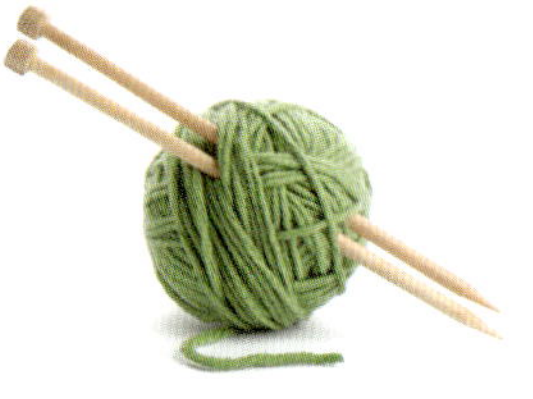

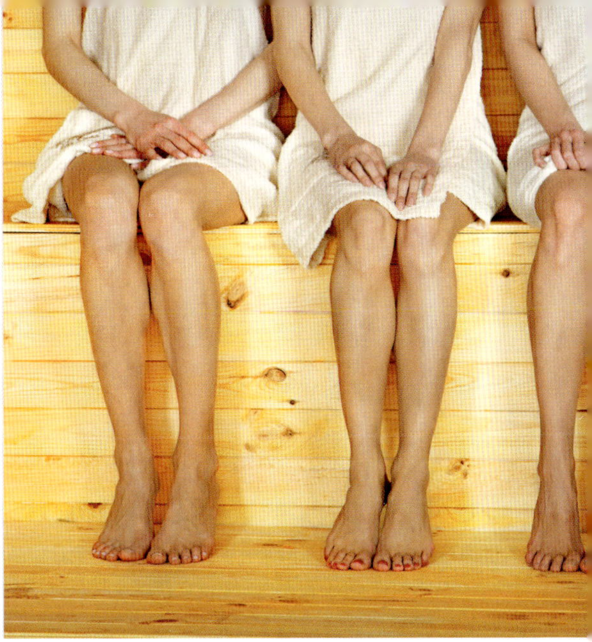

13) Sich in die Sonne setzen, Augen schließen und die warmen Strahlen auf der Haut genießen
14) Eine Gesichtsmaske, dabei hinlegen, entspannen und sich bewusst an etwas Positives erinnern
15) Eine Tasse Tee aus der Lieblingstasse trinken
16) Eine Orange ganz bewusst und sinnlich schälen und essen
17) Ein Saunabesuch
18) Malen
19) Trampolinspringen mit passender Musik
20) Eine Dusche mit einem besonderen Duftduschgel nehmen, danach mit einer besonders gut riechenden Bodylotion eincremen
21) Katze oder Hund streicheln
22) Singen
23) Ein Musikinstrument spielen
24) Bewusst Musik hören, nicht nebenbei. Je nach Stimmung Liedermacher oder Klassik, Anbetungsmusik oder Rock-Pop
25) Mal wirklich fünf Minuten Ruhe haben, ohne Kind und Telefon und ohne an die nächsten Dinge zu denken
26) Liebe Grüße, die man als Briefe oder Karten erhalten hat, lesen
27) Ohne Zeitdruck etwas im Garten wühlen
28) Eine Ecke in der Wohnung umstellen und schön gestalten
29) Eine Zeit mit dem Ehemann oder der Ehefrau verbringen, ohne irgendwelche organisatorischen Dinge zu besprechen
30) Mit den Kindern abends oder am Wochenende Karten spielen
31) Kreuzworträtsel oder Sudoko
32) Einen Lieblingsfilm/DVD aussuchen und abends ansehen
33) In einer Zeitschrift blättern
34) Auf dem Balkon ein paar Minuten die ruhige Nacht genießen
35) Filmmusik von Ihrem Lieblingsfilm hören
36) Ein Fotoalbum mit alten Fotos der Kinder, Urlaub oder anderen Ereignissen anschauen
37) In einer Mappe schöne Bilder oder Texte sammeln. In einer ruhigen halben Stunde durchblättern und stöbern
38) 20 Minuten Mittagsschläfchen – so oft es geht oder sogar regelmäßig
39) Tanzkurs mit Ihrem Mann oder Ihrer Frau
40) Ein Kinoabend mit Freunden

41) Abends um 20.00 Uhr in den Schlafanzug springen, sagen »Feierabend, bin nicht mehr zu sprechen« und dann ein schönes Buch lesen
42) Massage
43) Stadtbummel
44) Einen Brief per Hand schreiben und schön gestalten
45) Einen Vormittag mit einer Freundin oder einem Freund beim Frühstück verbringen
46) Tanzen
47) Handwerken
48) Einfach nur dasitzen, aus dem Fenster schauen und ein bisschen rumträumen. Obwohl da ein Berg Wäsche liegt, der gebügelt werden möchte …
49) Tagebuch schreiben
50) Nichts tun – gar nichts

Erstelle deine eigene Liste. Was tut dir gut? Was bringt dich zum Lächeln? Womit füllst du dein Herz?

Herzensbeziehungen

Manchmal nützen die besten Ideen und klügsten Strategien nichts, wenn das Herz damit nur betäubt wird. Breiten sich Kummer und Sorgen in deinem Innersten aus, wirst du auch durch irgendwelche Alternativen nicht leichter.

Spüre deine persönlichen Herzensbrecher auf. Was ist es, was deinem Herzen zu schaffen macht? Welche Energieräuber zapfen dir die Kraft ab? Was kannst du ganz konkret dafür tun, dass es dir gut geht? Welche Personen sind daran beteiligt? Wie sähe ein erster Schritt aus?

Manchmal musst du Klartext reden, um eine eingefahrene Situation zu verändern. Egal, ob mit dem Partner, mit den Kindern, Angehörigen oder Freunden. Vielleicht sind es die Arbeitskollegen, die Menschen in deiner Kirchengemeinde, Bekannte, Nachbarn.

Das Essen kann nicht verändern, wonach sich dein Herz sehnt.

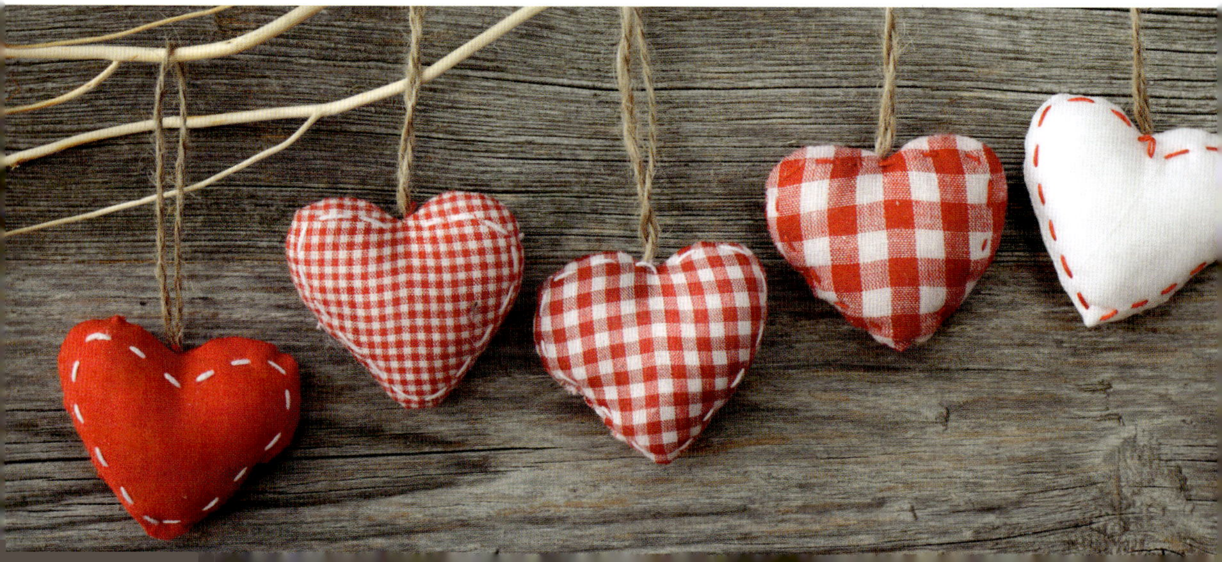

Von Gott gefüllt

Eine Sehnsucht kann tatsächlich nur von Gott gefüllt werden: Gott hat den Menschen die Sehnsucht nach einer Beziehung zu ihm ins Herz gepflanzt. Die Entstehung der Erde, der Pflanzen, Tiere und Menschen war kein Zufall – Gott hat all dies geschaffen. Er möchte mit jedem Menschen eine Beziehung eingehen. Wir Autorinnen sind diese Beziehung zu Jesus Christus eingegangen. Wir haben erlebt, was es bedeutet, ein leichtes Herz zu bekommen, weil er es mit seiner Liebe füllt. Das bedeutet nicht, dass immer alles leicht ist, dass nicht auch unsere Herzen durch die Umstände des Lebens verletzt werden. Aber es bedeutet, dass wir immer um diese Liebe und dieses Angenommensein wissen. In Jesaja 61,1 lesen wir, dass Gott zu denen kommt, die gebrochenen Herzens sind. Das sind wir, das bist du. Das, was du tun kannst, ist dein Herz für Jesus zu öffnen. Und dann lass dich überraschen, was passiert. Wenn du tiefer in die Themen von Körper, Geist und Seele einsteigen möchtest, empfehlen wir dir unser Buch Body Spirit Soul.

LOVED

Heikes Blog | 14.02.2012

Guten Morgen, Prinzesschen,
hast du dich heute schon mal angeschaut? Du bist der absolute Knüller, der Wahnsinn – eine Glanznummer. Der Feind bekommt morgens schon Kopfschmerzen, wenn du aufstehst. Nimm heute dein Lächeln, das in dir steckt, und benutz es mal. Heb deinen Kopf und mach dir bewusst, wie wertvoll, wie geliebt du bist.
Du fühlst dich gerade nicht so?
Du kämpfst mit deinen Haaren, deinen Pfunden und deiner Laune? Lass das. Es vermiest dir einen Tag deines Lebens. Wir haben nicht so viele davon. Ist doch zu schade, wenn wir so einen wunderschönen Tag einfach vergehen lassen, ohne uns lebendig gefühlt zu haben.
Steh zu dir, zu deinem Ich, innen und außen.
Gönn dir heute eine Liebeserklärung. Ich nehm dich in den Arm, er tut das auch, tu's doch auch mal selbst.
Glaub's doch endlich: Du bist so unendlich geliebt.

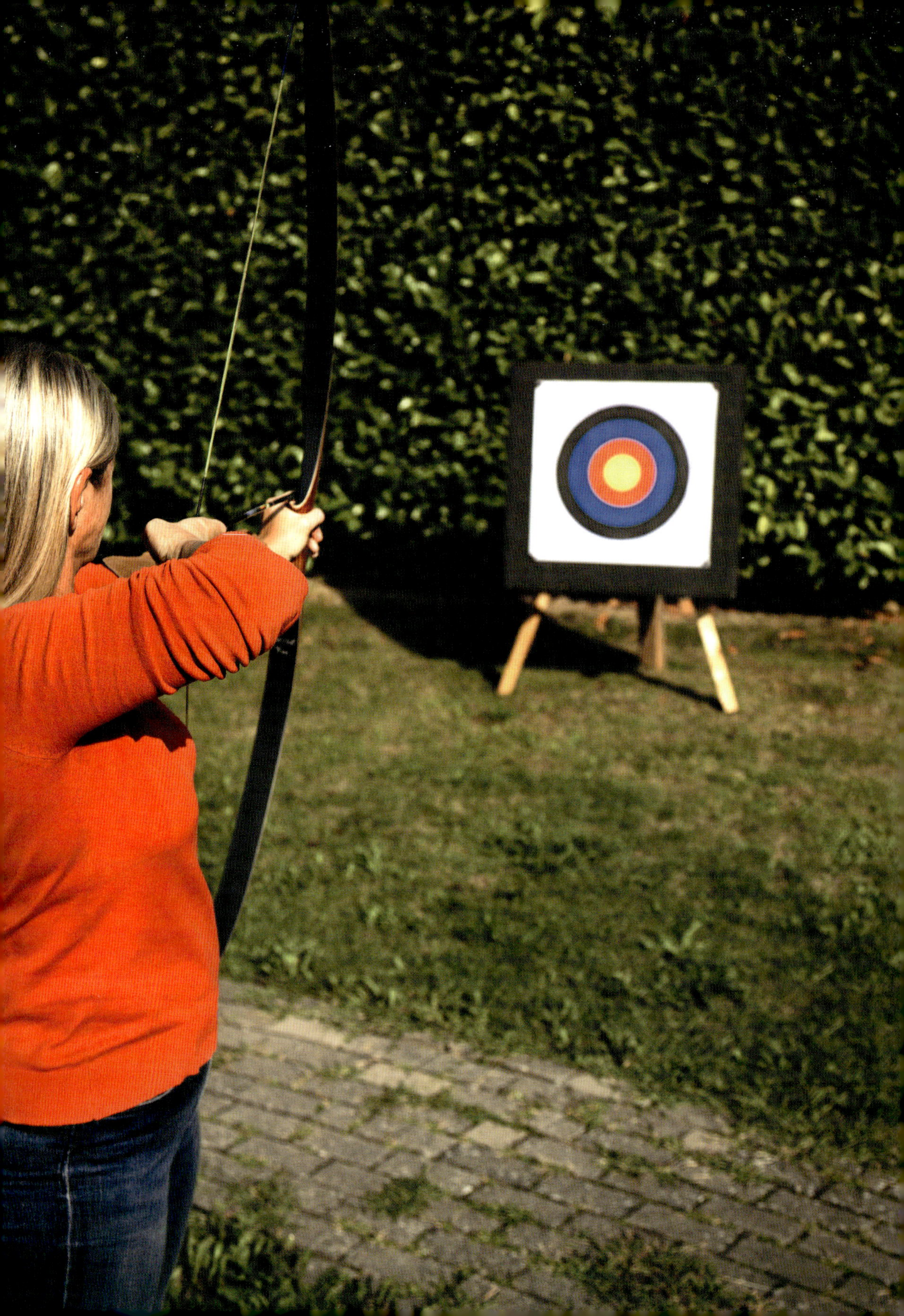

12 WENN'S NICHT SO LÄUFT, WIE'S LAUFEN SOLL

Gute Zeiten

Nachdem du den ewigen Leidensdruck satthast, die Hosen sich nicht mehr schließen lassen, macht es auf einmal klick im Kopf. Du startest mit *Lebe leichter* und bist begeistert von den wenigen einfachen Regeln. Du erkennst die Zusammenhänge zwischen körperlichen und seelischen Bedürfnissen und beginnst, dich zu verändern. Das Umsetzen der Drei-Mahlzeiten-Regelung fällt dir ganz leicht. Du kannst die Pausen gut einhalten und hast deine Portionsgrößen im Blick. Bei Herausforderungen wie Einladungen, Feiern oder Wochenenden greift dein Plan B, mit dem du das Programm anpassen kannst. Du fühlst dich gut, frei und leicht. Und kannst dir gar nicht mehr vorstellen, in alte Verhaltensweisen zurückzufallen. Du bist davon überzeugt: Jetzt hast du es endlich geschafft.

Schlechte Zeiten

Und dann, von einem auf den anderen Tag, ist plötzlich alles anders. Eine kleine Nachlässigkeit. Hier mal ein Maxi zu viel in einer Woche, da mal wieder etwas zwischendurch genascht. Die Teller doch wieder etwas voller geladen. Und schon sind die alten Gewohnheiten wieder da.

Du bist nicht alleine. Das kennt jeder von uns. Es ist mühsam, sich gute Gewohnheiten anzueignen, und einfach, in alte Gewohnheiten zurückzufallen. Auch wenn *Lebe leichter* auf die langfristige Verhaltensumstellung setzt: Dafür entscheiden musst du dich jeden Tag aufs Neue.

Die kleinen täglichen Entscheidungen

Mach dir bewusst, dass du diese täglichen Entscheidungen nicht nur beim Essen und der Bewegung treffen musst. Du musst dich auch jeden Tag dafür entscheiden, nur so viel Geld auszugeben, wie du besitzt. Dein Umgangston, dein äußeres Erscheinungsbild, der Zustand deiner Wohnung, all das ist die Summe täglicher kleiner Entscheidungen. Sind falsche Entscheidungen getroffen worden, heißt das nicht, dass du nicht jeden Tag die Chance bekommst, sie zu revidieren. In einer unaufgeräumten Wohnung schaffst du dann mal wieder Ordnung und überlegst dir ein neues Ordnungssystem, das dir langfristig hilft. Nach einem Streit kannst du dich entschuldigen und wieder versöhnen. Für alles, was nicht so läuft, wie du es dir vorgestellt hast, gibt es immer wieder die Möglichkeit der Veränderung.

So auch bei einem Motivationseinbruch.

Male dir ein Bild

Stell dir mal vor, was du erreichen möchtest. Kreiere ein positives Bild von dir selbst. Überlege dir, wie du aussehen wirst, wenn du dein Wunschgewicht erreicht hast. Wie fühlt sich das an? Wie siehst du aus? Was für Kleidung trägst du? Was für Komplimente bekommst du?

Der Kopf kann nicht zwischen Realität und Traum unterscheiden. Wenn du dir dein Ziel, wie viel du abnehmen möchtest, wie du aussehen willst, wie du dich dabei fühlen wirst, immer wieder vorstellst, es dir vor Augen führst und davon träumst, verändert sich dein Handeln, denn das vorgestellte Bild wird für dich zur Realität.

Ins Sichtfeld holen

Lege dir deinen *Lebe-leichter*-Planer oder den Jahresplaner wieder in Sichtweite. Führe Buch, was du gegessen hast. Ein guter Tipp ist, immer zuerst aufzuschreiben, was du essen willst. Das hilft, so manches Stück nicht in den Mund zu schieben. Stell dir deine Turnschuhe in Sichtweite. Die Walkingstöcke. Deponiere die Sporttasche im Auto. Plane deine Mahlzeiten vor. Räume konsequent Süßes aus deinem Sichtfeld. Melde dich zu einem *Lebe-leichter*-Kurs an. Werde konkret. Warte nicht auf morgen, sondern beginne jetzt.

23 TAGE, WAS IST DAS SCHON?

Heikes Blog | 08.12.2011

Spürst du manchmal, wie gut es sich anfühlt, wenn du nach einem Teller aufhörst zu essen? Merkst du, wie sich dein Körper verändert, wenn du dich regelmäßig bewegst? Was macht es mit dir, wenn du merkst, dass die Hosen lockerer werden? Wie stolz bist du auf dich selbst, wenn du zum Nachtisch nur einen Keks isst, anstatt am Nachmittag die halbe Dose leer zu futtern?
Hey, das kennen wir doch alle, oder?
Und in solchen Zeiten denken wir: »Das passiert mir nie wieder, dass ich mich so gehen lasse.« Wir sind auf der Siegerseite und gewiss, dass uns nichts ins Wanken bringt. Und dann bist du plötzlich so drin in dem Sog, zu viel zu essen, ständig zu naschen – keine Lust auf Bewegung, und schon gar nicht auf Obst und Gemüse. Auf die Waage stellst du dich erst gar nicht, kramst aus dem Schrank die Hosen

mit hohem Stretchanteil raus, zu Hause rennst du am liebsten in Jogginghosen rum. Dabei ist es nicht so, dass dir das alles egal ist. Jeden Abend, wenn du ins Bett gehst, und jeden Morgen, wenn du aufwachst, denkst du: »So, ab heute geh ich mal wieder ins Programm, streng mich an, bin diszipliniert, gehe laufen.«

Dein Vorsatz hält genau bis nach dem Mittagessen, dann ist's schon vorbei. Und wenn du dann noch die ganzen Herausforderungen der nächsten Wochen anschaust: Weihnachtsmärkte, Weihnachtsfeiern, Lebkuchen in den Regalen, Kekse backen, Süßigkeiten, die man geschenkt bekommt, Einladungen, Weihnachtsessen, Silvesterparty, dann denkste doch: »Ach, lohnt eh nicht mehr dieses Jahr. Im neuen Jahr nehm ich ab.«

Sag mal, wie oft hast du das um diese Jahreszeit schon gesagt? Wenn du etwas verändern willst, dann beginne jetzt. Leg die Schokolade aus der Hand, mach den Rechner aus (gleich, wenn du fertig mit Lesen bist) und schwing dich in deine Turnschuhe, auf dein Trampolin, den Heimtrainer oder dein Fahrrad. Nimm dir eine halbe Stunde, tu dir was Gutes. Heute ist der 08.12.2011.

Du hast genau noch 23 Tage, um Anlauf zu nehmen. Du musst ja nicht unbedingt jetzt Vollgas geben. Das kannst du dann im Januar machen. Aber jetzt einfach so willenlos sich den Umständen hingeben, das bist du doch gar nicht. Wenn du jetzt anfängst und dich 23 Tage

- an drei Mahlzeiten am Tag hältst
- dem Magen zwischen den Mahlzeiten eine Pause gönnst
- mit zwei Maxis die Woche auskommst
- dich jeden Tag eine halbe Stunde bewegst
- 2–3 Liter am Tag trinkst
- und im günstigsten Fall an einem Lebe-leichter-Kurs oder am Online-Coaching teilnimmst,

dann wirst du garantiert über die Festtage nicht zunehmen, und wer weiß, vielleicht auch noch ein paar Pfündchen verlieren. Ich verspreche dir das.

Und dann brauchst du dir nichts vorzuwerfen. Dann brauchst du dich am 01.01.2012 nicht zu ärgern. Du brauchst nicht zu denken: »War das nötig?« Dann hast du dich schon mal warm gemacht, und dann kannst du im neuen Jahr so richtig loslegen.

Und dann hältst du dich 2012 volle 366 Tage ans Programm.

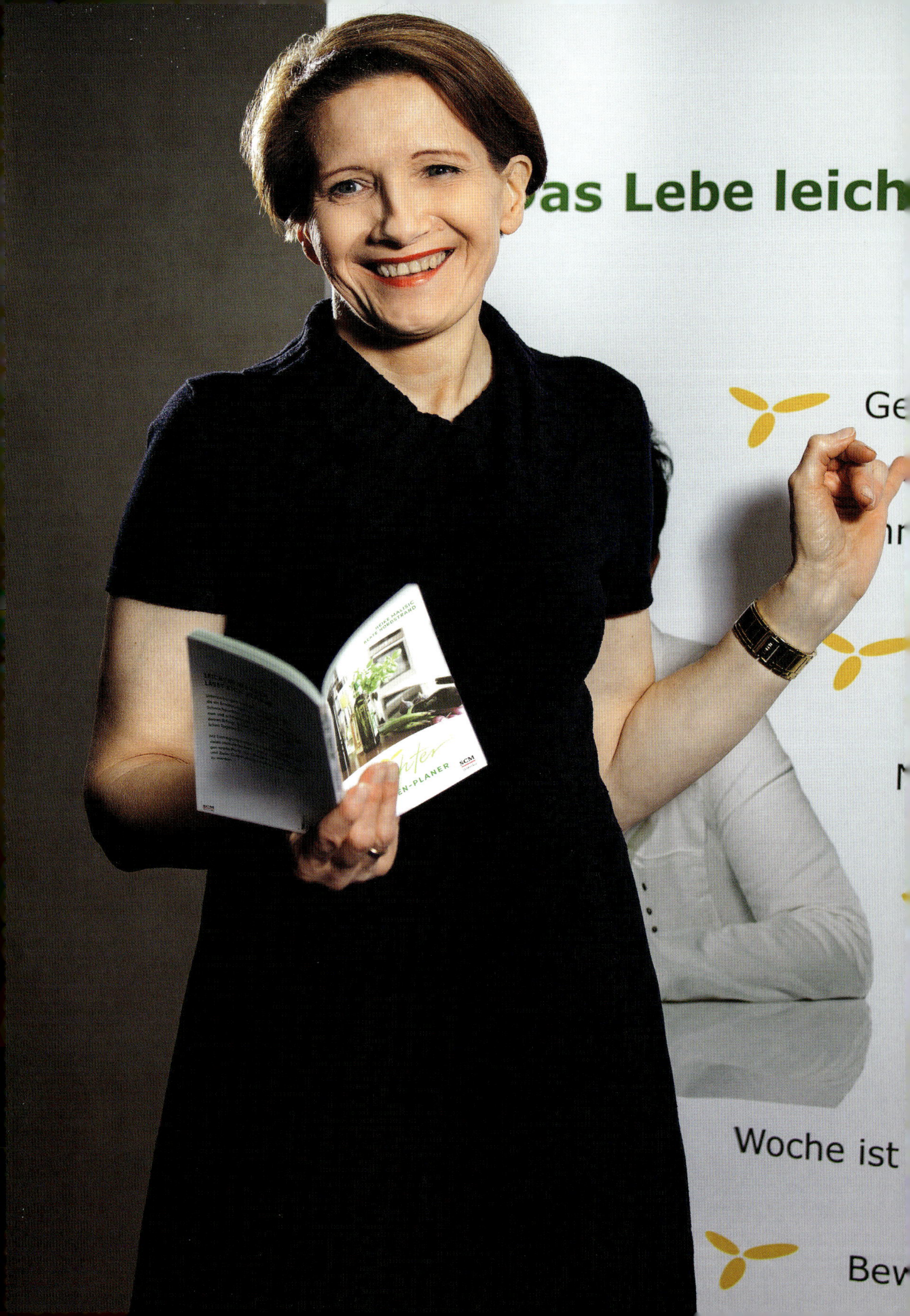
Woche ist

13 WICHTIGE PROGRAMMFRAGEN

Können Diabetiker am *Lebe-leichter*-Programm teilnehmen?
In den Diabetes-Leitlinien hat sich in den letzten Jahren viel verändert und es gibt keinen Grund mehr für viele kleine Mahlzeiten. Drei Mahlzeiten am Tag werden als ausreichend akzeptiert. Eine Abnahme trägt fast immer zu einer Verbesserung des Diabetes bei. Diabetiker sollten ihren Arzt über die Teilnahme am *Lebe-leichter*-Kurs informieren und selbstverständlich immer den Anweisungen ihres Arztes Folge leisten. Diabetiker, die Medikamente nehmen oder eine Insulintherapie machen, sollten ihren Arzt einbeziehen. Alle Teilnehmer, auch Diabetiker, nehmen auf eigene Verantwortung am *Lebe-leichter*-Programm teil.

Wie wird das Abnehmen durch die Wechseljahre und die Hormonlage beeinflusst?
Mit den Jahren, nicht in erster Linie den Wechseljahren, baut der Körper naturbedingt Muskelmasse ab und stattdessen Fettmasse auf. Da Muskeln die Verbrennungsmotoren des Körpers sind, verlangsamt sich also naturgemäß auch der Stoffwechsel. Eine Frau in den Wechseljahren kann durch mehr Bewegung Muskelmasse erhalten oder aufbauen und sollte auch etwas weniger und leichter essen als mit 20, weil sie, wie übrigens auch ein Mann, nicht mehr so viel braucht und verbrennt wie in jungen Jahren.

Selbstverständlich beeinflusst auch die Hormonlage den Stoffwechsel und die Gefühle bzw. das Essverhalten. Da die *Lebe-leichter*-Kurse jedoch keine individuelle Gesundheitsanalyse vornehmen, sondern sich auf das Umsetzen eines normalen Essverhaltens konzentrieren, geben wir auch in den Wechseljahren keine weiteren Empfehlungen, als das *Lebe-leichter*-6x1 umzusetzen.

Wie geht ein Allergiker mit dem *Lebe-leichter*-Konzept um?
Die Zahl der Laktose-, Fruktose-, Weizenmehl- und sonstigen Nahrungsmittelunverträglichkeiten steigt. *Lebe-leichter*-Teilnehmer können essen, was sie wollen und vertragen. Du darfst deinen Teller mit dem füllen, was dir auch vorher gut bekommen ist. Wer besondere Obstsorten nicht verträgt, weicht auf die Obstsorten aus, die er verträgt, oder auf Gemüse.

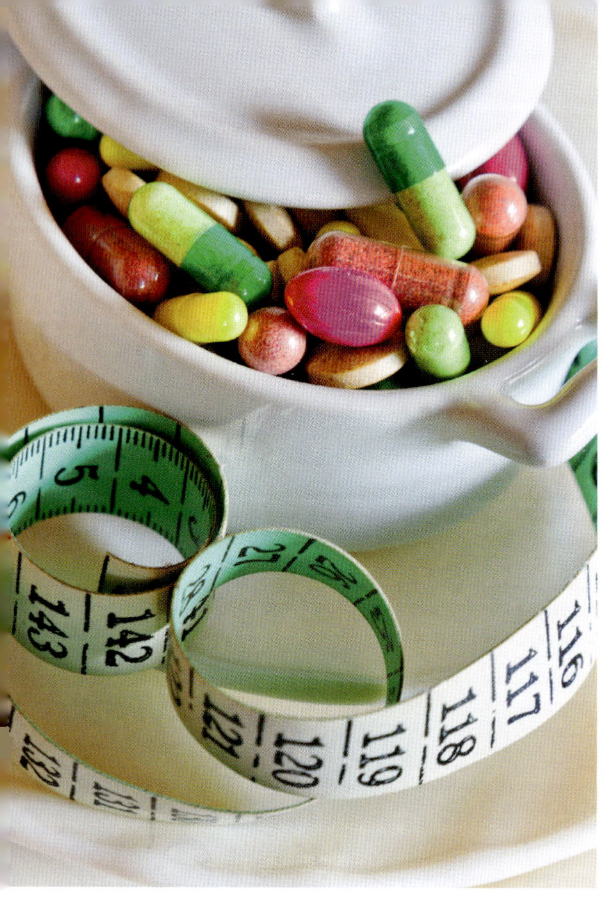

Beeinflussen Medikamente die Abnahme?
Schilddrüsenblocker, Antidepressiva und Cortison sind einige der Medikamente, die erfahrungsgemäß eine verlangsamende Wirkung auf den Stoffwechsel haben. Trotzdem nehmen die Teilnehmer ab, wenn sie sich an das Programm halten. Es kann sein, dass sie ein bisschen mehr Geduld brauchen als andere Teilnehmer. Aber wir haben auch bei bescheinigter Schilddrüsenunterfunktion gute Abnahmeerfolge bei Teilnehmern verzeichnet.

Wie sinnvoll sind Nahrungsmittelergänzungen?
Lebe leichter empfiehlt eine Abnahme durch eine gesunde, ausgewogene Ernährung mit einem ausreichend hohen Anteil an Obst und Gemüse und durch ein verändertes Essverhalten.

Darf ein Vegetarier die Anzahl der Teller erhöhen, weil ja keine Fleischportion dabei ist?
Fleischlose Küche ist nicht unbedingt kalorienärmer. Mit drei ausgewogenen Mahlzeiten, in denen Eiweiß, Kohlenhydrate und Fette enthalten sind, kann auch ein Vegetarier gut abnehmen, wenngleich er sorgfältiger auf eine ausreichende Gesamtversorgung mit Mineralstoffen, vor allem Eisen und Vitaminen, achten muss als Menschen, die auch Fleisch essen.

Müssen alle Kohlenhydrate als Vollkornprodukte verzehrt werden?
Die zwölf *Lebe-leichter*-Kursstunden sollen neben der Motivation und den Tipps zur Umsetzung des Konzepts wöchentlich dazu beitragen, das Ernährungswissen der Teilnehmer zu erhöhen. Vollkornprodukte haben eine besonders positive Auswirkung auf die Sättigung und den Blutzuckerspiegel. Wenn Teilnehmer keine Vollkornprodukte mögen oder vertragen, brauchen sie natürlich keine zu verzehren.

Auch ein ausreichend hoher Obst- und Gemüseanteil versorgt den Körper mit Ballaststoffen und bewirkt eine gute Sättigung.

Sind die drei Mahlzeiten an bestimmte Uhrzeiten und Zeitabstände gebunden?

Lebe leichter empfiehlt drei Mahlzeiten. Ob das Frühstück schon um 6.00 Uhr eingenommen wird oder erst um 9.00 Uhr, liegt beim Teilnehmer. Erfahrungsgemäß reagiert der Körper positiv auf Regelmäßigkeit. Zwischen den Mahlzeiten sollte ein zeitlicher Abstand von mindestens 4–5 Stunden eingehalten werden. Je früher das Abendessen eingenommen wird, desto selbstverständlicher wird es sein, dass der Teilnehmer am nächsten Morgen auch Hunger hat. Findet das Abendessen erst am späteren Abend statt und hält sich der Teilnehmer an die Portionsgröße, nimmt er auch ab. Die Hauptsache ist, dass die Gesamtenergiebilanz des Tages negativ ist.

Kann man aus drei Mahlzeiten auch zwei machen, zum Beispiel, wenn man zum Frühstück einfach noch nichts herunterbekommt?

Unserer Erfahrung nach nimmt man besser mit drei als mit zwei Mahlzeiten ab, weswegen wir diese Kernaussage im Konzept verankert haben. Der Stoffwechsel braucht den Anreiz, regelmäßig arbeiten zu müssen, um richtig in Gang zu kommen. Außerdem ist es bei drei Mahlzeiten einfacher, mit einer moderaten Portion zufrieden zu sein. Wenn die letzte Mahlzeit des Tages nicht zu spät am Abend erfolgt, stellt der Teilnehmer meist fest, dass er morgens auch Hunger hat.

Müssen Teilnehmer, die einen BMI über 30 haben, auf jeden Fall vier Teller essen?

Je höher das Ausgangsgewicht eines Menschen, desto höher ist sein Grundbedarf. Wenn der Teilnehmer einen BMI über 30 hat, steht ihm täglich ein Extrateller zur Verfügung. Bei einem BMI über 40 sind es sogar zwei Extrateller täglich. Ob er den/die Extrateller morgens, mittags, abends oder auch mal gar nicht verzehrt, bleibt dem Teilnehmer überlassen. Allerdings unterstützen wir keinesfalls ein »so wenig wie möglich essen«, was einen sinkenden Grundumsatz zur Folge haben könnte. Die Teilnehmer sollen wissen und erleben, dass regelmäßige, passend portionierte Mahlzeiten ihnen mittel- und langfristig den besten Abnahmeerfolg sichern.

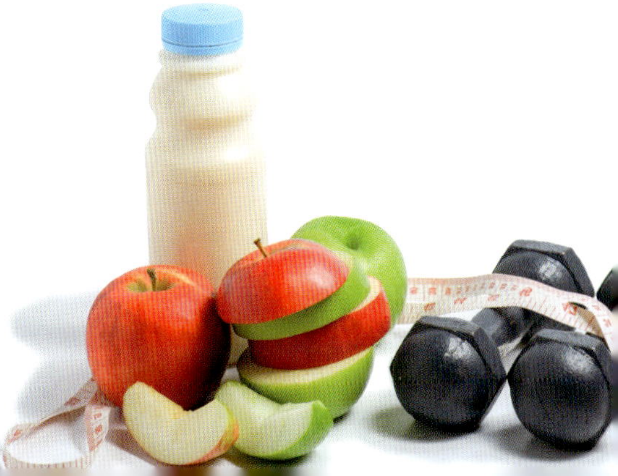

Darf man zwischen den Mahlzeiten zuckerfreie Kaugummis kauen?

Wenn der Teilnehmer auf den Süßstoffreiz und die Kaubewegung des Muskelapparates nicht mit Hunger reagiert, ist gegen den Gebrauch von Kaugummi nichts einzuwenden. Wir empfehlen dem Teilnehmer, das selbst zu prüfen. Bonbons, auch zuckerfreie Sorten, sind jedoch nicht erlaubt.

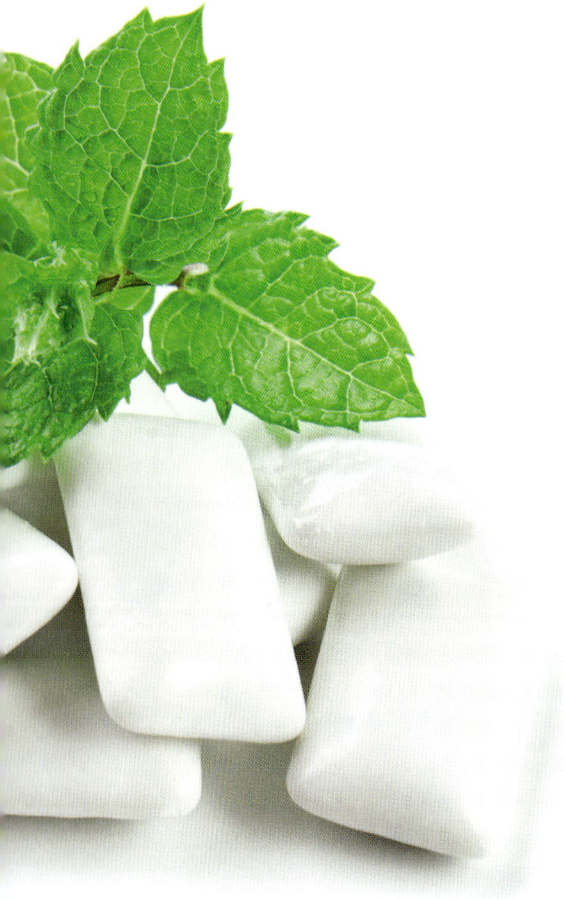

Macht es Sinn, abends auf Kohlenhydrate zu verzichten?

Viele Teilnehmer haben bereits gute Erfahrungen mit dem abendlichen Verzicht auf Kohlenhydrate gemacht. Mit *Lebe leichter* haben wir einen völlig anderen, neuen Ansatz: Essen, was schmeckt, aber portionsmäßig begrenzt. Weil sich auf jedem Teller ein Drittel Obst oder Gemüse befindet, wird der Kohlenhydratanteil mäßig ausfallen. Der Teilnehmer kann selbst entscheiden, welche Zusammenstellung er am Abend persönlich für am sinnvollsten hält.

Gibt es eine Empfehlung für die Kalziumversorgung des Körpers?

Die Deutsche Gesellschaft für Ernährung empfiehlt eine Kalziumaufnahme von 1000 mg pro Tag. Zwei- bis dreimal täglich sollte sich deshalb ein kalziumreiches Lebensmittel auf Ihrem Teller befinden. Die Kalziumaufnahme lässt sich durch Milchprodukte, kalziumreiche Gemüsesorten und ein kalziumreiches Mineralwasser steigern. Die angegebenen Portionen entsprechen ca. einem Drittel des täglichen Kalziumbedarfs.

- 3 EL geriebener Parmesan: 360 mg Kalzium
- 250 g Magermilchjoghurt: 350 mg Kalzium
- 250 g Magerquark: 300 mg Kalzium
- 250 ml fettarme Milch: 300 mg Kalzium

- 500 ml Molke: 300 mg Kalzium
- 250 ml Buttermilch: 275 mg Kalzium
- 30 g Käse (30 % Fett): 262 mg Kalzium
- 250 g Fenchel: 273 mg Kalzium
- 125 g Grünkohl: 265 mg Kalzium
- 250 g Brokkoli: 263 mg Kalzium
- 300 g Lauch: 261 mg Kalzium
- 1,5 l Mineralwasser: ca. 225 mg Kalzium

Kann man auch zu wenig Fett essen?

Lebe leichter empfiehlt eine Mindestmenge von einem Teelöffel pflanzlichem Fett pro Mahlzeit. Das kann die Margarine auf dem Brot sein oder der Teelöffel Öl im Salat oder zum Anbraten. Fett ist Geschmacksträger, aber auch notwendig für das Aufschließen fettlöslicher Vitamine. Außerdem: Ist der Fettanteil in der Nahrung zu gering, beschwert sich die Verdauung.

Olivenöl ist das dominierende Fett der Mittelmeerländer, in denen weit weniger Herz-Kreislauf-Erkrankungen diagnostiziert werden als in Deutschland. Es hat einen positiven Einfluss auf den Cholesterinspiegel. Olivenöl lässt sich hoch erhitzen, ohne dass seine wertvollen Inhaltsstoffe verloren gehen. Ein weiteres sehr erwähnenswertes gesundes Öl ist das Leinöl. Leinöl ist ein Spezialist, der das Gefäßsystem stärkt und pflegt und den roten Blutkörperchen »freie Fahrt« verschafft. Doch ist es nicht lange haltbar. Ist die Flasche einmal geöffnet, nur 2–4 Wochen.

Woran liegt es, wenn ein Teilnehmer schlecht abnimmt, obwohl er sich an das Programm hält?

Eine schleppende Abnahme kann verschiedene Gründe haben. Ein langsamer Stoffwechsel, ein durch viele Diäten verunsicherter Körper, Medikamente, Schilddrüsenunterfunktion, unbewusstes Essen und Ungenauigkeit bei der Umsetzung des Programms, um nur einige Ursachen zu nennen. Da wir bei den Teilnehmern unserer Kurse keine individuelle Gesundheitsanalyse vornehmen, konzentriert sich unsere Hilfestellung in erster Linie darauf, den Teilnehmer für seine gesamte Energiebilanz zu sensibilisieren. Manche Teilnehmer essen tagsüber diszipliniert, oft sogar zu wenig, lassen eventuell das Frühstück ausfallen, sind sich jedoch nicht im Klaren darüber, wie sehr die Abendmahlzeiten ihr persönliches Kalorienbudget überziehen. Klarheit bekommt sowohl der Teilnehmer als auch der Coach, wenn die Aufzeichnungen über den Umfang der drei Mahlzeiten und der Maxis im Planer einige Wochen dokumentiert und überprüft werden.

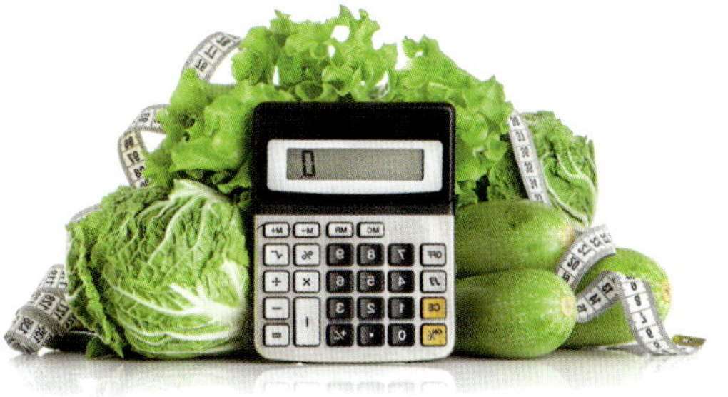

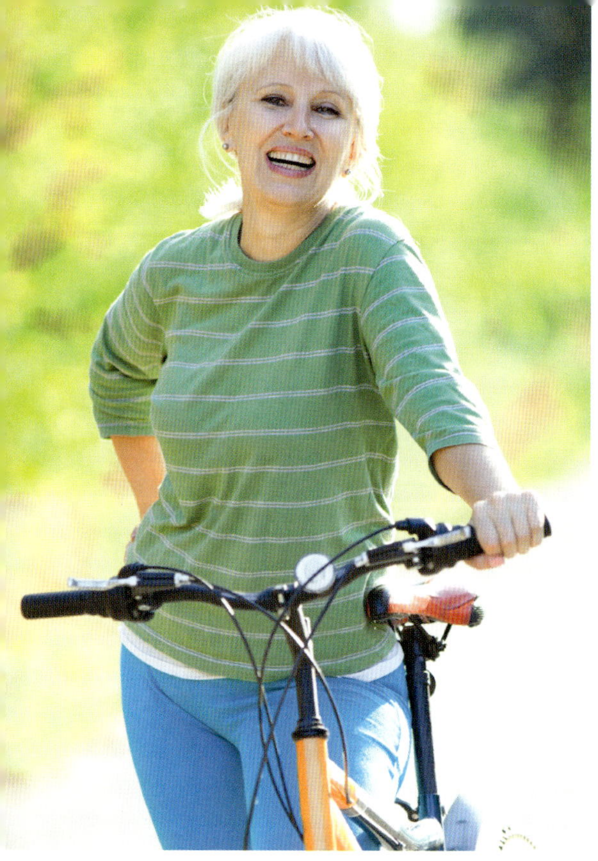

Kann man auch dreimal in der Woche eine Stunde Sport machen statt täglich eine halbe Stunde?

Selbstverständlich. Mit der Aussage »Bewege dich sich täglich eine halbe Stunde« möchten wir den Teilnehmer möglichst täglich zu einem aktiven Lebensstil anspornen. Teilnehmer, denen die Zeit für die tägliche halbe Stunde fehlt, können ihr Bewegungspensum auch zusammenlegen. Dabei solltest du darauf achten, dass dass du mindestens dreimal die Woche in regelmäßigen Abständen in Bewegung kommst und die Stundenzahl, also mindestens dreieinhalb Stunden, am Ende der Woche stimmt.

Warum wiegt man nach dem Sport am nächsten Tag manchmal mehr?

Diese Erfahrung machen besonders Teilnehmer, die mit dem Sport beginnen. Da die Muskeln durch diese neue Art der Anstrengung besser durchblutet werden als vorher, befindet sich gerade an Trainingstagen bzw. dem Tag danach mehr Wasser im Körper als sonst.

Ist es besser, vor dem Essen Sport zu machen oder nach dem Essen?

Der Teilnehmer sollte selbst entscheiden, mit welcher Variante er sich wohler fühlt. Das kann für den einen vor und für einen anderen nach dem Essen sein. Direkt nach einer Mahlzeit mit vollem Magen sollte man besser nicht trainieren.

Wie sieht die Erhaltung des Wunschgewichts bei *Lebe leichter* aus?

Erreicht ein Teilnehmer durch das *Lebe-leichter*-Konzept mit drei sättigenden Mahlzeiten am Tag sein Wunschgewicht und möchte dieses Gewicht halten, sollte er alle Gewohnheiten, die ihm zu dieser Abnahme verholfen haben, langfristig einüben und beibehalten.
Zu befürchten, dass ein ehemals übergewichtiger Teilnehmer mit drei Mahlzeiten zu schlank wird und dem entgegensteuern muss, halten wir für unbegründet. Eher könnte es passieren, dass ein zufriedener, schlanker Teilnehmer mit der Zeit nachlässiger wird und in alte Verhaltensmuster zurückfällt.

Wenn du glücklich sein willst, suche nicht im Kühlschrank. Schmecke das echte Leben.

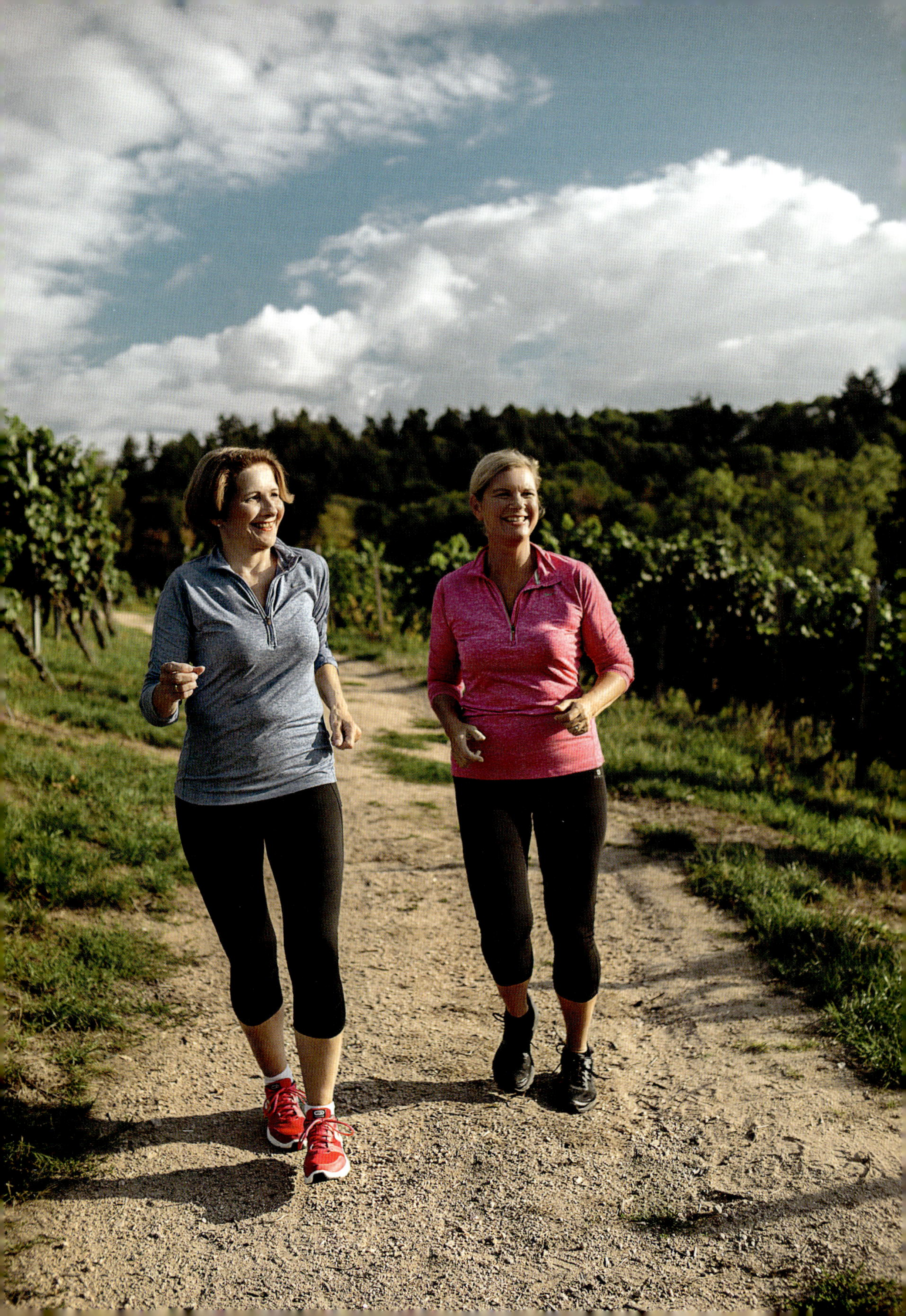

14 MIT BEWEGUNG LEICHTER WERDEN

Wer fit ist, hat es leichter im Leben und ist zufriedener mit sich selbst. Sag dir das, wenn du morgens den Lift oder die Rolltreppe nehmen willst oder in den Bus steigen möchtest, statt aufs Fahrrad. Treppensteigen hilft nicht nur, Kalorien zu verbrauchen, sondern stärkt deine gesamte Kondition.

Mehr als sieben Gründe, sich zu bewegen

1) Bewegung ist Knochennahrung und baut Knochen und Knorpel auf.
2) Bewegung verbessert das psychische Wohlbefinden und beugt Depressionen vor.
3) Bewegung verringert das Risiko, an Typ-2-Diabetes (Altersdiabetes) und Bluthochdruck zu erkranken. Auch ein hoher Cholesterinspiegel wird durch Bewegung positiv beeinflusst.
4) Bewegung verbrennt Kalorien bzw. Körperfett.
5) Bewegung erhöht das Leistungsvermögen bei Arbeit, Sport und Spiel.
6) Bewegung macht den Kopf frei und lenkt ab.
7) Bewegung setzt Endorphine, Glückshormone, frei.

Das *Lebe-leichter*-Konzept sieht eine halbe Stunde Bewegung am Tag vor. Gehe so oft es geht zu Fuß. Schon mit drei täglichen Einheiten von mindestens 10 Minuten verbesserst du dein Herz-Kreislauf-System und beugst vielen Krankheiten vor. Nicht nur beim Essen, auch beim Thema Bewegung setzt *Lebe leichter* auf Abwechslung. Wechsel zwischen Flexibilitätstraining, Krafttraining und Ausdauertraining.

Flexibilitätstraining

Beim Flexibilitätstraining handelt es sich um Sportarten, die die Haltung und die Beweglichkeit verbessern: Pilates, Gymnastik, klassische Dehn- und Stretchübungen. Flexibilitätstraining verbraucht zwar eher wenig Kalorien, hält aber den Körper geschmeidig und mindert die Verletzungsgefahr.

Krafttraining

Krafttraining regt besonders den Muskelaufbau an. Es erhält die Muskeln, verhindert, dass während der Abnahme und auch mit zunehmendem Alter Muskeln abgebaut werden, und sorgt dafür, dass deine Muskeln auch im Ruhemodus Fett verbrennen.

Außerdem sorgt Krafttraining für einen starken Rücken und eine straffe Körpersilhouette. Krafttraining ist Training mit Widerstand, Gerätetraining und Arbeit mit Gewichten. Auch das Theraband® fällt in die Kategorie Krafttraining.

Ausdauertraining

Regelmäßiges Ausdauertraining kurbelt die Fettverbrennung an. Radfahren, Joggen, Walken und Schwimmen sind Ausdauersportarten. Sie steigern den Energieverbrauch, optimieren den Stoffwechsel, verbessern die Durchblutung und die allgemeine Kondition.

Anfänger sollten ihre Ausdaueraktivitäten langsam aufbauen. Lieber öfter einen langen Spaziergang, statt nach 10 Minuten auf dem Laufband erschöpft aufzugeben. »Laufen ohne zu schnaufen«, lautet die einfache Devise.

Aktivitäten im Alltag

Nutze bewusst alltägliche Situationen, um dich mehr zu bewegen. Denn deinen Muskeln ist es egal, ob sie sich gerade im Fitnesscenter oder bei der Gartenarbeit befinden.

Ob du regelmäßiges Ausdauertraining nach Plan machst oder dich im Alltag gezielt mehr bewegst: Beide Arten von Bewegung bringen nach einem Jahr das gleiche Ergebnis. Entscheidend ist: Je öfter deine Muskeln bewegt werden, desto besser.

Streue »Aktivizer« in deinen Tagesverlauf ein. Ein fünfminütiger Powerwalk zum Bus, konsequentes Vermeiden von Rolltreppen und Fahrstühlen, ein paar Verbeugungen bzw. Kniebeugen vor dem Kopierer und der Sprint durchs Treppenhaus, um dir die Unterlagen vom Kollegen zu holen. Und schon hast du ganz natürlich und ohne Zeitverlust Bewegung und Fitness in deinen Berufsalltag geholt.

Auch deine Haus- und Gartenarbeit kannst du ganz bewusst dazu nutzen, sämtliche Muskelgruppen zu aktivieren.

Ganz wichtig dabei: Mit positivem Schwung an die Haus- und Gartenarbeit gehen, um einen gesundheitlichen Nutzen daraus zu ziehen.

An den Nutzen der Bewegung glauben

Eine Untersuchung der Harvard-Universität in Cambridge befasste sich mit der gesundheitlichen Situation von Raumpflegekräften. Es ging darum, inwiefern sich eine positive Einstellung zu ihrem Beruf auf ihre Gesundheit auswirkte.

44 Zimmermädchen wurden untersucht und erhielten die Information, dass ihr Beruf eine gesundheitsfördernde Wirkung habe und ihre Tätigkeit den Empfehlungen der Gesundheitsbehörde für gesunde Lebensweise entspreche. Weitere 40 Zimmermädchen erhielten neben der Untersuchung keinerlei weitere Informationen. Nach einem Monat

stellten die Forscher einen wesentlichen Unterschied zwischen den beiden Gruppen fest! Die Gruppe, die meinte, ihre Arbeit wirke sich positiv auf ihre Gesundheit aus, reduzierte ihr Gewicht um fast ein Kilogramm, der Blutdruck senkte sich um 10 Prozent und auch die Körperfettwerte hatten sich verbessert.

Darüber hinaus hatte sich das subjektive Empfinden der Gruppe verändert. Obwohl das Verhalten gleich geblieben war, glaubten sie, sich seit der letzten Studie mehr zu bewegen. Bei der anderen Gruppe war keine Veränderung festzustellen.

Die Forscher kamen dadurch zu dem Ergebnis, dass die eigene Einstellung einen erheblichen Einfluss auf den gesundheitlichen Nutzen der täglichen Bewegung hat.

Also: Wenn du Sport treibst, gewöhne dich daran, gleichzeitig mental zu trainieren. Stell dir beim Muskeltraining die trainierte Muskelgruppe vor. Stell dir beim Laufen vor, wie gut du dich fühlen und wie hilfreich die Bewegung für dich sein wird. Denke beim Fensterputzen daran, wie die Fettpolster gerade schmelzen.

Was aber nicht funktioniert: Nur dran denken! Leider!

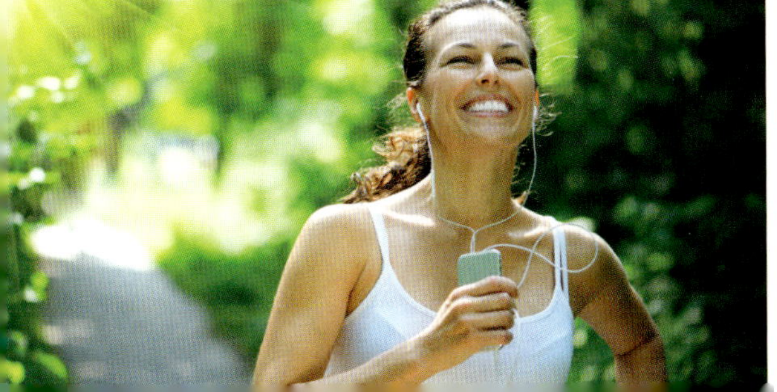

Klare Worte

- Der Kalorienverbrauch beim Sport wird oft überschätzt. Wenn du Sport treibst, erhältst du deine Muskeln oder baust evtl. sogar Muskeln auf, ja! Das Abnahmeergebnis sollte sich trotzdem auch auf der Waage zeigen. Wenn du trotz vieler Bewegung nicht abnimmst, isst du wahrscheinlich noch zu viel.
- Um einen Schokoriegel abzutrainieren, musst du eine Stunde zügig Fahrrad fahren.
- Nur mit Sport, ohne die Veränderung deines Essverhaltens, nimmst du nicht ab.
- Je leichter du bist, desto weniger Kalorien verbrennst du beim Sport.
- Unprofessionelles Abnehmen durch Hungerkuren und Fasten schluckt Muskeln. Da Muskeln die Verbrennungsmotoren des Körpers sind, nimmst du demzufolge schlechter ab. Das bedeutet aber nicht, dass du Muskeln abbaust, wenn du zwischen deinen drei Mahlzeiten mal Hunger bekommst. Das ist gewollt und beschert dir eine gute Abnahme.
- Mit der Zeit ist beim Sport ein Tempowechsel angesagt. Der Körper hat sich an die Herausforderung gewöhnt. Vielleicht ist sogar eine neue Sportart dran.
- Mehr Bewegung kann helfen, einen Gewichtsstillstand zu überwinden.

Wie lange bewegen?

Steigere nach und nach dein Pensum auf eine halbe Stunde. Damit hast du schon das offizielle *Lebe-leichter*-Ziel erreicht.

Die beste Wirkung erzielst du, wenn du deine sportliche Aktivität gleichmäßig über die Woche verteilst. An zwei oder drei Tagen Ausdauertraining, in den Tagen dazwischen Krafttraining, um Muskeln aufzubauen.

Um Verletzungen vorzubeugen, ist es wichtig, sich vor dem Sport aufzuwärmen.

Ganz praktisch

Ein geniales Trainingsgerät ist das Theraband®. Es kostet wenig, passt in jede Schublade und einige der Muskelübungen lassen sich sogar auf dem Bürostuhl durchführen.

Rückenzieher

Lege das Theraband® zusammen. Umfasse es mit beiden Händen. Strecke deine Arme über dem Kopf etwas mehr als schulterbreit auseinander. Die Hände bilden dabei mit den Unterarmen eine gerade Linie. Die Handflächen zeigen nach vorne. Halte die Spannung im Bauch und achte darauf nicht ins Hohlkreuz zu fallen.

Ziehe deine Arme langsam zugleich nach außen und unten, bis das Band etwa auf Nackenhöhe liegt. Halte die Oberkörperspannung aufrecht und ziehe deine Schultern leicht nach hinten. Dabei drehen sich die Schulterblätter leicht nach innen zueinander. Der Kopf bleibt stabil.

Wie oft? 1–2 Durchgänge à 15 Züge.
Der Rückenzieher stärkt Arm- und Rückenmuskeln.

Brustspreizer

Setze dich auf einen Stuhl. Strecke ein Bein nach vorne, lege das Theraband® um den Fuß und schlinge die Enden um die Hände. Spanne Bauch- und Pomuskulatur an.

Zieh die Arme in Schulterhöhe gerade und fasst gestreckt langsam nach außen und nach hinten. Arme und Schultergürtel bilden nun eine gerade Linie. Ziehe nun deine Schulterblätter zusammen. Kehre anschließend kontrolliert in die Ausgangsposition zurück.

Wie oft? 20 Durchgänge.
Der Brustspreizer stärkt die Rücken-, Oberarm- und Brustmuskulatur.

BEWEGUNGSTIPPS FÜR VIELBESCHÄFTIGTE

- Räkel dich lange und ausgiebig im Bett.
- Nutze die Zeit beim Zähneputzen für klassische Skigymnastik, gehe zum Beispiel in die Abfahrtshocke.
- Bewege dich schon unter der Dusche so viel wie möglich.
- Lege einen Fünfminuten-Powerwalk zum Bus ein.

- Nimm in Kaufhäusern und U-Bahn-Stationen die Treppen anstatt der Rolltreppe.
- Parke so weit wie möglich vom Zielort entfernt. Beim Einkaufen, bei der Arbeit, beim Stadtbummel, beim Besuch bei Freunden. Nicht Schritte sparen, sondern Möglichkeiten suchen, um zusätzliche Schritte zu gehen.
- Heißer Tipp für die, die in einem Hochhaus wohnen: Stell deine Einkäufe in den Aufzug, nimm die Treppe und schau mal, wer zuerst oben ist.
- Meide Aufzüge. Überall.
- Laufe während des Telefonierens so viele Kilometer wie möglich oder mach dabei etwas Gymnastik.
- Kauf dir einen Schrittzähler. Versuche täglich auf 10 000 Schritte zu kommen.
- Mach unter dem Schreibtisch »die Venenpumpe«.
- Probier es mal mit Tischliegestützen.
- Mache Kniebeugen vor dem Drucker oder in Werbepausen.
- Und immer schön Treppen laufen!

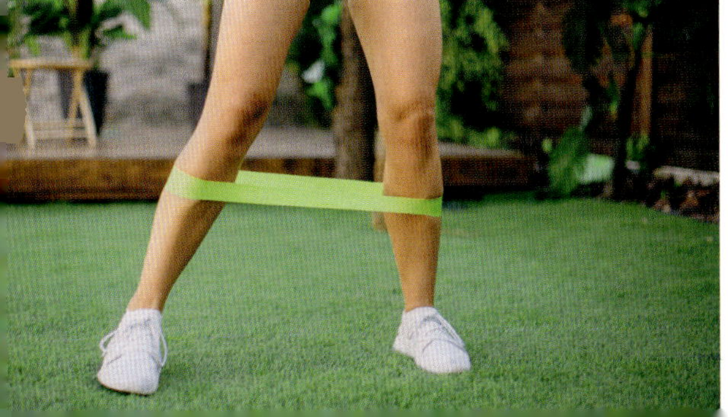

TREPPAUF, TREPPAB
Beates Blog | 01.07.2010

Meinem Mann stehen vor Lachen Tränen in den Augen, während er beobachtet, wie ich mich fertig mache. »Was hast du denn?«, argwöhne ich. Er: »Du läufst und läufst und läufst ...«
Auch wenn ich im Moment eher keine ausgesprochene Sportskanone bin, bewege ich mich mehr als früher. Nach dem Motto »Kleinvieh macht auch Mist« und »Jeder Gang macht schlank« nutze ich die Gelegenheiten, die sich mir im Alltag bieten. Treppauf, treppab, mal schnell in den Keller, mal alle 88 Stufen hoch ins Arbeitszimmer gesprintet. So sehe ich im Moment gar keine Veranlassung, meine Fitness durch Schwitzen mit Gewalt zu steigern. Treppensteigen, das effektivste, einfachste und preiswerteste Bauch-Beine-Po-Training. Ohne einen Cent Vertragsgebühren. Einfach mal rauf und runter – die 88 Stufen, mach ich mit links. Und auch wenn ich mich ab und zu als Couch-Potato oute, ganz so schlecht ist es um meine Fitness gar nicht bestellt. Wegen dem Kleinvieh.

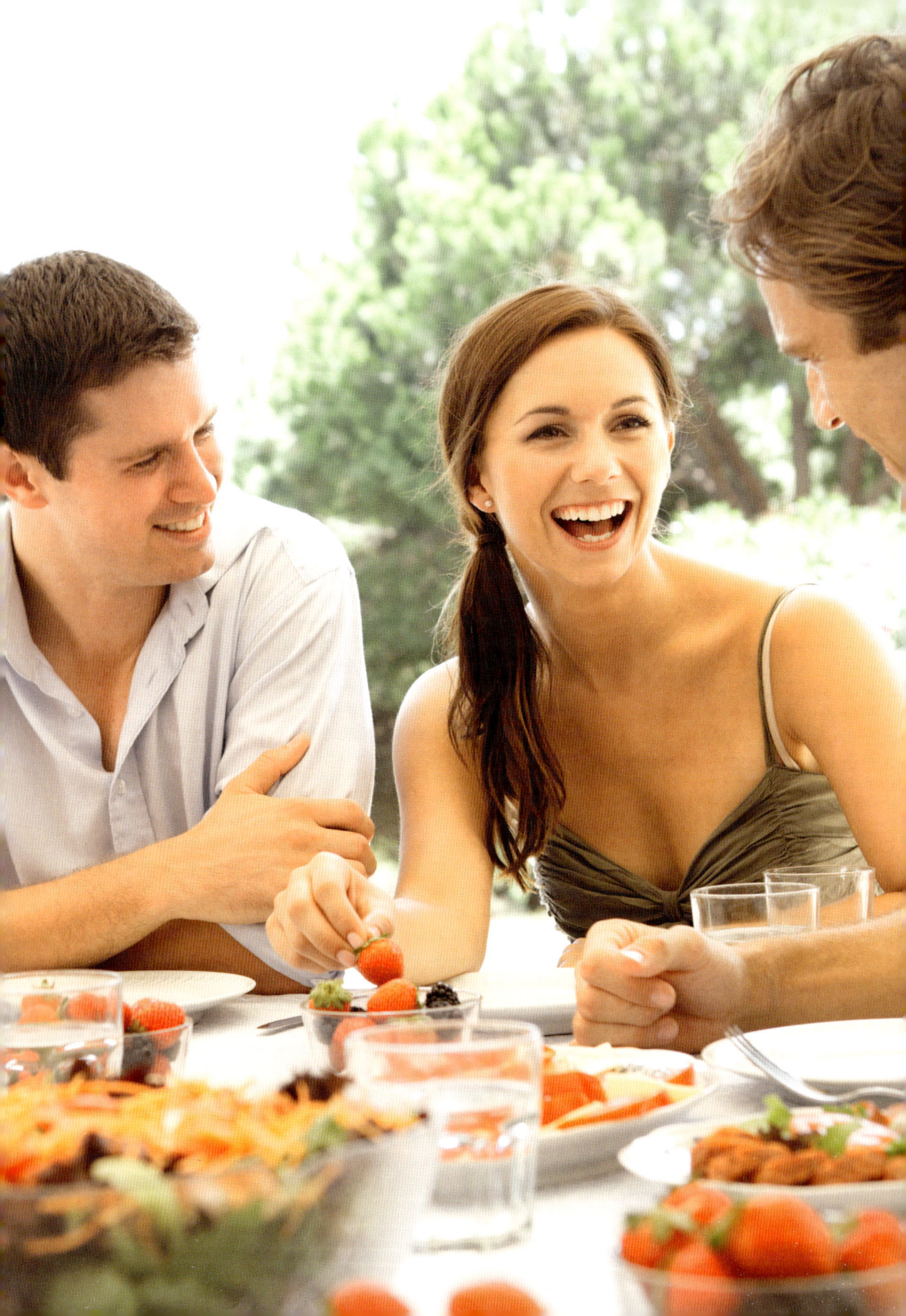

15 EINEN AUSGEWOGENEN LEBENSSTIL ENTWICKELN

Was ist langfristig dein Ziel? Immer leistungsfähiger zu werden? Immer mehr in immer kürzerer Zeit zu leisten? Vielleicht sogar, um dir immer mehr leisten zu können?

Oder dich von einem leistungsorientierten, getriebenen Menschen in einen ausgeglichenen, belastungsfähigen Menschen zu verwandeln?

Was ist der Preis für deine hohen Ansprüche an dich selbst?

Lerne »Nein« zu sagen. Oft erfolgt ein »Ja« aus dem Gefühl heraus, nicht genug geleistet zu haben. Lebe in dem Bewusstsein, dass du nicht alles tun kannst. Weil niemand alles tun kann.

Wer nicht lernt, Nein zu sagen, muss immer wieder Nein zu den eigenen Bedürfnissen sagen.

14 Möglichkeiten, Nein zu sagen

»Meldet sich jemand freiwillig?«, fragte ich im Rahmen eines Seminars zum Thema Stress. Eine junge Frau hob die Hand und kam zum Mikrofon.
Es war Marita, eine junge Ärztin, die in einer 30 km entfernten Kleinstadt arbeitete – eine Mutter von drei kleinen Kindern.

»Das Neinsagen gehört mit zum Schwersten, was wir Frauen lernen müssen, um unsere Kräfte zu bewahren«, begann ich. »Ich möchte euch heute zeigen, wie schwierig es sein kann, die richtige Entscheidung zu fällen.«

Dann sprach ich Marita an: »Stell dir vor, du bist überlastet von deiner Arbeit. Du fühlst dich ausgelaugt und bist nervös und gereizt. Dir ist klar, dass du keine weiteren Verpflichtungen auf dich nehmen solltest. Was immer ich dich jetzt fragen werde: Sag Nein!«

Ich mimte einen Anruf, stellte mich als die Frau des Pastors vor und berichtete ihr von der großartigen Möglichkeit, in diesem Sommer das Ensemble eines amerikanischen Gospelchores in unsere Stadt zu holen.

Dann fragte ich sie, ob sie bereit wäre, zwei der Teilnehmer für ein paar Tage bei sich aufzunehmen.

»Nein, das geht nicht!« – »Aber – wenn du absagst, wird das ganze Projekt ins Wasser fallen«. – »Nein«. – »Vielleicht könnten wir sogar ein Konzert in eurer Kleinstadt einschieben. Das wäre doch eine große Möglichkeit, ein bisschen für Publicity zu sorgen.

»N...nein.« – »Gastfreundschaft ist so wichtig. Und sie wird immer seltener praktiziert. Ich glaube, die Gäste würden auch für eure Familie ein großer Segen sein.«

Sie wurde schwankend. Die anderen konnten merken, dass sie in Versuchung geriet, zuzusagen. »Ich muss erst mal mit meinem Mann darüber reden.« – »Ach bitte, Marita – wenn du jetzt zusagst, habe ich meine Planung abgeschlossen und ich kann dem Chorleiter antworten ...« – »Ja, gut, ich denke, es klappt schon«, brach es aus ihr heraus.

Die Zuhörer lachten. Viele fanden sich in Marita wieder. Obwohl sie genau wusste, dass sie auch nicht eine einzige Last mehr tragen konnte, hatte sie Ja gesagt. Die meisten von uns handeln genauso, wenn nur fest genug an unseren Schuldgefühlen gezerrt wird.

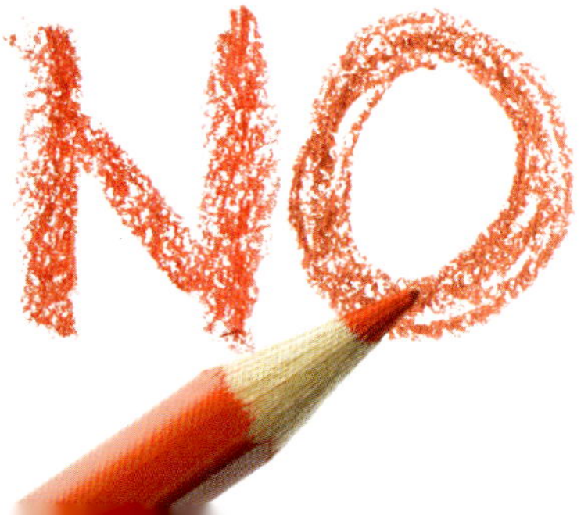

Das Neinsagen

Wenn es dir ebenso schwerfällt wie den meisten anderen Menschen, etwas abzulehnen, werden dir die folgenden Vorschläge vielleicht in Zukunft helfen.

Das absolut gültige Nein

»Ich bin in dieser Woche schon an drei Abenden weg gewesen. Ich bleibe zu Hause und sehe mit den Kindern fern.«

Das Lass-uns-die-Last-teilen-Nein

»Ich bin mir sicher, du findest noch einen anderen, dem das Aufräumen nach der Veranstaltung ebenso viel Freude macht wie mir beim letzten Mal.«

Das Lass-es-jemand-anderes-für-dich-sagen-Nein

(Vielleicht ist dieses Nein ein Zeichen von Schwäche, aber es ist speziell für solche Zeiten bestimmt, in denen besondere Situationen besondere Maßnahmen erfordern und in denen es durchaus einmal erlaubt ist, schwach zu sein.) »Liebling, gehst du bitte eben nach nebenan und sagst Frau Jonas, dass ich zu ihrer Party diese Woche nicht kommen kann?«

Das Nachdem-man-zugesagt-hat-Nein

»Ich habe einen Fehler begangen. Ich hätte nicht zusagen sollen! Es tut mir sehr leid, aber ich muss einen Rückzieher machen!« Lege auf und tue einen tiefen Seufzer der Erleichterung.

Das Fünf-Sterne-Nein
Das mag ich am liebsten: Danach gibt es kein Zurück mehr. »Ich muss es lassen!«

Das Im-Moment-nicht-Nein
»Ich habe es schon gemacht, und ich werde es auch sicher wieder tun, aber im Moment kann ich nicht.«

Das Werde-streng-Nein
(Dazu kommt es meist am Ende eines Gerangels zwischen Teenagern und Eltern, beispielsweise wenn der Teenager in deiner Abwesenheit eine Party geben möchte.) »Ich bin hier die Mutter. Du bist das Kind. Die Antwort lautet Nein!«

Das Ich-würde-ja-gerne-Nein
»Ich würde es sehr gerne machen, denn ich weiß, es ist sehr interessant, und ich habe mir immer gewünscht, einmal dazu zu kommen, aber im Moment bin ich absolut nicht in der Lage.«

Das Ringlein-wandere-Nein
»Ich habe an diesem Tag schon etwas anderes vor, aber ich bin mir sicher, dass Franka gerne mitgehen möchte. (Erwähne aber bitte nicht, dass ich dich auf sie gebracht habe.) (Natürlich nur, wenn du weißt, dass Franka Zeit hat und sich freuen würde.)

Das höfliche Nein
Es tut mir außerordentlich leid, aber mein Terminplan lässt es nicht zu, noch eine weitere Verpflichtung in dieser Woche/diesem Monat/diesem Jahr/der kommenden Zeit zu übernehmen.«

Das Auf-keinen-Fall-Nein
Es ist für den halbwüchsigen Sohn bestimmt. Er möchte, dass du deine Freunde bittest, dich abzuholen, damit er das Auto haben kann. Blicke ihm voll in die Augen und lächele dabei. Spreche deutlich. Sage Nein.

Das diplomatische Nein
»Es war ja freundlich von dir, an mich zu denken. Ich fühle mich dadurch geschmeichelt! Es tut mir außerordentlich leid, dass ich nicht kann!«

Das Körpersprache-Nein
(Es ist anzuwenden, wenn Leute nicht nach Hause gehen wollen, obwohl du ihnen bereits mitgeteilt hast, wie müde du bist.) Stehe auf. Strecke dich. Fröstele ein wenig. Verlasse den Raum. Komme nicht mehr zurück.

Das absolute Nein
»Ich kann das nicht machen. Ich habe weder den Wunsch noch die Zeit noch das Interesse noch die Kraft dazu. Nein. Absolut nein!« (Behalte dir dieses Nein für besondere Situationen vor.)[3]

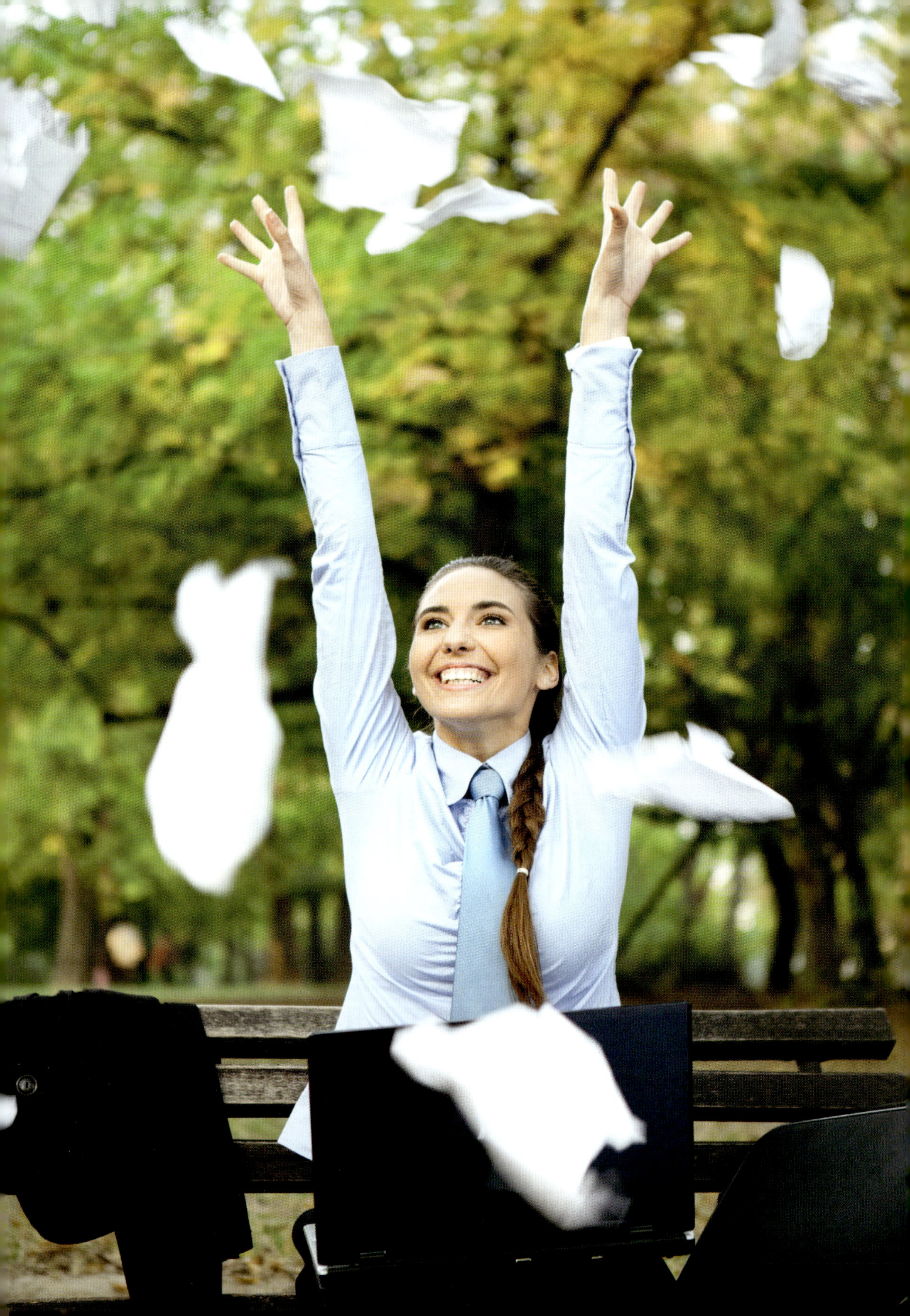

Ein neuer Lebensstil

Beginne mit einem neuen Lebensstil, der der Schöpfungsordnung entgegenkommt.

Ein materialistischer Lebensstil wird dich auf Dauer nicht glücklich machen. Übertriebene Leistungsbereitschaft kann dich sogar krank machen. Es nützt nichts, die Schuld für deinen Stress und Druck immer anderen Menschen oder den ungünstigen Umständen in die Schuhe zu schieben. Finde den Punkt, an dem dein Leistungswunsch in Leistungszwang umschlägt, und ziehe rechtzeitig die Bremse.

- Plane deine Aufgaben und Termine nicht zu dicht.
- Beachte deine Leistungskurve.
- Fang morgens konzentriert an und begrenze deine Arbeitszeit für anstrengende Aufgaben.
- Lerne »Nein« zu sagen!
- Fördere das Wachstum und die Eigeninitiative in deinem Umfeld.
- Finde eine maßvolle Ausgewogenheit zwischen Arbeit und Entspannung.
- Nimm dir Zeit, im Heute zu leben. Jeder einzelne Tag deines Lebens muss lebenswert sein.
- Achte auf deine Seele.
- Gönn dir Spaß.
- Pflege Freundschaften.
- Überdenke deine Prioritäten.
- Setze deinen Herzenszustand ganz oben auf deine Prioritätenliste.

Wo könnte ein erschöpfter Mensch besser zur Ruhe kommen als bei dem, der gesagt hat: »Kommt her zu mir alle, die ihr frustriert und überlastet seid, und ich werde euch Erholung geben.
Geht an die Dinge heran, wie ich es tue, und lernt von mir, denn ich bin sanft (freundlich, verständnisvoll, unaufgeregt) und demütig (bescheiden und doch mutig, entspannt, muss nicht andere übertreffen, es allen beweisen, recht haben) im Herzen und ihr werdet Ruhe finden für eure Seelen (schlechten Stress abbauen, in euch ruhen).
Denn wer das Leben so auf sich nimmt und annimmt, wer so glaubt und lebt, der müht sich zwar auch, aber lässt dabei viel Unnötiges los. Er gewinnt Leichtigkeit und macht das Leben nicht noch schwerer, als es ist. Bewundert mich nicht nur, sondern kommt und macht es mir nach.[4]

Es ist leichter, als ihr denkt!«

JESUS NACH MATTHÄUS 11,28-30

Werde *Lebe-leichter*-Coach

Man könnte es als neue berufliche Chance betrachten, aber auch als Einstieg in eine neue, leidenschaftliche Tätigkeit. »Wer liebt, was er tut, braucht nie wieder zu arbeiten«, lautet unsere Devise. Wir, die Autorinnen, können uns keine schönere Aufgabe vorstellen, als Woche für Woche Menschen zu motivieren und zu unterstützen. Motivation ist unsere Stärke, deshalb fällt es uns so leicht, andere zu begeistern.

Konnten wir dich für diese neue Leichtigkeit gewinnen? Bist du angesteckt von der Grundidee von *Lebe leichter*? Steckt auch in dir die Sehnsucht, anderen Menschen zu mehr Leichtigkeit zu verhelfen?

Wenn der Gedanke, selber *Lebe-leichter*-Coach zu werden, dich begeistert, dann bewirb dich bei uns. Gerne senden wir dir weitere Informationen zu. In einem Zwei-Tage-Seminar erhältst du von uns das Know-how, um *Lebe-leichter*-Kurse zu leiten. Damit erwirbst du die Lizenz, eigene Kurse zu eröffnen und selbstständig tätig zu sein. Positiver Nebeneffekt: Als *Lebe-leichter*-Coach bist du Vorbild und bleibst stets am Puls der Thematik. Wir unterstützen dich dabei. Weitere Infos findest du auf unserer Webseite **www.lebe-leichter.com**

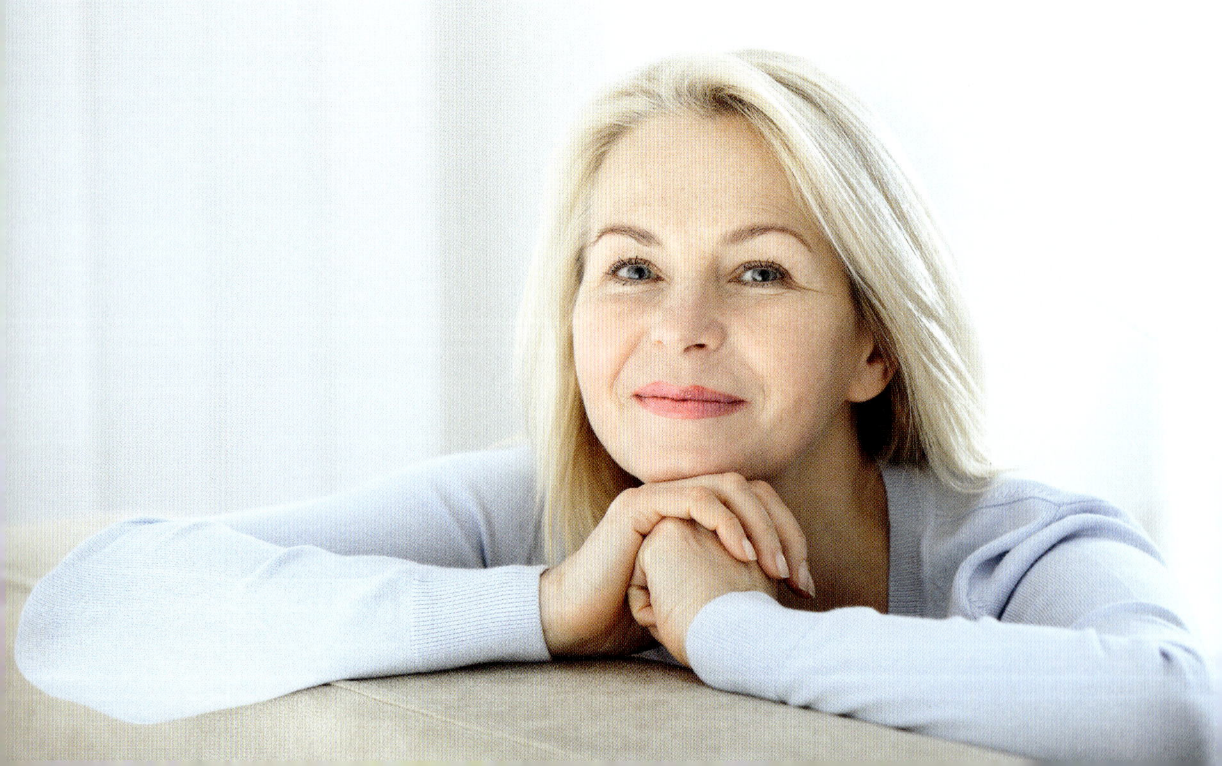

DER UNTERSCHIED

Beates Blog | 29.01.2012

Sie sind wieder in alle Himmelsrichtungen gefahren. Norden (Hamburg), Osten (bei Chemnitz), Westen und Süden.
Sechs neue, engagierte, pfiffige Lebe-leichter-Coaches.
Zwei Ausbildungstage sind eigentlich viel zu wenig. Und doch fahren alle mit dem Gefühl heim, ein gehöriges Stück Neuland erobert und die wichtigsten Bausteine des Coachings erlernt zu haben.
Während der Ausbildung wurde allen der Unterschied zwischen einem Ernährungsberater und einem Coach klar.
Was wäre dir denn lieber?
Ein Gesundheitsberater, der dir mitteilt, was gut für dich ist? Was du besser tun und lassen sollst?
Oder ein Coach, der dir hilft, deine auf dich und dein Lieblingsleben zugeschnittene Spezialantwort zu finden. Indem er dir zuhört. Dir die richtigen Fragen stellt. Akzeptiert, dass du dich kennst und ziemlich gut weißt, was du auf keinen Fall willst – nämlich jeden Tag Sport machen. Sodass du jedes Lebe-leichter-Treffen mit einem Lächeln und einer echt guten Idee verlässt, die du unbedingt mal ausprobieren möchtest.
Du entschlackst deinen Kleiderschrank, testest zum Nachtisch den Smoothie von Anne und googelst heute Abend sofort nach dem Lied über Luise, das Alisa vorgespielt hat. Und die Zutaten für das Rezept des Birchermüslis, das so schön satt machen soll, kaufst du ein, sobald die Geschäfte wieder offen sind.
Du wolltest doch schon immer mal eine 5-Korn-Mischung kaufen.
Und du telefonierst mit Franziska. Fragst sie, wie sie es geschafft hat, so super abzunehmen ... Da hängst du dich dran ... und würdest glatt eine Runde mit ihr laufen.

Bildnachweis

Patrick Horlacher, Stuttgart: S. 6 / S. 18 / S. 20 / S. 38 / S. 46 / S. 74 / S. 112 / S. 124 / S. 142 / S. 154 / S. 158 / S. 166

Shutterstock: S. 10: © kiboka / S. 11: © Picsfive / S. 12: © DUSAN ZIDAR / S. 13: © Pressmaster / S. 14: © Leonid and Anna Dedukh / S. 15: © Mariyana M / S. 16: © Halfpoint / S. 17: © Nataliya Arzamasova / S. 24: © Subbotina Anna / S. 25: © Lukas Gojda / S. 29: © Daxiao Productions / S. 30: © Efired / S. 31: © Yellow Cat / S. 32: © Eduardo Lopez / S. 33: © cmp55 / S. 35: © Africa Studio / S. 36: © focal point / S. 37: © eamesBot / S. 40: © images72 / S. 41: © Brian A Jackson / S. 43: © YoloStock / S. 45: © Nataliia Yankovets / S. 47: © Gts / S. 48: © michaeljung / S. 49: © MiniStocker / S. 50: © Phovoir / S. 51: © ervstock / S. 52: © Gyorgy Barna / S. 53: © CGissemann / S. 54: © CGissemann / S. 55: © Tatiana Volgutova / S. 56: © Bartosz Luczak / S. 57: © bigacis / S. 58: © Dream79 / S. 59: © margouillat photo / S. 60: © Vitalina Rybakova / S. 61: © akepong srichaichana / S. 62: © Africa Studio / S. 63: © Fatseyeva / S. 65: © Nattika / S. 66: © CGissemann / S. 69: © Kabardins photo / S. 70: © Galina Barskaya / S. 71: © Monkey Business Images / S. 73: © Jiri Hera / S. 75: © iko / S. 76: © Oligo22 / S. 77: © Simone Voigt / S. 79: © Timmary / S. 81: © Tamara Kulikova / S. 83: © Nattika / S. 85: © CGissemann / S. 86: © gresei / S. 88: © akepong srichaichana / S. 89: © MaraZe / S. 90: © Olha Afanasieva / S. 91: © Hong Vo / S. 92: © Peter Zijlstra / S. 93: © Africa Studio / S. 94: © Elnur / S. 95: © PixaHub / S. 97: © CGissemann / S. 99: © Volosina / S. 101: © Lotus_studio / S. 103: © Svetlana Lukienko / S. 104: © Africa Studio / S. 107: © photodonato / S. 108: © Daxiao Productions / S. 110: © Prostock-studio / S. 113: © Lim Yong Hian / S. 114: © azure1 / S. 115: © topotishka / S. 116: © Nattika / S. 117 © Hortimages / S. 118: © Anna Hoychuk / S. 120: © MaraZe / S. 122: © Tanya Sid / S. 123: © altafulla / S. 126: © Dudarev Mikhail / S. 127: © Dionisvera / S. 128: © Natalia Lisovskaya / S. 129: © aquariagirl1970 / S. 131: © sunfe / S. 132: © Olesia Bilkei / S. 133: © Tim UR / S. 134: © yamix / S. 137: © geniuscook_com / S. 138: © Kelenart / S. 139: © allstars / S. 140: © Phant / S. 141: © Tanya Sid / S. 143: © Nataly Studio / S. 144: © Gts / S. 145: © Serhiy Shullye / S. 146: © matka_Wariatka / S. 148: © Dmytro Zinkevych / S. 150: © Africa Studio / S. 151: © Poznyakov / S. 152: © Elena Schweitzer / S. 160: © kaprik / S. 161: © Yoottana Tiyaworanan / S. 162: © Yoottana Tiyaworanan / S. 163: © MartiniDry / S. 164: © iprachenko / S. 169: © YanLev / S. 171: © Subbotina Anna / S. 172: © Monkey Business Images / S. 174: © Roman Sigaevv / S. 176: © Lucky Business / S. 178: © Miss Ty

Anmerkungen

[1] Semler, E.: UGB-FORUM, 6/2010, S. 295–297

[2] Semler, E.: UGB-FORUM, 6/2010, S. 295–297

[3] PAT KING, GESCHAFFT, ONCKEN VERLAG 1987, S. 86–89

[4] (mit freundlicher Genehmigung nach Martin Pepper)

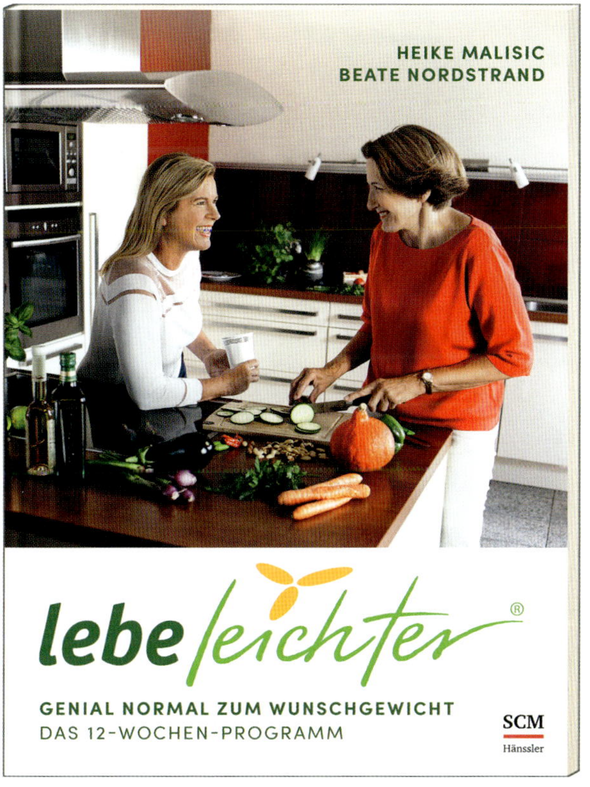

Heike Malisic, Beate Nordstrand

Lebe leichter
Genial normal zum Wunschgewicht.
Das 12-Wochen Programm

Beate Nordstrand und Heike Malisic haben 2011 erfolgreich das ganzheitliche Ernährungsprogramm "Lebe leichter" entwickelt, das dir in zwölf Wochen hilft, ein neues Essverhalten zu erlernen. Der Bestseller wurde leicht überarbeitet sowie ergänzt, neu strukturiert und designt.

SCM
Hänssler

Klappenbroschur, 17 x 23,5 cm, 184 Seiten, 4-farbiger Innenteil
Nr. 395.813 ISBN 978-3-7751-5813-8

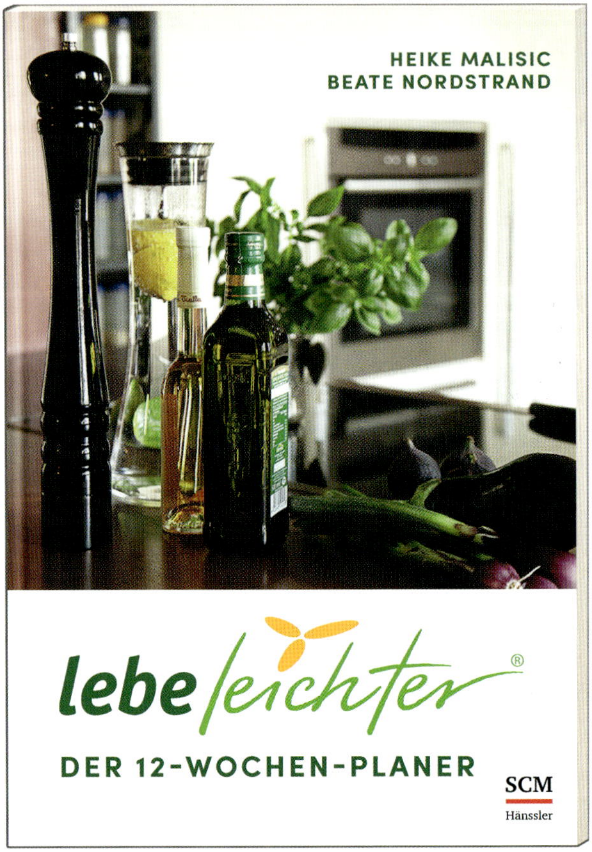

Heike Malisic, Beate Nordstrand

Lebe leichter- Der 12-Wochen-Planer

Leichter werden lässt sich planen! Menschen, die ein Ernährungstagebuch führen, kommen ihren Schwachpunkten eher auf die Schliche und können schneller abnehmen. Plane deshalb deinen Erfolg! Arbeite mit deinem persönlichen Tagebuch. Mit Eintragungsmöglichkeiten für 12 Wochen.

Broschiert, 12,5 x 18,5 cm, 128 Seiten
Nr. 395.892, ISBN 978-3-7751-5892-3

SCM
Hänssler